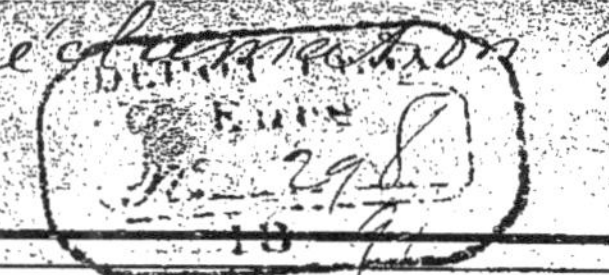

TRAITÉ CLINIQUE

ET THÉRAPEUTIQUE

DES

MALADIES VÉNÉRIENNES

REVU PAR

MAXIMILIAN v. ZEISSL

PRIVAT-DOCENT A L'UNIVERSITÉ DE VIENNE

TRADUIT ET ANNOTÉ PAR LE Dr PAUL RAUGÉ

PARIS

A. DELAHAYE ET E. LECROSNIER, ÉDITEURS

PLACE DE L'ÉCOLE-DE-MÉDECINE

1888

TRAITÉ CLINIQUE

ET THÉRAPEUTIQUE

DES

MALADIES VÉNÉRIENNES

HERMANN V. ZEISSL

TRAITÉ CLINIQUE

ET THÉRAPEUTIQUE

DES

MALADIES VÉNÉRIENNES

REVU PAR

MAXIMILIAN v. ZEISSL

PRIVAT-DOCENT A L'UNIVERSITÉ DE VIENNE

TRADUIT ET ANNOTÉ PAR LE Dr PAUL RAUGÉ

PARIS

A. DELAHAYE ET E. LECROSNIER, ÉDITEURS

PLACE DE L'ÉCOLE-DE-MÉDECINE

1888

PRÉFACE DU TRADUCTEUR

Le livre d'Hermann von Zeissl compte parmi les meilleurs qu'ait produits l'école syphiliographique de Vienne, et sa réputation est classique en Autriche. Ajoutons que ses qualités premières, la précision et la clarté, faisaient du texte original une œuvre déjà à moitié française, et toute prête à passer dans notre langue. La traduction que voici a été faite sur la seconde édition, largement complétée et rajeunie par Maximilien von Zeissl. La tendance de l'ouvrage est pratique avant tout et les discussions théoriques y tiennent moins de place que la clinique exacte et l'observation sincère. Il n'est pas néanmoins de question doctrinale qui n'y trouve un exposé simple et net. Presque tous les grands problèmes de la vénéréologie y sont résolus conformément à nos idées modernes et quelques points seulement, particuliers à l'école ou à l'auteur, s'éloignent un peu des doctrines acceptées en France. Mais ceux-là surtout étaient bons à connaître et intéresseront le lecteur français : ce sont eux qui, sans lui enlever son caractère orthodoxe et classique, conservent à l'œuvre de Zeissl sa physionomie personnelle et son originalité.

Je devrais, pour suivre l'usage, placer ici quelques mots amers sur la *tâche ingrate* du traducteur. Je m'en abstiens, et la raison, c'est que l'idée est fausse comme presque toutes les idées banales. L'effort qu'il faut pour transporter dans

une langue qu'on aime un livre qu'on a trouvé bon ne
me paraît ni ingrat ni stérile : mettre à nu la pensée d'un
autre, quand cette pensée est bonne et saine, la dépouiller
de son costume étranger pour la vêtir à notre mode, me
semble presque aussi bon que de l'avoir pensée soi-même.

Les traducteurs ont une autre coutume encore : c'est de
prier, sans bien y croire, qu'on pardonne à leur prose le tort
qu'elle fait à l'original. En cela, j'estime qu'ils ont raison,
et je m'y soumets sans peine. Un ouvrage, même de pure
science, perd toujours à émigrer dans une autre langue, et
les meilleures traductions ressemblent à l'œuvre première
comme les copies aux tableaux des maîtres. J'ai désiré seulement pour la mienne deux qualités qu'on peut toujours avoir :
elle est claire autant qu'elle a pu, exacte et fidèle toujours.

P. RAUGÉ.

Challes, 1888.

PRÉFACE DE LA DEUXIÈME ÉDITION

La première édition de ce livre n'avait d'autre but que de présenter, en un résumé sommaire, l'étude de la syphilis. Lorsque mon père me chargea de remanier la seconde édition, il me parut plus utile de réunir, sous une forme à la fois complète et concise, l'ensemble de la pathologie vénérienne. Pour restreindre l'étendue de l'ouvrage, j'ai négligé à dessein de citer les travaux spéciaux, et j'ai laissé la plus large place aux descriptions cliniques. Quelques chapitres de pure théorie, certaines méthodes de traitement qui n'ont plus qu'un intérêt historique, ont été seulement esquissés. La description des syphilides est restée point pour point conforme à la première édition. Par contre, le traitement de la blennorrhagie, de l'épididymite, des rétrécissements, du chancre simple et de la syphilis ; le chapitre *syphilis viscérale* et *syphilis héréditaire*, ont été refaits presque en entier. Quelques passages ont été empruntés à la quatrième édition du *Traité de la syphilis* publié par mon père et par moi. Les professeurs von Schrôtter et Mauthner ont bien voulu se charger des affections syphilitiques du larynx, de la trachée et des yeux.

Ce livre n'a pas la prétention d'apporter des idées originales ni de répandre des doctrines nouvelles. Son but est plus modeste : il s'adresse à l'étudiant, au praticien qui ne peut, faute de temps, lire un traité complet sur chaque question spéciale ; tous deux y trouveront, aussi condensé que possible, un tableau d'ensemble des maladies vénériennes et de leur traitement.

Que mon maître, le professeur Albert, en accepte la dédicace, en témoignage de mon admiration sincère et de ma reconnaissance.

Il ne me reste qu'à souhaiter à ce livre l'accueil bienveillant qu'a obtenu la première édition. Puissé-je avoir réussi à résumer les doctrines et les idées de mon père, en conservant l'esprit de son œuvre ; car il s'applique aussi à la science, le mot de notre grand poète :

> Was du ererbt von deinen Vätern hast,
> Erwirb es, um es zu besitzen.

L'AUTEUR.

Vienne, mars 1884.

TRAITÉ CLINIQUE ET THÉRAPEUTIQUE

DES

MALADIES VÉNÉRIENNES

INTRODUCTION

Les écoulements contagieux et les ulcérations des organes génitaux chez les deux sexes semblent avoir été connus dès la plus haute antiquité. Dans le troisième livre du Pentateuque (*Lévitique*, chap. xv) il est question d'un « écoulement impur de semence », et les règlements sanitaires que Moïse y prescrit indiquent clairement l'éminente contagiosité de cette affection. Il ressort également des descriptions laissées par les médecins de l'antiquité grecque et romaine, qu'ils avaient à traiter des ulcérations d'origine contagieuse siégeant aux organes génitaux.

A la fin du xve siècle, une épidémie redoutable éclata, qui atteignit d'innombrables victimes : les accidents se montraient surtout du côté de la peau, et les médecins de l'époque attribuèrent l'origine du mal à des influences telluriques ou sidérales. On mit ces affections sur le compte d'une altération générale des humeurs cardinales, et on plaça le foyer de la maladie dans le foie. Bientôt les observateurs remarquèrent que les accidents en question régnaient surtout parmi les troupes de Charles VIII, qui occupèrent Naples en 1495, et notamment parmi les femmes qui avaient commerce avec les soldats ; dès lors, beaucoup de médecins arrivèrent peu à peu à cette conclusion, que les accidents observés se transmettaient d'un individu à l'autre, que la contagion s'opérait surtout dans les relations sexuelles, et que la maladie débutait par une lésion des parties génitales. Ces faits amenèrent Fernélius et Béthencourt à donner à cette affection le nom de *vénérienne, mal vénérien, lues venerea*. Pour les mêmes raisons, on l'appela *mentulagra* (de mentula, pénis) chez l'homme, et *pudendagra* chez la femme.

A mesure que le fléau s'étendit, il reçut des appellations très-variées et presque toujours géographiques : les Français l'appelèrent *la grosse vérole ;* les Espagnols *las bubas* (pustules) ; les Allemands, les Italiens et les Espagnols la nommèrent *mal de France ;* les Français, *mal de Naples ;* les Polonais, l'*allemande ;* les Hollandais et les Anglais, l'*espagnole ;* les Orientaux, *la franque ;* les Portugais, *la castillane ;* les Persans, *la turque* et les Chinois *la maladie de Canton* (Kouang-tong-Tschouang). Mais toutes ces dénominations s'effacèrent définitivement devant le nom de syphilis, qui est resté.

Ce terme fut employé pour la première fois par Jérôme Fracastor, dans un de ses poèmes. Il le fait dériver du nom d'un berger, Syphilus, qui, pour avoir offensé les dieux, aurait été atteint le premier de cette maladie. D'autres font venir syphilis du mot grec σιφλός ; d'autres enfin de σῦς et φιλία.

Les écoulements contagieux des organes génitaux furent appelés, chez l'homme, *gonorrhée*, flux ou perte de semence (de γονή, semence et ῥεῖν, couler) ; chez la femme, *fluor* ou écoulement. Les expressions *blennorrhée* et *blennorrhagie* (de βλέννος ou βλέννα, mucus et ῥεῖν ou ῥηγνόμαι) se rencontrent pour la première fois dans Swediaur.

Quant au mot *chancre*, désignant les ulcérations génitales occasionnées par les rapports sexuels, nous le devons aux Français, qui substituèrent cette expression au terme *cancer* que leur appliquait Celse. Par ce mot cancer, Celse voulait exprimer le caractère rongeant et malin de ces ulcères.

Les médecins des XIII et XIV siècles choisirent, pour désigner ces ulcérations contagieuses de mauvaise nature, les termes *caries, caroli* ou *taroli pudendorum*.

LES CONTAGES VÉNÉRIENS

Ce fut Fernélius qui, le premier, établit clairement une relation entre les affections des parties sexuelles et la syphilis. Il admit l'hypothèse d'un virus animal, qu'il nomma *virus vénérien*, et qui, supposait-il, se développe non seulement dans les sécrétions purulentes de certaines ulcérations cutanées ou muqueuses consécutives aux rapports sexuels, mais encore dans les liquides muco-purulents que produisent l'inflammation ou le catarrhe des muqueuses génitales des deux sexes. Ces deux sortes de lésions engendraient, d'après Fernelius, le virus vénérien, qui, de là, se répandait dans les humeurs et attaquait ensuite tel ou tel organe. Il estimait donc que cette maladie si énigmatique jusqu'alors, la syphilis, tirait son origine d'affections depuis longtemps décrites sur les muqueuses et les téguments de la région génitale; ces affections, nous les appelons aujourd'hui *blennorrhagie* et *chancre*.

Jusqu'à la seconde moitié du xviiie siècle, on crut encore que la blennorrhagie et le chancre étaient le point de départ de la syphilis. Ce ne fut qu'en 1767, que l'Anglais Balfour affirma résolument la non-identité de la blennorrhagie et de la syphilis. Mais son assertion rencontra un contradicteur énergique en John Hunter, qui, dès 1767, entreprit les premiers essais d'inoculations comparatives avec des liquides qu'il empruntait soit au catarrhe vénérien des muqueuses, soit aux ulcérations vénériennes de la peau. Hunter inocula notamment, sur le gland et le prépuce d'un sujet demeuré inconnu, le pus recueilli dans l'urèthre d'un malade qu'il supposait atteint de blennorrhagie. Les points inoculés s'étant couverts d'ulcérations, auxquelles s'ajoutèrent bientôt une tuméfaction des ganglions inguinaux du côté droit, et, quelques mois plus tard, une ulcération de l'amygdale accompagnée de roséole, manifestations de la syphilis constitutionnelle qui disparurent par l'emploi du mercure, Hunter en conclut à l'identité du contage pour la blennorrhagie, le chancre et la syphilis[1]. Les différences dans les effets de ce contage dépendaient, croyait-il, du substratum anatomique sur lequel portait son action : sur les muqueuses, il déterminait un processus catarrhal; sur la peau, un travail ulcéreux.

Le premier adversaire des idées de Hunter fut Benjamin Bell, d'Edimbourg. Il invoquait les faits que voici : deux jeunes gens se scarifièrent avec une lancette la peau du gland et du prépuce, puis appliquèrent pendant quarante-huit heures, sur les points scarifiés, des tampons de charpie trempés dans du pus blennorrhagique. Chez l'un d'eux, il se produisit une balano-blennorrhée; chez l'autre, une petite quantité de pus ayant pénétré dans l'urèthre, il se développa, au bout de deux jours, une inflammation catarrhale de ce conduit. D'autre part, un des expérimentateurs s'étant introduit avec l'extrémité d'une sonde, à quelques millimètres de profondeur dans le canal, le pus d'une ulcération cutanée de la région génitale, il survint au point touché un ulcère très-douloureux, suivi de gonflement et de suppuration des ganglions inguinaux. Malgré ces expériences et beaucoup d'autres analogues, la notion de l'identité persista jusqu'en 1830 : c'est alors que Ricord parut.

---

[1] Il n'est pas douteux que le liquide employé pour l'inoculation provenait dans ce cas non d'une blennorrhagie, mais d'un chancre uréthral méconnu. Malgré l'erreur qui en fut le résultat, la conclusion était logique et l'expérience d'autant plus méritoire, que le « sujet inconnu » n'était autre que Hunter lui-même.

(Note du traducteur.)

Grâce à l'usage du speculum de Récamier, si rarement employé par ses prédécesseurs et ses contemporains, il put démontrer la présence d'ulcérations sur les muqueuses du vagin, du col, voire même de la cavité utérine, et réfuter ainsi l'erreur de Hunter. De plus il pratiqua, de 1831 à 1837, 667 inoculations avec du pus blennorrhagique, et, dans aucun cas, il ne survint une ulcération. Ricord enfin démontra que parfois le pus uréthral a pour origine un chancre du canal : c'est en pareil cas qu'on voit une pustule, puis un chancre, résulter de l'inoculation.

Ces recherches et les expériences analogues dont elles furent suivies réfutaient toutes les objections. L'indépendance du contage blennorrhagique était définitivement établie à tous les points de vue, aussi bien dans son action immédiate que dans ses résultats éloignés.

En étudiant la question plus complètement, en analysant de plus près les faits cliniques, on ne tarda pas à s'apercevoir que le chancre n'est pas toujours suivi d'accidents syphilitiques. Déjà Hunter, malgré sa doctrine identiste, avait remarqué que tous les ulcères génitaux n'étaient pas de nature syphilitique. Il réservait le nom de *chancres* à ceux-là seulement qui étaient suivis de syphilis, et leur donnait comme caractères essentiels l'épaississement scléreux de leur base, la saillie et l'induration de leurs bords (*induration huntérienne*). Pour lui, toute ulcération n'offrant pas ces caractères et dépourvue d'induration, n'était pas un chancre ; c'était une lésion vulgaire, non contagieuse, ou une ulcération syphilitique consécutive, qui se différenciait de la lésion primitive par les signes négatifs suivants : elle n'était ni calleuse, ni rapidement envahissante, n'entraînait pas d'adénite, n'était point inoculable au porteur et guérissait en peu de temps.

Quant à Ricord, il ne vit, au début, aucune différence entre les ulcères indurés et les ulcères mous. Il donna, aux uns comme aux autres, le nom de chancre, et les crut engendrés par un seul et même virus, qu'il appela *virus chancreux* ou *syphilitique primitif :* ce virus, ordinairement, mais non toujours, produisait la syphilis constitutionnelle, que Ricord divisait, suivant ses degrés et ses périodes d'évolution, en *secondaire* et *tertiaire*. Mais il se rallia peu à peu à la subdivision entrevue par Hunter, et reconnut que le chancre qui repose sur une base indurée et qui laisse après lui une cicatrice scléreuse a seul le pouvoir d'engendrer la syphilis générale : il lui donna en conséquence le nom de *chancre infectant*. L'induration était désormais présentée comme la première expression de l'infection organique. Mais pourquoi survenait-elle dans un cas et non dans l'autre ? Il en cherchait la raison non dans la diversité du virus, mais dans l'atténuation plus ou moins complète de sa puissance contagieuse (virulence) ou dans la nature du terrain d'inoculation. Il ne voyait dans le chancre infectant ou *chancre huntérien* qu'une simple variété de l'infection chancreuse, possédant d'ailleurs cet autre caractère spécifique, de rendre le sujet à tout jamais réfractaire à une seconde atteinte. Enfin Ricord, comme Hunter, tint l'ulcère primitif pour l'origine unique de la syphilis, et refusa aux manifestations consécutives toute contagiosité.

Cette doctrine de Ricord, qu'on appela doctrine de l'*unicisme*, ne tarda pas à être ébranlée par des faits contradictoires. Ainsi, on observa fréquemment que, sur le même individu, surviennent, simultanément et en des points très-rapprochés, des ulcérations molles à côté d'ulcérations indurées. On vit des sujets présenter à plusieurs reprises de nombreux ulcères contagieux à forme molle, sans être atteints de syphilis générale, tandis que, chez les mêmes individus, il suffisait d'un seul ulcère induré pour amener de graves accidents constitutionnels. Enfin, de nombreuses confrontations apprirent que l'ulcère induré est toujours produit par un ulcère semblable ou par des lésions syphilitiques consécutives, tandis que le chancre mou engendre constamment des ulcérations molles et localisées comme lui.

Ces faits amenèrent, en 1852, un élève de Ricord, Léon Bassereau, à affirmer le premier que le chancre mou n'est jamais l'origine de la syphilis. En commun avec Clerc, un autre élève de Ricord, il créa une nouvelle doctrine, celle de la *dualité*, d'après laquelle il existe deux ulcères chancreux essentiellement différents, le mou et l'induré, qui sont produits par deux virus tout à fait distincts. Le chancre simple est une lésion toujours locale, il ne détermine dans le reste de l'organisme aucun accident, si ce n'est la suppuration possible des ganglions voisins. Le chancre induré a toujours pour conséquence un empoisonnement du sang; il occasionne, lui aussi, des tuméfactions ganglionnaires, mais ces adénites ne suppurent jamais, ou très-rarement, et contiennent alors un pus incapable de reproduire par inoculation des ulcérations chancreuses. Cette nouvelle doctrine de Bassereau et Clerc fut bientôt adoptée par Ricord et Fournier, et formulée en ces termes : chacun des deux chancres ne peut se reproduire que dans son espèce. Le chancre simple s'inocule à l'individu syphilitique comme au sujet sain; le chancre induré peut se transmettre à un sujet sain, jamais à un syphilitique.

Cependant Clerc, en inoculant à des syphilitiques la matière d'un chancre induré, réussit à produire des ulcérations qu'il désigna sous le nom de *chancroïdes* et qu'il crut être des chancres simples. Il en conclut que le chancre mou était le produit abâtardi d'un chancre infectant greffé sur un sujet syphilitique, et qui se transmet indéfiniment sans jamais reprendre son caractère infectant primitif.

C'est alors que, dans ses leçons sur le chancre, Ricord publia des cas prouvant que le chancroïde de Clerc pouvait produire un chancre infectant et que le chancre infectant engendrait parfois des chancres mous, même chez des sujets non syphilitiques. Pour sauver la théorie de la dualité, en apparence très-compromise, Rollet, de Lyon, émit cette hypothèse que les deux virus peuvent être absorbés en même temps, et qu'il en résulte un prétendu chancre *mixte* (*chancre mulet*), dont l'inoculation au porteur ou à un sujet syphilitique devait donner un résultat positif. Tandis que les médecins français, exclusivement préoccupés de la forme de l'ulcère, se perdaient dans un labyrinthe de dénominations contradictoires [1], on s'attachait ailleurs à étudier l'élément essentiel, le virus des chancres, et l'expérimentation, les observations cliniques exactes, jetaient une nouvelle lumière sur l'action du virus chancreux et du virus syphilitique. Les résultats des recherches de Wallace, Waller, Rinecker, Lindemann, Daniellsen, un médecin du Palatinat resté anonyme, Bärensprung, Hübbenet, Lindwurm, Hébra et Rosner, Pelizzari, H. Zeissl et beaucoup d'autres, ainsi que notre expérience clinique personnelle, nous autorisent à formuler les propositions suivantes :

1° Le virus chancreux et le virus syphilitique sont essentiellement distincts. Ils n'ont de commun qu'un caractère extérieur, leur transmission habituelle par le coït ; c'est pourquoi les deux lésions qu'ils produisent ont pour siège habituel les organes génitaux des deux sexes.

2° Le virus du chancre simple a pour véhicule le pus et les détritus de l'ulcération chancreuse. Le virus syphilitique est contenu surtout dans les produits de désintégration des lésions syphilitiques inflammatoires, mais aussi dans le sang, peut-être même dans le sperme. Les inoculations de sang syphilitique donnent, mais non pas toujours, des résultats positifs. Quant à la contagiosité du sperme, elle se rattache à la question, encore mal connue dans son essence, de l'hérédité syphilitique.

3° Le pus d'un abcès, le liquide d'une éruption non spécifique, s'ils sont empruntés à un syphilitique et transportés à un sujet sain, n'ont jamais, d'après les expériences faites jusqu'à présent, communiqué la syphilis.

4° Le chancre mou s'inocule au syphilitique comme au sujet sain. Un chancre mou porté par un syphilitique ne reproduit jamais qu'un chancre mou.

---

[1] Il ne faut pas oublier pourtant que les discussions, même les plus subtiles, qui aient agité l'école française, ont eu le mérite d'épuiser à fond toutes les questions de doctrine et d'ouvrir la voie aux anatomo-pathologistes purs ; ces derniers ont trouvé l'accord à peu près fait sur tous les grands points ; ils n'ont guère eu qu'à contrôler et à préciser les notions établies dès longtemps en France par l'expérimentation et la clinique.

(*Note du traducteur.*)

5° Quand on inocule au porteur ou à un autre sujet syphilitique le détritus du chancre infectant, on voit, il est vrai, fréquemment survenir une ulcération au point inoculé. Mais cette ulcération n'est jamais un second accident initial, car un sujet entaché d'une syphilis actuelle ne peut contracter cette maladie une seconde fois. Aussi affirmons-nous sans réserve cet axiome : l'accident primitif de la syphilis n'est pas, comme tel, inoculable au porteur.

6° La minime quantité de sang que renferme le pus d'un chancre mou porté par un syphilitique n'est pas suffisante pour transmettre la syphilis dans les conditions ordinaires. Mais que le chancre mou vienne à s'inoculer à la surface de quelque lésion syphilitique inflammatoire, papule ou tubercule, il en déterminera le ramollissement, la suppuration, la désintégration. Or l'inoculation du détritus fourni par la fonte de cet élément spécifique produira, chez le sujet sain, une pustule qui ne tardera pas à présenter l'induration caractéristique.

7° De même qu'un crachat purulent provenant d'un syphilitique ne peut transmettre la syphilis, de même le pus d'un abcès, le contenu d'une éruption vulgaire, seront à ce point de vue parfaitement inoffensifs. Seuls, le pus ou les détritus de lésions essentiellement spécifiques sont capables, dans des circonstances favorables, de communiquer la syphilis. Quant à la notion de chancre mixte, comme l'entend l'école lyonnaise, nous l'avons depuis longtemps abandonnée. Nous avons indiqué tout à l'heure comment un chancre mou, inoculé sur un élément éruptif syphilitique, peut y développer, aussi bien que sur la peau saine, son action destructive. Mais si le virus chancreux a été la cause déterminante qui a provoqué la fonte de l'élément éruptif en question, il n'en faut aucunement conclure que l'ulcération résultante soit de nature chancreuse. Elle n'est autre chose que l'expression de la fonte ulcéreuse survenue dans l'intimité de cette papule, de ce tubercule syphilitique, sous l'influence de l'inoculation chancreuse : c'est pour cela que ses produits, inoculés à un sujet sain, transmettront la syphilis. Un syphilitique porte-t-il au contraire un chancre mou dans une région indemne de toute éruption spécifique, le pus de ce chancre, transporté chez un sujet sain, reproduira un chancre simple, mais jamais la syphilis.

8° L'accident primitif de la syphilis se présente sous trois formes :

a) *Erosion superficielle* ou *ulcération profonde* à base et à bords indurés ;

b) *Nodule dur* qui s'ulcère plus tard ;

c) *Nodule dur* qui, depuis son origine jusqu'à sa complète régression, ne manifeste aucune tendance à l'ulcération. L'accident primitif est la première expression de l'infection générale.

9° Les principaux caractères de la lésion primitive sont : la dureté cartilagineuse spéciale, qu'il s'agisse d'un simple nodule ou d'une ulcération indurée ; la tuméfaction ganglionnaire indolente qui l'accompagne et le peu d'abondance de la suppuration.

10° L'inoculation à un syphilitique de pus vulgaire ou d'un liquide irritant quelconque, voire même une simple piqûre de lancette, peuvent produire, par le seul fait de l'irritation locale, des ulcérations syphilitiques.

11° La syphilis ne naît pas du chancre [1]. Il n'existe pas une syphilis primitive et une syphilis secondaire. Il ne saurait être question d'une syphilis d'origine chancreuse, sinon pour exprimer ce fait que le virus syphilitique était mêlé au virus du chancre mou. L'induration de Hunter est la première manifestation d'une infection générale déjà produite, et non un accident local dont le virus serait résorbé et transformé en un prétendu virus secondaire.

Nous devons ajouter quelques mots à notre cinquième proposition, que nous compléterons encore dans le chapitre consacré à l'inoculabilité de l'ulcère induré.

C'est un fait établi qu'on peut, en inoculant du pus syphilitique chez un sujet déjà atteint de syphilis, déterminer des pertes de substance, des pustules, des ulcérations. C'est à ces lésions que Clerc donnait le nom de chancroïdes, et nous allons chercher à en définir la nature, ainsi que le résultat de leur inoculation au sujet sain. Mais, avant de répondre à ces questions, il est indispensable d'établir quelques données préalables. On a prouvé, par des expériences réitérées, que le liquide des éruptions les plus vulgaires, celui de l'acné par exemple, permet des séries d'inoculations positives chez le sujet sain ; ces faits démontrent, il est vrai, que la peau des syphilitiques n'est pas seule à posséder cette vulnérabilité qui crée une réceptivité plus grande à l'inoculation ; mais il faut néanmoins reconnaître que si le pus vulgaire peut, dans quelques cas, être inoculé avec succès chez un

---

[1] Ce paragraphe et bien d'autres passages seraient inintelligibles si l'on n'était averti que presque tous les écrivains de langue allemande refusent le nom de *chancre* à l'accident primitif de la syphilis et réservent exclusivement cette dénomination au chancre simple, employant communément le mot chancre, *shanker*, tout court et sans qualificatif. Quant à notre chancre syphilitique, ils ne le nomment jamais autrement que *sclérose* ou *induration primitive, accident initial de la syphilis*. C'est que, pour eux, la chose capitale est l'induration, le néoplasme. La perte de substance, le chancre, n'est pas la lésion fondamentale ; ce n'est que l'accident, l'ulcération partielle et non constante de la néoformation scléreuse. Au fond, la différence n'est que dans les mots, et si nous avons gardé, en France, la dénomination brève de *chancre induré*, parce qu'elle nous a paru commode à conserver pour simplifier le langage, personne de nous n'ignore les détails anatomo-pathologiques qui précèdent, et personne ne songe, quoique leurs noms sonnent de même, à rapprocher autrement deux choses aussi totalement différentes que le chancre simple et le chancre induré.

(*Note du traducteur.*)

individu sain, la réussite est encore plus constante et plus sûre chez un syphilitique ; pourquoi dès lors n'obtiendrait-on pas, chez ce dernier, des inoculations positives aussi certaines lorsque, au lieu de pus vulgaire, on emploiera du pus syphilitique ?

Qu'arrive-t-il si nous inoculons au sujet sain le *chancroïde* ainsi obtenu ? On peut alors observer l'un des trois résultats suivants : tantôt l'inoculation est absolument négative ; tantôt il se produit une lésion locale; tantôt enfin il se forme un ulcère induré suivi de tous les accidents de la syphilis. Dans le premier cas, il est assez difficile d'attribuer une cause constante à l'insuccès de l'inoculation. Quant aux deux derniers, nous les expliquons comme il suit : le virus syphilitique n'est pas un élément soluble, également répandu dans le liquide sanguin, et si nous nous reportons aux expériences de Chauveau sur la lymphe vaccinale, nous sommes conduits à admettre que la matière inoculée, quand elle ne renferme pas de virus syphilitique, ne pourra déterminer, si l'inoculation est positive, qu'un ulcère local, vulgaire, ne présentant pas les caractère de l'accident syphilitique initial. Le liquide en question contient-il, au contraire, du virus syphilitique, nous déterminerons un ulcère induré, suivi d'une syphilis générale. L'ulcère purement local est tout à fait comparable aux lésions réinoculables produites chez les sujets sains ou syphilitiques par l'inoculation du pus vulgaire. Si l'on considérait ces ulcérations comme des chancres mous, il faudrait aussi regarder comme telles toutes les lésions d'inoculation, quel que soit le pus qui les a produites, supposition que rien jusqu'ici n'autorise.

Il ressort assez de ce qui précède, que nous restons résolument attaché à la doctrine de la dualité, établie par Bärensprung et H. Zeissl[1]. Nous admettons, en conséquence, trois virus vénériens : le virus blennorrhagique, celui du chancre simple et celui de la syphilis.

Nous traiterons successivement de ces trois affections.

---

[1] Quand il s'agit de l'origine du dualisme, on n'a pas le droit d'omettre le nom de Bassereau, ni d'oublier que la grande révolution doctrinale, dont il fut l'incontestable héros, date de son *Traité des affections de la peau symptomatiques de la syphilis* (1852). Toute la doctrine y est, énoncée sans éclat, mais affirmée sans hésitation. Si l'auteur a oublié ce nom à cette place, il a, quelques pages plus haut (page 5), établi très-impartialement cette question d'historique.

(Note du traducteur.)

PREMIÈRE PARTIE

BLENNORRHAGIE OU CATARRHE VÉNÉRIEN

Les états morbides groupés sous le nom de *blennorrhagie* sont produits par un catarrhe des muqueuses. Mais ce mot catarrhe n'exprime pas autre chose qu'un symptôme, l'hypersécrétion de la muqueuse atteinte. Or cette hypersécrétion a une cause anatomique 'hyperémie : cette dernière est, dans la plupart des blennorrhagies, une hyperémie active, immédiatement provoquée d'ordinaire par une irritation pathologique. Toutes les muqueuses sont impressionnables aux causes irritantes, mais celle de l'urèthre se distingue entre toutes par son extrême susceptibilité. Il existe aussi, on le sait, des catarrhes par stase veineuse, dans lesquels l'hyperémie est passive et ne s'établit que peu à peu.

Le premier effet de l'hyperémie est une infiltration séreuse de la muqueuse et du tissu sous-muqueux (œdème de la muqueuse) accompagnée d'une hypersécrétion des follicules, qui fournissent un liquide clair et séreux (*catarrhe séreux*). Plus tard, l'hyperémie détermine une production exagérée d'épithélium et de mucus (*catarrhe épithélial et muqueux*). Si l'irritation du tissu est très-faible, tout se limite à une production surabondante d'épithélium. L'irritation est-elle plus intense, mais pourtant encore modérée, l'augmentation de la sécrétion muqueuse devient le fait dominant : cet excès de mucus ne provient pas seulement des glandes acineuses qui s'ouvrent sur la muqueuse, mais aussi des cellules épithéliales, dont le protoplasma subit la transformation muqueuse, par un procédé analogue à la métamorphose cornée des cellules de l'épiderme. Enfin, si l'irritation est plus forte encore, les cellules épithéliales produisent, soit par génération endogène, soit par division des noyaux, des corpuscules de pus. Les cavités folliculaires se remplissent d'un fluide contenant des globules purulents (*catarrhe inflammatoire et purulent*).

A la suite d'une inflammation prolongée, quelques-uns des follicules malades peuvent s'ulcérer, l'ulcération peut atteindre le tissu sous-muqueux et déterminer des pertes de substance circonscrites, intéressant la muqueuse et le tissu sous-jacent (*ulcérations catarrhales*).

Si l'on admet, dans le catarrhe en général, une forme *séreuse*, *épithéliale*, *muqueuse* et *purulente*, rien n'empêche d'établir, pour la blennorrhagie, une pareille classification. Toutefois, cette division n'a rien d'absolument rigoureux. Dans la blennorrhagie, comme dans tout autre catarrhe, on trouve tout ensemble des cellules d'épithélium, de mucus et de pus en proportions variables ; mais, dans un cas donné, l'un ou l'autre de ces éléments prédomine et imprime à la sécrétion son type particulier.

Les formes séreuse, épithéliale, muqueuse du catarrhe ou de la blennorrhagie sont les premiers degrés de la forme purulente. L'affection peut être enrayée à chacun de ces différents stades, et, d'autre part, la forme inflammatoire et purulente repasse, dans son évolution régressive, par les périodes muqueuse, épithéliale et séreuse.

Quand l'inflammation catarrhale accroît la pression dans les petits vaisseaux jusqu'à provoquer leur rupture, il se produit des apoplexies capillaires ou des hémorrhagies. Les globules rouges extravasés donnent naissance à un pigment brun ou noir qui se mélange à l'écoulement purulent et lui prête, ainsi qu'à la muqueuse elle-même, une coloration d'un noir d'encre (*blennorrhagie noire, blennorrhagie russe*).

Les divers phénomènes qui constituent le processus anatomique complet des catarrhes en général et du catarrhe vénérien en particulier affectent, surtout dans ce dernier, une marche rapide : l'évolution morbide totale aboutissant à la *restitutio ad integrum* de la muqueuse, peut s'effectuer en quelques semaines. Cependant, avant que la muqueuse ait recouvré son intégrité parfaite, elle conserve de sa maladie disparue, une irritabilité qui, au moindre prétexte, ramènera le catarrhe. Chaque nouveau retour de l'affection rend la muqueuse plus apte à de nouvelles inflammations et à des poussées plus persistantes. Enfin, après des récidives répétées, tous les phénomènes du catarrhe restent stationnaires (*blennorrhagie chronique*).

Les opinions sont encore incertaines sur l'origine de la blennorrhagie. Un fait incontestable en tous cas, c'est la contagiosité de l'affection. Il reste à démontrer si la transmission s'explique par un effet d'irritation vulgaire, ou si la sécrétion blennorrhagique possède une activité spécifique qui lui donne son pouvoir contagieux. Tandis que les uns considèrent le processus blennorrhagique comme résultant d'une irritation banale des muqueuses, d'autres l'ont attribué exclusivement à un contage doué, croyaient-ils, d'une telle énergie, qu'il exerçait son action non seulement par contact immédiat, mais encore à distance (*aura gonorrhoïca*).

Le fait que les simples irritations mécaniques ou chimiques peuvent déterminer une sécrétion muco-purulente, est démontré depuis longtemps par l'expérience journalière. Les frictions de la muqueuse vulvaire (masturbation), l'introduction répétée d'instruments chirurgicaux (bougies et cathéters) dans l'urèthre, les fragments de calculs fixés dans sa paroi, l'application de pessaires dans le vagin, provoquent fréquemment le catarrhe de ces muqueuses. Swédiaur détermina sur lui-même un écoulement rebelle par une injection d'ammoniaque dans l'urèthre. L'acide osmique, appliqué sur une surface muqueuse, peut y déterminer une inflammation catarrhale ; les vapeurs même de cet acide produisent sur la conjonctive palpébrale et bulbaire, sur la muqueuse du larynx et de la trachée, un catarrhe menaçant. Le contact du *smegma prœputialis* en voie de décomposition ammoniacale peut donner naissance à de la balanite. Certains liquides altérés, le sang menstruel, les lochies [1], la sanie cancéreuse, le liquide d'un chancre uréthral, peuvent aussi provoquer l'hypersécrétion des follicules uréthraux. La sécrétion catarrhale hyaline de l'utérus peut elle-même déterminer, dans certaines circonstances et chez quelques individus, une phlegmasie muco-purulente de l'urèthre.

En voyant les inflammations catarrhales atteindre, dans leur phase ascendante, la période de suppuration, on avait droit de supposer que le pouvoir contagieux des sécrétions devait augmenter d'une façon parallèle.

Aussi quelques auteurs ont-ils pensé que le liquide blennorrhagique n'acquiert ses propriétés infectantes que lorsqu'il est devenu purulent ; que la sécrétion séreuse du stade prodromique et le liquide muqueux de la période régressive sont dépourvus de tout pouvoir contagieux s'ils ne renferment pas de globules de pus. Pourtant nous avons observé nombre de malades, qui n'avaient encore ressenti que les prodromes du mal, le picotement spécial du méat, qui n'avaient pas trace de pus dans leur sécrétion, et qui pour-

---

[1] Brunn, de Wurzbourg, a signalé (*premier congrès allemand de gynécologie*, juin 1886) l'existence d'un diplococcus analogue au gonococcus dans le liquide des lochies, ainsi que dans la vessie des accouchées atteintes de cystite : il admet que, dans ce dernier cas, la vessie est ensemencée par le liquide lochial. On peut tout aussi facilement admettre que ce liquide exerce une véritable action infectieuse sur l'urèthre de l'homme, lorsqu'il se trouve en contact avec lui.

(*Note du traducteur.*)

tant avaient infecté leurs femmes ou leurs maîtresses. Nous avons également acquis la preuve que la faible sécrétion consécutive à la blennorrhagie possède un pouvoir contagieux.

Nous devons conclure des faits précédents que le véhicule essentiel de l'infection blennorrhagique n'est point le globule de pus, mais un contage spécifique. Toutefois, l'hypothèse qui donne pour cause immédiate à cette contagion un microbe particulier (*gonococcus de Neisser*) n'est pas encore absolument établie.

En 1879, Neisser démontra, dans le pus de la blennorrhagie, l'existence d'un coccus qu'il affirma être la cause essentielle de l'affection et qu'il nomma *gonococcus*[1]. Ces cocci sont ordinairement groupés deux par deux et se correspondent par des surfaces aplaties. Presque tous sont contenus dans les globules de pus et dans les cellules épithéliales, où ils forment des amas plus ou moins volumineux. Cette disposition en amas dans l'intérieur des cellules de pus a été donnée comme un caractère pathognomonique des gonococci. Les cultures pures sont difficiles à obtenir et l'on ne peut guère citer que celles de Krause, Leistikow, Lœffler et Bumm[2]. Ce dernier réussit ses cultures

[1] Nous ne pouvons nous dispenser d'indiquer brièvement les procédés courants de préparation usités pour la recherche du diplocoque de Neisser.

On peut l'observer, sans aucun réactif, sous forme de corpuscules incolores, mais il est bien préférable d'utiliser son extrême affinité pour les couleurs d'aniline.

A l'Antiquaille, on jette simplement, sur la plaque, du violet d'Hoffmann en excès, on lave et on applique la lamelle. Bumm préfère la solution concentrée aqueuse de fuchsine, employée de la même façon, et qui, d'après lui, déformerait moins le microbe. Enfin Frænkel indique un mode de préparation fort élégant et pourtant simple, consistant à colorer d'abord les éléments cellulaires à l'éosine, qui reste sans action sur le gonococcus, puis à faire agir sur ce dernier une solution alcoolique concentrée de bleu de méthyle; les gonococci apparaissent colorés en bleu sur un fond rouge, et leurs rapports avec les globules de pus se voient avec une parfaite netteté. Ils occupent en grand nombre l'intérieur de ces globules, sans jamais envahir le noyau. Quant à leur mode de pénétration dans les corpuscules, ils semblent n'être pas absorbés passivement, mais pénétrer d'eux-mêmes dans la cavité du globule de pus. Ce mode d'habitat intra-cellulaire si particulier est, avec la réaction spéciale que Roux leur a découverte (impossibilité de fixer sur eux les couleurs d'aniline avec le liquide de Gram), le seul moyen de les distinguer des nombreux diplocoques normaux ou pathogéniques dont la forme et les colorations sont absolument identiques.

Les dimensions moyennes du gonococcus sont 1,6 μ de longueur et 0,8 μ de largeur. Ces dimensions sont d'ailleurs variables, suivant les cas (Leistikow) et même suivant les périodes d'une même blennorrhagie (Bumm).

(Note du traducteur.)

[2] Quand on n'a à sa disposition qu'une faible quantité de matière (linge taché de pus) ou un liquide contenant, comme les sécrétions vuvo-vaginalles, de nombreux micrococci autres que le gonococcus, il devient difficile d'appliquer directement le procédé de G. Roux; les globules purulents sont alors déformés, les gonococci trop rares ou mélangés d'éléments étrangers, et l'affirmation devient incertaine, surtout en médecine légale. Lober, de Lille (*Semaine médicale*, 9 mars 1887), conseille, en pareil cas, de cultiver le liquide sur plaques

sur le sérum humain, à la température du sang : celles-ci se couvrent, sur toute leur étendue, de saillies dentelées qui, jointes à la démarcation nette des bords, donnent à la préparation l'aspect d'une chaîne de montagnes en plateau ou d'une île avec des rivages à pic. La surface de la culture est lisse, humide et brillante, sans coloration particulière. A la lumière directe, il semble qu'une couche uniforme de vernis transparent, épaisse de 1/4 à 1/2 millimètre, a été étendue à la surface du sérum. La colonie s'accroît très-lentement. Bumm a pu, dans deux cas, par l'inoculation de ces cultures dans l'urèthre, déterminer chez la femme une uréthrite aiguë.

La présence du diplocoque de Neisser est constante, il est vrai, dans le liquide blennorrhagique de l'urèthre chez l'adulte ; mais il a fait défaut 29 fois sur 92 cas de *blennorrhée neonatorum* examinés par Kroner. Notons enfin que Bockhart, en introduisant dans l'urèthre de l'homme des cultures pures d'un diplocoque essentiellement différent de celui de Neisser par sa forme, ses colorations, son mode de développement, et qu'il regarde comme la cause de la *pseudo-blennorrhagie*, a pu déterminer un état absolument analogue au tableau clinique de l'uréthrite infectieuse aiguë. Les sécrétions fournies par les urèthres inoculés renfermaient des cocci identiques à ceux de la pseudo-gonorrhée, dont les cultures avaient servi à l'inoculation. Bockhart a vu le plus souvent ces cocci de la pseudo-blennorrhagie dans le protoplasma des globules purulents, lorsque le liquide avait été recueilli durant la période aiguë. J'ai moi-même observé maintes fois, chez des sujets porteurs non pas d'une blennorrhagie vraie, mais de suppurations uréthrales d'une tout autre nature, des diplocoques qui par leur aspect, leurs modes de coloration, leur groupement et leur siège, ne différaient en rien du diplocoque de Neisser [1]. Il est vrai que, n'ayant pu obtenir des cultures pures de ces diplocoques, je n'ose affirmer leur identité avec celui de Neisser. Mais mes

---

d'agar-agar peptonifié et sucré, à la température de 12 à 20°. Au troisième jour, se montrent des points blancs, qui s'étalent peu à peu et constituent des colonies dont les éléments, colorés au violet de méthyle, puis traités par le liquide iodo-ioduré de Gram, se décolorent ensuite par l'alcool. A côté de ces colonies blanches, on en observe de jaunes (or et citrin), formées de staphylocoques qui restent colorés.

(Note du traducteur.)

[1] Dans une note présentée à l'Académie des sciences le 8 novembre 1886, G. Roux indique un procédé de technique permettant d'affirmer sans restriction la présence du gonococcus. Il est basé sur ce fait que le liquide de Gram ne fixe pas sur les gonococcus les couleurs d'aniline, comme il le fait pour la plupart des autres microbes. Si donc une préparation, colorée au bleu de méthyle ou au violet de gentiane, révèle la présence des gonococci, mais qu'on garde sur la nature de ces derniers quelque hésitation, il suffira de soumettre pendant deux ou trois minutes la préparation à l'action du liquide de Gram, puis de traiter

recherches n'en démontrent pas moins que la simple constatation des gonococci dans les préparations microscopiques ne constitue pas un élément clinique absolu de diagnostic différentiel. On trouvera sur cette question de plus amples détails dans mon travail « *Sur le diplocoque de Neisser et ses rapports avec le processus blennor-rhagique.* »

En tout cas, le contage blennorrhagique existe, ce fait est maintenant hors de doute, car on peut constater tous les jours qu'il suffit d'une imperceptible quantité de liquide pour inoculer une muqueuse saine, ainsi qu'on l'observe si souvent à l'origine des ophthalmies blennorrhagiques. Si l'on en croit les observations d'un grand nombre d'auteurs, les sécrétions catarrhales de quelques autres muqueuses seraient aussi plus ou moins contagieuses.

Nous estimons, en somme, qu'il existe deux formes de blennorrhagie : 1º un catarrhe inflammatoire simple résultant de causes irritantes variées, agents chimiques, sécrétions physiologiques ou pathologiques altérées; 2º un catarrhe engendré par le contact d'un liquide contagieux et spécifique; c'est à cette dernière forme qu'on a réservé le nom de blennorrhagie purulente ou virulente.

Quoique le catarrhe irritatif détermine à l'ordinaire une sécrétion muco-épithéliale, on n'est pourtant pas autorisé à affirmer que toute sécrétion ayant ce caractère n'a pas une origine spécifique, car le catarrhe muqueux peut être le prélude ou la suite d'une blennorrhagie virulente. Néanmoins, au point de vue du pronostic, on peut dire que le catarrhe muqueux est généralement de nature irritative et guérit beaucoup plus aisément que la forme purulente.

Siège de la blennorrhagie et mécanisme de l'infection.

Le catarrhe vénérien atteint de préférence les muqueuses génitales des deux sexes; mais il peut aussi se propager par contiguïté à la muqueuse du rectum ou de l'utérus, ou bien être transporté à distance sur des muqueuses éloignées, par exemple sur la conjonctive. Ses sièges d'élection sont l'urèthre chez l'homme, le vagin et la vulve chez la femme, plus rarement le canal cervical utérin, et très-exceptionnellement l'urèthre de la femme. Quant à la blennorrhagie nasale ou buccale, nous n'avons jamais eu l'occasion de l'observer.

On comprend aisément que le vagin, la vulve ou la couronne du

par l'alcool : si les cocci sont décolorés, en même temps que les éléments anatomiques, on peut affirmer sans réserve que ce sont bien ceux de Neisser.

(Note du traducteur.)

gland subissent l'infection blennorrhagique, car ces parties sont directement soumises, pendant le coït, au contact des substances nocives. Mais on conçoit plus difficilement comment l'élément infectieux peut agir, pendant l'acte sexuel, sur la muqueuse uréthrale de l'homme, le méat représentant une fente étroite dont les lèvres ferment presque hermétiquement l'entrée de l'urèthre. Voici comment nous nous représentons le mécanisme de l'infection : le méat est, pendant le coït, mécaniquement entr'ouvert par la propulsion énergique du pénis dans le vagin. L'écartement des lèvres de l'orifice détermine la formation d'une cavité virtuelle où le vide attire une partie des liquides contagieux et irritants que le vagin renferme : cette espèce d'aspiration est d'autant plus efficace, qu'immédiatement après, le pénis est retiré et le méat se referme. Voici des faits à l'appui de cette théorie : plusieurs sujets ont l'un après l'autre des rapports avec la même femme ; or, la contagion épargne ceux chez lesquels une extrême excitabilité provoque l'éjaculation aussitôt l'intromission faite. Un homme qui interrompt le coït avant l'éjaculation est infecté, tandis qu'un autre échappe, avec la même femme, s'il a accompli l'acte réglementairement, mais vite. Les sujets qui urinent aussitôt après le coït sont plus rarement infectés que ceux qui négligent cette précaution. Le sperme ou l'urine semblent réaliser en pareil cas un véritable lavage rétrograde de l'urèthre.

Circonstances qui favorisent l'infection blennorrhagique.

Des rapprochements souvent répétés à courts intervalles favorisent l'infection, parce que l'acte prolongé irrite les organes de la femme et active leur sécrétion. De là résulte que les coïts pratiqués coup sur coup avec une femme atteinte de catarrhe utérin, ou pendant la période menstruelle, déterminent fréquemment chez l'homme une blennorrhagie séreuse, épithéliale ou muqueuse. Si la sécrétion du catarrhe utérin et le sang menstruel pouvaient à froid déterminer un catarrhe irritatif, combien ne seraient pas plus fréquentes les blennorrhagies de semblable origine. Après une nuit d'excès voluptueux, on trouve parfois, chez le couple le plus sain, les premiers signes d'un catarrhe de l'urèthre et du vagin.

Les proportions relatives des organes sont aussi un facteur dont il faut tenir compte. Il est certain qu'un vagin malade, soumis aux frottements d'un pénis monstrueux, fournira une sécrétion catarrhale excessive. Un pénis très-court sera moins facilement atteint par les liquides utérins.

Les sujets à large méat sont plus aisément contagionnés que ceux dont la fente uréthrale externe est étroite. L'hypospadias est aussi une circonstance prédisposante, car les liquides vaginaux s'accumulant suivant les lois de la pesanteur vers la paroi postérieure du vagin, le méat en hypospadias viendra naturellement baigner dans les sécrétions infectieuses ou irritantes.

L'ivresse est encore un élément favorable à l'infection, car le coït, en pareil cas, traîne toujours en longueur, et le pénis demeure plus longtemps au milieu du danger.

Un homme à peine guéri d'une blennorrhagie sera plus facilement atteint qu'un sujet dont le canal est en bon état.

Il n'y a pas de réceptivité idiosyncrasique pour la blennorrhagie.

BLENNORRHAGIE URÉTHRALE CHEZ L'HOMME

Nous décrirons, dans l'urèthre de l'homme, un catarrhe séreux, muqueux ou épithélial, et un catarrhe purulent. La production, dans un cas, d'une simple inflammation séreuse ou muqueuse, qui évolue comme telle, dépend en premier lieu de la nature même de la cause nocive. La même circonstance étiologique domine également la rapidité d'évolution du catarrhe. Plus le liquide contagieux était purulent, plus l'affection se montre intense et soudaine. Une sécrétion muqueuse, comme celle du catarrhe utérin, un liquide complètement privé de pus, comme le sang menstruel, enfin les injures mécaniques de l'urèthre provoquent généralement un catarrhe séreux, épithélial ou tout au plus muqueux, tandis que la sécrétion d'une uréthrite ou d'une vaginite purulentes occasionnent presque constamment un catarrhe inflammatoire ou purulent.

On observe le catarrhe séreux ou muqueux soit au début, soit à la fin de la blennorrhagie. Le catarrhe initial peut s'éteindre rapidement s'il est convenablement traité; mais il peut aboutir aussi à la forme inflammatoire et purulente. Le catarrhe terminal prend souvent une allure traînante et se montre d'une ténacité extrême. La sécrétion séreuse ou muqueuse du début a son siège dans la fosse naviculaire, celle de la fin provient de la région membraneuse et prostatique. Dans ce dernier cas, la propagation aux canalicules de la prostate donne souvent à la sécrétion un aspect plus trouble et plus visqueux. Il ne faut pas confondre avec la sécrétion muqueuse d'un catarrhe uréthral au début le liquide prostatique normal qui s'écoule dans l'urèthre, à la suite d'excitations sexuelles prolongées et non satisfaites.

Le catarrhe inflammatoire de l'urèthre de l'homme (uréthrite purulente, blennorrhagie uréthrale aiguë) suit habituellement la marche que voici : 24 à 48 heures, rarement plus, après le coït impur, le sujet ressent vers le méat un chatouillement léger, mais importun, qui l'oblige à uriner fréquemment ; peu à peu la muqueuse du méat se tuméfie et devient le siège d'une sécrétion peu abondante, claire, transparente et visqueuse, qui montre au microscope une abondance de cellules muqueuses et de rares cellules épithéliales. Si l'on recueille à ce moment l'urine dans un verre, on y découvre une quantité de flocons et de filaments qui sont constitués par la sécrétion anormale et nagent dans un liquide absolument clair. Comme l'écoulement est peu abondant, il se dessèche à l'orifice uréthral, dont il agglutine les bords, et rend la miction impossible, tant que le jet d'urine n'a pas balayé l'obstacle. Tels sont les symptômes des périodes séreuse et muqueuse. Mais si la forme purulente survient, la scène ne tarde pas à changer : à la sensation de chatouillement succède une douleur brûlante. La muqueuse du méat se boursoufle à tel point, qu'elle paraît retroussée en dehors et que l'orifice uréthral prend l'apparence d'une bouche de poisson. La sécrétion devient plus abondante, plus épaisse, et prend une couleur verte ou jaune verdâtre. Si, durant cette période, on recueille dans un verre un peu d'urine, la présence du pus lui donne un aspect trouble et laiteux : on voit nager dans le liquide, sous forme de corpuscules pulvérulents, les globules de pus, qui tombent peu à peu au fond, parce qu'ils sont spécifiquement plus lourds que les flocons de mucus et d'épithélium de la forme muqueuse, et que l'urine elle-même. La sécrétion colore faiblement en bleu le papier de tournesol rougi [1], et le microscope y révèle une abondance de corpuscules de pus, avec des cellules de mucus et d'épithélium, quelquefois de rares globules sanguins. Virchow a fait remarquer que les globules du pus blennorrhagique sont plus volumineux que ceux du pus ordinaire.

La sécrétion purulente se montre dès le quatrième ou le cinquième

---

[1] Martineau (*Leçons cliniques sur la blennorrhagie chez la femme*, 1885), Jullien (*Maladies vénériennes*, 2ᵉ édit., 1886. — *Appendice*), enfin Castellau (*Bulletin général de thérapeutique*, 1886), ont affirmé récemment l'acidité du pus blennorrhagique, quel que soit le siège, la forme et l'ancienneté de la lésion. On conçoit l'importance qu'aurait une pareille donnée, soit au point de vue du diagnostic, soit au point de vue du traitement (injections alcalines de Castellau). Mais dans un travail plus récent (*Lyon médical*, 8 mai, 3, 10 et 17 juillet 1887) Aubert s'élève contre cette idée nouvelle et soutient, en l'appuyant sur de nombreux faits, la notion ancienne de l'alcalinité du pus blennorrhagique.

(Note du traducteur.)

jour; rarement elle apparaît après le douzième ou le quinzième. En même temps que la suppuration augmente dans les parties antérieures de l'urèthre, la miction devient plus difficile : l'urine s'écoule douloureusement par gouttes ou en jet mince, faible, intermittent, parce que le canal est temporairement rétréci par le gonflement inflammatoire, et que les fibres lisses circulaires, qui normalement sont destinées à accélérer le jet d'urine, subissent une paralysie momentanée.

Le spasme du sphincter de Wilson détermine fréquemment des épreintes. Enfin les corps caverneux participent aussi à l'hyperémie, et le pénis se trouve constamment dans un état de demi-érection qui contribue encore à rétrécir l'urèthre.

Dans les formes inflammatoires très-aiguës, surviennent fréquemment des accès fébriles accompagnés de symptômes gastriques. Le malade perd son apparence de santé ordinaire, son visage prend une pâleur maladive. Ces atteintes portées à l'état général ne sont pas toutefois l'expression de l'action directe du virus, mais le simple résultat des souffrances continues et du défaut de sommeil. La chaleur du lit provoque de fréquentes érections, et, comme la muqueuse uréthrale tuméfiée ne peut céder aux tractions exercées sur elle par les corps caverneux, ces érections produisent un tiraillement très-douloureux de l'urèthre, qui met obstacle à tout repos. Le sommeil gagne-t-il enfin le malade épuisé, une éjaculation douloureuse vient trop souvent interrompre ce passager répit.

Les symptômes précédents se prolongent plus ou moins, suivant les conditions d'existence et l'hygiène du malade. Avec une vie bien réglée, la tuméfaction de l'urèthre décroît au bout de huit jours, la dysurie devient moindre au début ou à la fin de la troisième semaine, la sécrétion purulente est moins abondante, moins riche en corpuscules de pus, tandis que les cellules muqueuses et épithéliales commencent à y prédominer. Peu à peu, la sécrétion muqueuse elle-même diminue rapidement : c'est seulement après que le malade n'a pas uriné de quelques heures, qu'on parvient à exprimer du méat quelques gouttes d'une sécrétion muqueuse ou muco-purulente. Si l'on recueille à cette période l'urine dans un vase transparent, on y voit nager des filaments blanchâtres de longueur variée (filaments blennorrhagiques) : quand on les retire de l'urine, ils se rétractent sous forme de petits amas gélatineux, et on les trouve histologiquement formés de cellules épithéliales et de corpuscules de pus qui ont subi la dégénérescence graisseuse. Ces longs tractus épithéliaux proviennent souvent des canaux excréteurs des glandes de Méry ou de Cowper ; mais ils n'ont pas constamment cette origine et peuvent se former dans tous les points de l'urèthre. Peu à peu, le nombre de ces filaments diminue; on n'en trouve plus qu'un à chaque miction. Enfin, tout disparaît et la guérison peut être complète au bout de six semaines. Mais tant qu'on trouve ces filaments dans l'urine, la moindre circonstance peut rallumer le processus près de s'éteindre, et chacune de ces rechutes rend plus difficile la guérison définitive. Il reste une irritabilité persistante de certaines portions de la muqueuse et un écoulement muco-purulent faible, mais continu. On donne à cet état le nom de *blennorrhagie chronique ou torpide*.

La blennorrhagie chronique est constituée par la persistance de la période muqueuse qui termine la forme aiguë : toutefois la sécrétion muco-épithéliale est moins abondante et n'apparaît qu'à certains moments, surtout le matin, où on la voit sourdre en petite quantité, spontanément ou par une pression légère, hors de l'orifice uréthral. La miction s'accomplit librement quand le méat n'est pas agglutiné ; il n'y a pas de phénomènes généraux, et souvent même aucune douleur locale. Dans quelques cas seulement, les malades se plaignent tantôt d'un picotement passager vers la fosse naviculaire ou dans un point limité de la portion périnéale de l'urèthre, tantôt de sensations fugitives de piqûre, qui s'irradient de cette région jusqu'à l'orifice anal. Ces phénomènes douloureux semblent dus à des lésions anatomiques plus profondes, mais si variables qu'on ne peut les grouper sous la dénomination commune de blennorrhagie chronique : il faut alors qu'un diagnostic plus précis vienne établir le pronostic et diriger le traitement.

Dans la blennorrhagie aiguë avec tuméfaction considérable de la muqueuse uréthrale, la dysurie peut aller jusqu'à la strangurie. La congestion de la muqueuse est parfois si intense, que les petits vaisseaux se rompent par places, et qu'il se produit des hémorrhagies capillaires, quelquefois d'une extrême abondance. Le sang épanché et coagulé dans le canal communique à la sécrétion purulente une couleur rouille, brune ou noirâtre, qui a fait donner à cette forme le nom de blennorrhagie noire, hémorrhagique, ou de blennorrhagie russe, parce que, durant les guerres du commencement du siècle, les troupes russes, épuisées par les privations et la mauvaise hygiène, présentèrent des cas exceptionnellement nombreux de blennorrhagies hémorrhagiques.

L'uréthrite aiguë, franchissant les limites de l'épithélium, de la muqueuse et du tissu sous-muqueux, peut se propager au tissu érectile et constituer dans ses alvéoles, surtout dans le corps spongieux, une ou plusieurs tumeurs douloureuses variant de la grosseur d'un pois à celle d'une lentille. Si ces foyers d'inflammation péri-uréthrale surviennent chez des sujets tourmentés d'érections opiniâtres, ces érections, déjà si pénibles deviennent encore plus douloureuses : le corps spongieux infiltré ne peut suivre les corps caverneux dans leur accroissement de longueur, mais fait obstacle à leur élongation et les courbe en forme d'archet. C'est ce que l'on a nommé *chaude-pisse cordée;* il semble que l'érection est empêchée comme par une corde tendue le long du canal. Suivant que l'infiltration siège dans le corps spongieux ou dans l'un des corps caverneux, la courbure se produit soit vers le bas, soit sur le côté. Par un traitement approprié, les douleurs de l'érection cessent dans la troisième semaine, et les foyers d'inflammation péri-uréthrale sont résorbés. Si la résorption est incomplète, il persiste des nodules inflammatoires qui forment, au milieu du tissu érectile, de véritables cloisons isolantes; si bien que le pénis, pendant l'érection, subit à ce niveau une flexion brusque qui met obstacle à l'intromission. Dans quelques cas, ces infiltrats péri-uréthraux suppurent, s'ouvrent dans le canal et y déterminent d'étroites perforations (*fistules capillaires*). Le siège habituel de ces perforations est la fosse naviculaire, où elles succèdent à des abcès situés dans le sillon balano-préputial, au voisinage du frein.

Dans le cours de l'uréthrite chronique, un écart de régime ou toute autre influence peut aggraver le processus catarrhal, et l'inflammation muqueuse aboutit à la forme purulente, voire même à la forme croupale. En pareil cas, voici comment les choses se passent : le malade, qui paraissait presque guéri, éprouve tout à coup un chatouillement très-vif dans la portion périnéale de l'urèthre; cette sensation fait place, au bout de quelques heures, à une véritable douleur. L'écoulement muqueux tarit presque complètement, mais le patient ressent plus de pesanteur dans le canal et le jet d'urine devient plus mince.

Si l'on introduit une bougie, et qu'après l'avoir retirée, on injecte une petite quantité d'eau, ce liquide ramène des masses membraneuses d'un blanc clair, longues de deux à trois centimètres, qui représentent des coagulations résistantes, rubanées ou cylindriques, et résultent de l'exsudation d'un liquide fibrineux à la surface de l'épithélium. Ces masses ne se laissent pas étirer par les tractions, mais se déchirent transversalement. L'acide acétique les gonfle et les rend transparentes comme de la fibrine, tandis que le mucus, dans les mêmes conditions, devient opaque et se prend en filaments.

La lésion nous a paru siéger le plus souvent dans la région membraneuse, et succéder presque toujours à des injections irritantes, notamment aux injections de sublimé.

La blennorrhagie uréthrale a son point de départ dans la fosse naviculaire : la preuve en est fournie par la sensation de chatouillement, puis de douleur, qui se manifeste dans cette région. Pourtant, il

ne faut point en conclure que le prurit ou la douleur localisés à la
fosse naviculaire indiquent nécessairement que la lésion est circonscrite en ce point. La fosse naviculaire est comme le *sensorium commune* de toute la sphère génitale : c'est là que convergent les sensations morbides provoquées par les causes les plus variées dans les
divers points de l'appareil excréteur de l'urine. C'est ainsi que les
calculs vésicaux, les affections prostatiques et surtout les lésions de
l'urèthre profond déterminent vers la fosse naviculaire des troubles de
la sensibilité. Au début, pendant la période séreuse et muqueuse,
l'hyperémie se limite en effet à la partie antérieure du canal ; mais,
après quelques jours, notamment dans le catarrhe purulent, l'inflammation s'étend constamment à la partie postérieure [1], si bien qu'au
bout de huit à dix jours, la portion pénienne, et, au bout de trois
semaines, la région membraneuse, sont envahies.

L'union de la portion bulbeuse à la portion membraneuse, qui
représente une sorte de deuxième fosse naviculaire pourvue d'abondants follicules, paraît être l'écueil le plus redoutable pour la guérison définitive. L'inflammation uréthrale peut être enrayée à toutes
les étapes de sa marche progressive depuis la fosse naviculaire jusqu'à la région membraneuse. Mais arrivée à ce dernier point, elle
change totalement d'allure : les follicules de la région suppurent
(ulcérations blennorrhagiques) ; les nodosités inflammatoires, si fréquentes à ce niveau, déterminent, par gêne circulatoire, un catarrhe
persistant et aggravent notablement l'intensité et la durée de la maladie. L'expérience nous apprend enfin que certains états organiques
habituels, scrofule, tuberculose, anémie, rhumatisme, goutte, hémorrhoïdes, ainsi que les irritations propagées de la vessie (gravelle) ou
du rectum (vers intestinaux) jusque dans l'urèthre profond, contribuent à imprimer un caractère de ténacité exceptionnelle à la blennorrhagie chronique.

Lésions anatomiques de la blennorrhagie uréthrale chez l'homme.

Il n'est pas possible, durant la vie, de constater sans instruments
explorateurs les altérations de la muqueuse uréthrale dans toute son
étendue. Quant aux examens nécroscopiques, ils sont d'une extrême

[1] Pour localiser exactement l'origine de la sécrétion et affirmer la participation
de l'urèthre postérieur à l'inflammation, il faut d'abord laver à grande eau
l'urèthre pénien ; Aubert emploie dans ce but une sonde à laquelle s'adapte un
tube élastique communiquant avec un récipient. Si le malade urine alors, on
peut affirmer que le pus constaté dans le premier jet provient de l'urèthre postérieur.   *(Note du traducteur.)*

rareté et se rapportent bien plus souvent à d'anciennes blennorrhagies qu'à des formes récentes. Les quelques cas d'uréthrite où nous
avons pu pratiquer l'autopsie avant que la période aiguë ne fût
éteinte, nous apprennent que les lésions ne diffèrent ici nullement des
altérations constatées dans les inflammations catarrhales des autres
muqueuses. Les changements anatomiques observés sur la muqueuse
vaginale, sur la conjonctive palpébrale ou bulbaire, pendant la période
aiguë de leur inflammation blennorrhagique, nous en offrent l'image
la plus exacte. On constate sur ces muqueuses de la rougeur, de la
tuméfaction, des saillies granuleuses et souvent aussi de légères érosions saignantes.

Quant au produit de sécrétion, il est formé, durant le stade aigu,
par la prolifération abondante des cellules épithéliales, qui se transforment bientôt en globules de pus ; dans la période torpide, on
trouve ces cellules d'épithélium en voie de mortification graisseuse ou
hyaline. Rokitansky décrit comme il suit ces divers phénomènes :
« L'inflammation catarrhale de la muqueuse uréthrale présente une
tendance particulière à passer à l'état chronique. Tantôt elle s'étend
assez uniformément sur tout le canal ; tantôt, et très-fréquemment,
elle peut, soit dès son apparition, soit dans une période plus avancée,
se cantonner dans une ou plusieurs régions. Ces foyers se rencontrent
dans tous les points, jusqu'à la partie prostatique, mais plus spécialement dans le voisinage du bulbe et de la fosse naviculaire.

Leurs caractères essentiels sont la rougeur sombre et le gonflement de la muqueuse, quelquefois, surtout au niveau de la fosse naviculaire, la tuméfaction des glandes muqueuses, enfin la suppuration.
A leur niveau, le corps spongieux de l'urèthre, d'abord dans ses
couches les plus internes, quelquefois dans toute son épaisseur, devient le siège d'un gonflement qui rétrécit ses alvéoles et diminue sa
vascularité. On aperçoit sur les points malades des bourrelets résistants qui font saillie dans le canal. L'inflammation procède souvent
par poussées successives et devient d'autant plus rebelle que son origine est plus ancienne. Ses terminaisons, ses conséquences sont variables et elle aboutit tantôt à l'hypertrophie de la muqueuse, tantôt à un rétrécissement. »

Engel ne peut fournir sur les lésions de la muqueuse uréthrale que
peu d'indications positives ; dans la plupart des cas, on ne pourrait,
suivant lui, reconnaître l'inflammation aiguë ou chronique de l'urèthre,
car aucune de ces deux formes n'amène des altérations évidentes,
pathognomoniques ou dépassant les limites des modifications physiologiques. Quant aux sécrétions, qui représentent ailleurs un élément
décisif de diagnostic, elles sont habituellement, dans l'urèthre, en
très-petite quantité, souvent diluées, modifiées ou entraînées par

l'urine, et l'on n'y rencontre que très-exceptionnellement des produits coagulés.

La muqueuse uréthrale atteinte de blennorrhagie chronique est épaissie, indurée, rugueuse et sèche; quelquefois on trouve, dans la région du bulbe, plus rarement dans la fosse naviculaire, des ulcérations longues d'un centimètre, embrassant toute la circonférence de l'urèthre, avec des bords plats, sinueux, dentelés, et un fond inégal, couvert d'excroissances condylomateuses (caroncules) et de brides muqueuses (Engel). Elles résultent de l'ulcération des follicules, et, après leur réparation, elles constituent des cicatrices blanches plus ou moins rétractiles, suivant la profondeur de la perte de substance. Dans la fosse naviculaire, le travail d'ulcération peut perforer le canal et produire des fistules par où l'urine s'écoule pendant la miction. Pour diagnostiquer les ulcérations blennorrhagiques sur le vivant, on injectera à plusieurs reprises de l'eau pure dans le canal : si chaque fois le liquide injecté ramène du pus, du mucus, des globules sanguins, voire même des débris de tissus, on peut être assuré de l'existence de ces ulcères. Quelquefois aussi, l'introduction d'une bougie détermine, au moment où elle passe sur les points ulcérés, une vive douleur. Dans quelques cas, nous avons trouvé les conduits excréteurs des glandes de Cowper tellement dilatés qu'ils laissaient pénétrer une corde à boyau.

Dans ces dernières années, on a appliqué l'examen direct à l'observation des maladies de l'urèthre [1].

Dès 1853, Désormeaux imagina dans ce but un instrument compliqué dont les imperfections suscitèrent plus tard de nombreuses modifications. L'appareil le plus simple est dû à Grünfeld. Il se compose d'un tube dit endoscopique et du miroir concave employé en laryngologie. Comme source lumineuse, on emploie une lampe à gaz ou à pétrole, ou bien la lumière solaire. Le cylindre endoscopique simple, que Grünfeld recommande, consiste en un tube cylindrique de métal ou de caoutchouc durci, dont l'extrémité oculaire s'évase en entonnoir, dont la paroi intérieure est colorée en noir mat, et dont l'extrémité viscérale est ouverte et arrondie. Ce tube est introduit sur un conducteur et sert à la fois pour l'exploration et pour l'application des agents thérapeutiques.

L'examen endoscopique exige beaucoup d'habileté et une grande habitude du cathétérisme, surtout du cathétérisme avec des instru-

[1] L'usage de l'endoscope n'est pas entré dans la pratique en France, à cause des difficultés de son emploi. L'endoscope électrique de Leiter, récemment préconisé par Dittel, est jusqu'ici un appareil beaucoup trop compliqué, d'un maniement fort difficile, et qui n'a pu s'appliquer encore qu'à l'exploration de la vessie, mais pas à l'examen de l'urèthre.   (*Note du traducteur.*)

ments droits. Pour accomplir cette manœuvre, l'endoscope, armé de son conducteur, est introduit d'emblée au point le plus profond : on le retire peu à peu durant l'exploration, qui se fait ainsi d'arrière en avant. L'endoscope introduit, on enlève le conducteur et on débarrasse le champ d'examen des corps gras, du pus, du mucus qui peuvent le couvrir.

Il y a, d'après Grünfeld, trois éléments à considérer dans le champ endoscopique : 1° l'infundibulum, c'est-à-dire la dilatation conique produite dans l'urèthre au delà de l'extrémité profonde du tube, et dont la base correspond à cette extrémité, le sommet à la paroi accolée de l'urèthre ; 2° le centre de figure, c'est-à-dire le point correspondant au sommet de l'infundibulum, et formé par la juxtaposition des parois uréthrales ; 3° la paroi elle-même, sur laquelle on peut observer la couleur de la muqueuse, son épaisseur, sa vascularisation, ses réflexes, etc.

Grünfeld distingue, dans la blennorrhagie aiguë, les formes suivantes :

1° L'uréthrite blennorrhéique ; 2° l'uréthrite membraneuse ; 3° l'uréthrite simple ; 4° l'uréthrite granuleuse ; 5° l'uréthrite trachomateuse ; 6° l'uréthrite phlycténulaire ou herpétique.

Dans l'uréthrite blennorrhéique, le champ d'examen est abondamment couvert de pus. L'infundibulum n'existe pas. Le centre de figure est irrégulier, découpé ou remplacé par un point d'où partent deux ou trois dentelures. La muqueuse pénètre en forme de bourrelet dans la lumière du tube ; sa coloration est uniformément rouge ou bleuâtre ; elle est parsemée de pertes de susbtance ponctuées, et les réflexes sont plus ou moins abolis. Le bord du tube détermine sur la muqueuse épaissie un sillon d'empreinte qui disparaît rapidement ; la muqueuse saigne au moindre contact.

Dans l'uréthrite membraneuse, Grünfeld a trouvé le processus limité à une région circonscrite. Le pus, très-adhérent, ne peut être enlevé sans provoquer d'hémorrhagie. On trouve sur la muqueuse des traînées grises ou blanc grisâtre d'un exsudat adhérent, dirigées parallèlement à l'axe de l'urèthre.

Dans l'uréthrite simple, il n'y a que de l'hyperémie, quelquefois du gonflement et de la rougeur ; on aperçoit quelques vaisseaux à la surface de la muqueuse.

Dans l'uréthrite granuleuse, on trouve, au niveau du centre de figure, un petit amas de muco-pus ; l'infundibulum est plus court, le centre de figure ovale et rétréci ; les réflexes lui font prendre une forme triangulaire ou polygonale ; la muqueuse est rouge et veloutée, avec quelques saillies punctiformes.

La muqueuse acquiert, dans la plupart des cas, une certaine rigidité qui produit la béance des parois au niveau du centre de figure. Grünfeld a parfois observé une tuméfaction franchement granuleuse et trachomateuse.

Dans les formes à tendance ulcéreuse, uréthrite phlycténulaire ou herpétique, il a trouvé quelques petites ulcérations arrondies, que leurs bords nettement circonscrits et la coloration de leur surface rendaient très-apparentes[1].

Complications et suites de la blennorrhagie chez l'homme.

La blennorrhagie peut créer deux variétés de complications : 1° les complications qui se produisent hors de l'urèthre et des cavités annexes; 2° celles qui se transmettent aux muqueuses voisines, par simple continuité de tissu.

Dans le premier groupe, nous comptons la balanite, la lymphangite du pénis, l'adénite inguinale, les végétations et certaines affections rhumatoïdes des capsules articulaires, des gaînes tendineuses et des bourses séreuses.

Quant aux affections propagées par contiguïté, elles siègent dans les glandes de Cowper, les épididymes, la prostate, la vessie, les uretères et les reins.

On doit encore distinguer, parmi les complications de la blennorrhagie, celles qui coexistent avec elle, ou complications *actuelles*, et celles qui apparaissent longtemps après que l'écoulement a cessé (retrécissements, maladies de la prostate et de la vessie) : ce sont les complications *consécutives*.

Pronostic de la blennorrhagie.

Le pronostic de la blennorrhagie chez l'homme est moins favorable que celui de la blennorrhagie uréthrale ou vaginale chez la femme : ce fait semble dépendre moins encore de l'immunité naturelle de la femme pour certaines complications, que d'une susceptibilité plus grande, et d'ailleurs mal expliquée, de l'urèthre masculin. Annoncer d'avance la durée, la marche d'une blennorrhagie chez l'homme est toujours une question fort difficile. L'expérience a seulement appris

---

[1] Pour plus de détails, nous renvoyons le lecteur au travail de Grünfeld publié dans la *Deutsche Chirurgie : Endoscopie de l'urèthre et de la vessie*, ainsi qu'au chapitre consacré par Grünfeld à « l'examen endoscopique de l'urèthre » dans la 4e édition de notre *Traité de la syphilis*.   (*Note de l'auteur.*)

qu'une blennorrhagie muqueuse, quand elle conserve ce caractère plusieurs jours après l'infection, cède rapidement à un traitement convenable, plus vite en tout cas que la forme purulente. Cette probabilité d'une guérison prochaine deviendra presque une certitude, si la confrontation fait constater que la femme incriminée souffrait seulement d'un catarrhe génital muqueux, ou que le malade a dû sa blennorrhagie à la seule action irritante du sang menstruel. Une première blennorrhagie est ordinairement plus intense et plus tenace que les suivantes. Plus court est l'intervalle entre deux blennorrhagies consécutives, plus la seconde est bénigne. Un méat tuméfié et à bords fortement renversés annonce une uréthrite violente. Les hémorrhagies, les foyers d'inflammation péri-uréthrale, les infiltrations des corps caverneux augmentent notablement la durée de la maladie. La cicatrisation des ulcérations blennorrhagiques exige un temps trèslong, et le catarrhe, même le catarrhe muqueux, est toujours de longue durée s'il occupe les régions uréthrales profondes. La forme croupale amène la rétraction et le rétrécissement des portions affectées dans toute leur étendue. Enfin les hémorrhoïdes, la scrofule et surtout la tuberculose pulmonaire impriment à la blennorrhagie une marche particulièrement traînante.

Prophylaxie de la blennorrhagie chez l'homme. — Traitement de la forme aiguë et de la forme chronique.

On n'a pas trouvé jusqu'ici un agent dont l'emploi, avant ou immédiatement après le coït, empêche l'infection blennorrhagique. Les injections faites aussitôt après les rapports sexuels avec des solutions alcalines ou légèrement acides, voire même avec de l'eau pure (Diday) doivent, ce nous semble, agir plutôt comme cause irritante; aussi conseillons-nous de ne pratiquer ces injections qu'après avoir préalablement refroidi le pénis au moyen d'un bain d'eau fraîche. Le plus sûr est encore le *préservatif* fabriqué avec l'intestin de mouton, la vessie de poisson, ou la *capote* en caoutchouc qu'on désigne généralement sous le nom de *Condom*. Mais ces enveloppes trop fragiles ne donnent bien souvent qu'une sécurité illusoire. Il est pourtant quelques précautions qui peuvent, dans une certaine mesure, conjurer le péril : achever le coït aussi rapidement que possible ; ne pas renouveler cet acte à courts intervalles ; éviter les rapports pendant la période menstruelle ou lochiale; enfin, après le coït, uriner, laver et baigner la verge.

Nous ne connaissons pas plus de méthode abortive que de procédé préventif de la blennorrhagie. Les injections caustiques, celles de nitrate d'argent en solution concentrée (1/30, Ricord) avant l'apparition des symptômes inflammatoires, peuvent avoir des effets désastreux et sont dans tous les cas inutiles. Elles ne peuvent qu'amener des escharcs de la muqueuse, des inflammations du col de la vessie ou de la prostate, des hémorrhagies uréthrales sérieuses et prolonger la durée du mal qu'on voulait détruire dans son germe. Les balsamiques à haute dose à l'intérieur, qu'on a administrés dans le même but, n'ont d'autre effet que d'amener des troubles digestifs graves.

Nous ne pouvons conseiller qu'un mode de traitement, le traitement méthodique, celui qui s'adresse à la période d'état. Plus l'inflammation est vive et les sécrétions abondantes, plus le traitement doit être mitigé. Plus au contraire les symptômes sont modérés, plus le traitement doit être actif, sans toutefois devenir jamais par trop énergique.

Si l'on applique les substances médicamenteuses ou les instruments immédiatement sur le canal, on dit que le traitement est direct ; il est indirect si l'on agit par l'intermédiaire des organes digestifs ou respiratoires.

Il est d'une importance capitale de régler l'hygiène et l'alimentation du malade. Qu'il s'agisse d'une blennorrhagie aiguë ou chronique, il faut interdire l'usage de la bière, du champagne, du cidre et des boissons gazeuses. Tous ces liquides peuvent, chez les sujets très-susceptibles, déterminer, même à l'état sain, des phénomènes de dysurie; à plus forte raison produiront-ils ce symptôme pénible dans le cours d'une blennorrhagie. Aussi bien, doit-on prohiber l'usage des asperges, des céleris, et, en général, de tous les aliments et boissons diurétiques ou aphrodisiaques. Il faut éviter tout mouvement violent, proscrire sévèrement l'équitation, la gymnastique et l'escrime. Le malade doit porter, comme moyen préventif, un suspensoir bien adapté et muni de sous-cuisses. Les suspensoirs avec un élastique qui presse sur l'urèthre sont défectueux et ne doivent jamais être conseillés. Malgré ces moyens préventifs, le malade n'est pas toujours à l'abri de l'épididymite.

Le coït doit naturellement être strictement interdit : pratiqué dans ces circonstances, il peut entraîner les plus graves complications. La boisson la plus convenable est encore l'eau fraîche, la limonade, et juste en quantité suffisante pour apaiser la soif. Les diurétiques sont formellement nuisibles.

On prescrira une alimentation légère et, autant que possible, exclusivement végétale, préférablement du lait, du café au lait, du thé léger, du chocolat, des potages, des farineux, des fruits. Si l'on permet la viande, celle-ci ne doit être prise qu'à midi et en petites quantités. Le malade ne doit pas se mettre au lit trop tôt après avoir mangé, pour ne pas favoriser les pollutions nocturnes.

Si le malade se conforme aux règles hygiéniques qui précèdent et se soumet à un repos absolu ; s'il y ajoute l'application quotidienne, pendant plusieurs heures, de compresses froides sur les organes génitaux et sur le périnée, la plupart des blennorrhagies guériront sans injections, sans médicaments internes, ou avec l'emploi de légers adjuvants, dans l'espace de quatre à six semaines.

Si, dans le cours d'une blennorragie aiguë ou chronique, il survient des besoins fréquents d'uriner, ou si les dernières gouttes d'urine sont teintées de sang, il faut s'abstenir des injections et des balsamiques à l'intérieur ; en pareil cas, le meilleur moyen consiste dans l'application de compresses tièdes sur la région vésicale et le périnée, les suppositoires de belladone ou de morphine, ou l'usage interne de ces deux médicaments, de l'extrait de hachisch ou de préparations analogues. Contre l'hématurie, on prescrit le fer, l'ergotine, etc.

Nous formulons en pareil cas :

Extrait de belladone ou chlorhy-
    drate de morphine . . . . . .   0 gr. 10 centigr.
Beurre de cacao. . . . .   Q. s.

(Pour 10 petits suppositoires.)

Introduire tous les jours trois de ces suppositoires bien huilés dans le rectum.

Extrait de hachisch. }
Sem. de jusquiame. } aa. . . .   0 gr. 30 centigr.
Sucre blanc . . . .   3 —

(Divisez en 10 doses.)

Prendre une dose toutes les 4 heures.

Perchlorure de fer. . . . . . .   1 gr. 50 centigr.
Eau distillée. . . . .   100 —
Sirop de mûres . . . .   20 —

Toutes les heures une cuillerée à soupe, dans de l'eau.

Carbonate de fer. }
Ergotine pure. } aa . . . . .   1 gr.
Sucre blanc . . . .   3 —

(Diviser en 10 doses dont on prendra 4 par jour.)

Dans le cas de dysurie intense ou d'érections très-douloureuses, nous avons recours aux injections de morphine au périnée. L'usage du camphre ne donne aucun résultat.

Si les hémorrhagies vésicales ne cèdent pas au traitement, on peut remplacer les compresses tièdes par des compresses froides; mais on renoncera à ces dernières, si les phénomènes dysuriques augmentent.

Quand la blennorrhagie ne s'accompagne pas de dysurie ou de tuméfaction considérable de la verge, on peut commencer d'emblée les injections. Mais, dès que celles-ci amènent des besoins d'uriner fréquents ou des douleurs testiculaires, il faut les suspendre et employer le traitement indiqué plus haut contre la dysurie, ou celui que nous donnerons bientôt pour l'épididymite. Si l'on se décide pour les injections, les solutions mises en usage ne doivent pas être trop concentrées; elles ne seront pas caustiques, mais seulement astringentes. Si l'on emploie des liquides faibles, les douleurs à la miction s'apaisent rapidement, souvent après deux ou trois injections, et la sécrétion purulente elle-même ne tarde pas à diminuer. Au contraire, a-t-on fait usage de solutions concentrées, les douleurs et la tuméfaction du pénis augmentent, et la situation du malade ne fait qu'empirer.

Nous le répétons, les injections de liquides astringents variés, employées quand il faut et comme il faut, donnent de bien meilleurs résultats que toute autre méthode. Et pourtant, on les a beaucoup discutées. On a dit que les injections entraînaient dans les parties profondes de l'urèthre le liquide contagieux, et apportaient ainsi l'infection dans la vessie ou les épididymes. On a mis sans distinction tous les rétrécissements sur le compte des injections astringentes ou caustiques. Mais, d'une part, l'entraînement mécanique du contage dans les régions profondes ne semble guère admissible, si l'on songe que le liquide injecté coagule la sécrétion muco-purulente et lui fait perdre son pouvoir contagieux. Quant à la seconde objection, elle a contre elle des milliers d'observations démontrant que la plupart des rétrécissements uréthraux doivent leur origine à ces changements de texture de la muqueuse qui succèdent à une blennorrhagie intense et prolongée. Chez qui, en effet, rencontre-t-on les rétrécissements uréthraux ? Chez ces malades qui ont traîné une blennorrhagie sans traitement pendant des années entières.

On a encore reproché aux injections d'aggraver les altérations de l'urèthre, en dépouillant la muqueuse de son épithélium, en coagulant l'enduit protecteur de mucus, en détruisant les couches superficielles du tissu conjonctif jeune et encore fragile; mais s'il en était ainsi, n'observerait-on pas semblables désordres en traitant par les mêmes moyens la blennorrhagie de la conjonctive, de la vulve, du vagin et du rectum ?

Si nous n'allons pas jusqu'à approuver le traitement abortif par les injections caustiques ou astringentes fortes, si nous recommandons une prudence extrême, même dans l'emploi méthodique du traitement local par les injections, nous ne basons pas ces restrictions sur la production possible des altérations de la muqueuse qu'on a reprochées à cette méthode, mais sur des causes purement mécaniques. Si, en effet, l'on injecte dans un canal rétréci par l'inflammation une grande quantité de liquide, si peu actif qu'il soit, la muqueuse de l'urèthre sera mécaniquement distendue, ou même déchirée. De plus, on doit tenir compte de l'impressionnabilité toute spéciale de la muqueuse uréthrale de l'homme ; ne voit-on pas un canal sain être désagréablement impressionné même par une injection d'eau pure et froide ?

Les injections doivent être pratiquées avec une seringue dont le piston sera très-serré et en même temps très-mobile. Les meilleures sont celles de caoutchouc durci ou d'étain. Les seringues de verre sont fragiles et rarement bien calibrées. La canule doit être conique, l'orifice très-mousse et très-lisse ; seringue et canule doivent être faites d'une seule pièce. Comme l'air injecté dans les voies urinaires détermine des spasmes de la vessie, il faut, avant de faire l'injection, chasser toutes les bulles que la seringue peut contenir : pour cela, on tourne la canule en haut et l'on pousse doucement le piston jusqu'à ce qu'il sorte quelques gouttes de liquide. La quantité de liquide injecté dépend du calibre et de la longueur du canal. Les injections peuvent se faire dans toutes les attitudes possible ; mais le mieux est de les pratiquer debout.

L'opérateur saisit, avec le pouce, l'index et le médius de la main gauche, le gland préalablement découvert, et applique au méat l'orifice de la seringue, qu'il fixe entre l'index et le médius de la main droite, pendant que le pouce, introduit dans l'anneau de la tige, fait avancer le piston peu à peu. Dans le cas d'hypospadias, où il existe parfois plusieurs méats placés l'un derrière l'autre et dont le dernier seulement conduit dans l'urèthre, tandis que les autres se terminent en culs-de-sac, on doit tirer sur l'axe de la verge, de manière que l'orifice situé à la face inférieure du pénis soit dirigé vers le haut ; on y introduit alors la canule presque perpendiculairement. On laisse immédiatement écouler le premier liquide injecté, pour entraîner les sécrétions accumulées dans l'urèthre. On pratique ensuite une seconde injection, qui doit séjourner quelques secondes dans le canal : pour cela, on retire la seringue, pendant que les doigts appliqués sur le gland ferment rapidement le méat. Si le liquide séjourne trop longtemps, l'urèthre est distendu outre mesure et perd sa tonicité. Plus on pousse lentement l'injection, plus le liquide pénètre profondément. Trop fréquentes, les injections sont nuisibles ; trop rares, elles n'ont que peu d'effet. Nous conseillons d'en faire quatre à six par jour.

Pour se renseigner sur la marche de la maladie et modifier sa théra-peutique en conséquence, le médecin doit recueillir dans un verre le liquide injecté et examiner sa composition au point de vue du mucus, de l'épithélium, du pus, des globules sanguins, des masses fibrineuses, des détritus divers qu'il contient. Si les injections augmentent la dysurie, on doit les supprimer jusqu'à ce que ce symptôme ait disparu. La forme cordée de l'uréthrite, les hémorrhagies abondantes, contre-indiquent aussi temporairement les injections.

En ce qui concerne la nature même du liquide, nous employons de préférence, depuis de longues années, dans le catarrhe purulent de l'urèthre, les solutions faibles de permanganate de potasse. Nous commençons avec 2 centigrammes sur 200 grammes d'eau, et nous élevons peu à peu la dose, quand la sensibilité de l'urèthre le permet, jusqu'à 4 centigrammes sur 200. Comme cette solution se décompose facilement, il en faut prescrire à la fois seulement la quantité néces-saire pour un ou deux jours. Dans bien des cas, nous avons pu, en faisant usage de ce sel, suspendre en peu de jours la sécrétion puru-lente. Si le liquide est déjà muqueux, nous avons souvent recours aux solutions astringentes ordinaires ; nous employons alors l'alun et le sulfate de zinc. L'alun peut s'employer jusqu'à la dose de 5 grammes sur 250 grammes d'eau ; le sulfate de zinc ou de cadmium ne doivent pas dépasser la proportion de 30 à 50 centigrammes sur 200.

Nous formulons habituellement comme il suit :

> Alun . . . .   5 gr.
> Sulfate de zinc. . . . .   0 — 50 centigr.
> Eau. . . . .   250 —

4 ou 5 injections par jour.

Quand la muqueuse est très-impressionnable, on doit préférer les acétates, qui peuvent être employés en solutions plus concentrées. On prescrira :

> Acétate de zinc . . . .   0 gr. 50 centigr.
> Eau distillée . . . .   150 —

Ou bien nous prescrivons l'acétate d'alumine, d'après la formule suivante :

> Alun. . . . .   1 gr. 50 centigr.
> Acide acétique concentré. . . . .   1 —
> Eau distillée . . . .   200 —

Ou :   Alun.   } aa . . . .   1 gr.
             Acétate basique de plomb. }
             Eau distillée. . . . .   200 —

Quand toute sensibilité pathologique de l'urèthre a disparu et qu'on observe un certain relâchement de la muqueuse, on doit employer l'alun associé au tannin.

<pre>
Alun . . . .   1 gr.
Tannin pur . . . .   0 — 50 centigr.
Eau distillée. . . . . 200 —
</pre>

Si, après plusieurs jours, l'usage de ces injections et d'autres analogues n'a pas diminué la sécrétion muco-purulente, il faut y ajouter l'emploi des moyens indirects.

S'il y a des infiltrations étendues dans un des corps caverneux, nous appliquons des compresses froides et faisons, au niveau des régions infiltrées, des onctions avec la pommade suivante :

<pre>
Extrait de belladone. . . . .   1 gr.
Onguent napolitain . . . . 10 —
</pre>

Frictions avec gros comme un pois sur la région infiltrée.

Au moindre indice de fluctuation, ouvrir immédiatement pour prévenir une perforation du canal.

Dans le traitement de toutes les affections groupées sous le nom générique de blennorrhagie chronique, le médecin doit avant toute chose se renseigner sur les états anatomiques divers dont la blennorrhagie chronique n'est que l'expression commune : ces altérations anatomiques peuvent être : le relâchement de la muqueuse et l'élargissement passif de l'appareil folliculaire, les ulcérations blennorrhagiques, les érosions granuleuses, les exsudats croupeux, les rétrécissements commençants ou établis, enfin ces formes décrites par Grünfeld sous le nom de granuleuses et de trachomateuses. Si l'on est exercé à l'examen endoscopique, on peut l'employer à cette recherche. Quant à l'application des agents thérapeutiques à l'aide du tube endoscopique, nous n'en avons pas jusqu'ici retiré de bien brillants résultats. Si l'on n'est pas familiarisé avec l'endoscope, on doit examiner l'urine, le liquide des injections, compléter son exploration par l'introduction d'un cathéter ou d'une bougie; on arrivera ainsi, par induction ou par exclusion, en tenant compte de toutes les circonstances accessoires, à diagnostiquer les lésions de la muqueuse uréthrale. A-t-on reconnu de la sorte une ulcération blennorrhagique, il faut, pour prévenir la formation d'une cicatrice rétractile, introduire plusieurs fois par jour une bougie ou un cathéter, et, après avoir retiré l'instrument, injecter dans le canal un liquide astringent. Nous prescrivons en pareille occurrence la pierre divine avec ou sans camphre, et nous formulons ainsi :

                Pierre divine . . . . .   0 gr. 20 à 0 gr. 50 centigr.
                Eau distillée . . . . 200 —
                Camphre additionné de mucilage
                    de gomme arabique. . . . .   0 — 10 centigr.

Ou bien :   Perchlorure de fer. . . . . . .   X gouttes.
            Eau distillée . . . . 200 gr.

Si nous supposons de petites granulations dans l'urèthre, nous injectons, pour en provoquer l'atrophie, des sels insolubles ou des oxydes, par exemple :

                Sous-nitrate de bismuth . . . 5 à 10 gr.
                Eau distillée. . . . .   200 —

Ou :   Sulfate de zinc.   )
            Acétate de plomb.) aa. . . . .   1 gr.
            Eau distillée. . . . . 200 —

Ou encore : Sulfate de zinc . . . .   0 gr. 50 centigr.
            Oxyde de zinc. . . . .   1 — 50   —
            Eau distillée . . . . 200 —

Bien agiter avant l'emploi.

Si ces injections restent sans résultat, on peut introduire dans l'urèthre, jusqu'au niveau des granulations, une bougie trempée d'abord dans un mucilage de graines de coings ou de gomme arabique, et plongée ensuite dans du sous-nitrate de bismuth finement pulvérisé. Mais comme la bougie, en progressant dans l'urèthre, abandonne en chemin une partie de la substance médicamenteuse et n'en conduit qu'une faible portion au point malade, il est préférable de faire préparer des cylindres de beurre de cacao, auxquels on incorpore la substance active, et de les introduire, bien huilés, à l'aide d'une bougie, dans la partie membraneuse, qui est le plus souvent le siège de la blennorrhagie chronique. Nous prescrivons pour cet usage :

                Sulfate de zinc. . . . . 0 gr. 20 centigr.
                Beurre de cacao. . . . . Q. s.

        Pour faire 10 bougies uréthrales fines de la longueur du pouce.

Le cylindre introduit, on le laisse séjourner dans le canal, dont on tient l'orifice fermé pendant dix minutes, pour empêcher la substance de s'écouler trop rapidement. On doit avertir le malade qu'après cette petite manœuvre, il pourra voir un peu de sang mêlé à son urine.

On obtient, dans la blennorrhagie chronique, de très-bons résultats par l'introduction de cathéters de gros calibre. Pour appliquer cette méthode, il faut être très-exercé au cathétérisme uréthral et vésical ;

sans quoi on serait exposé aux fausses routes et à toutes leurs redoutables conséquences. La portion prostatique est toujours la plus difficile à franchir. On facilitera ce temps de la manœuvre en abaissant fortement le pavillon du cathéter entre les cuisses du malade. Les premières fois, le patient éprouve de vives douleurs : pour rendre l'introduction moins pénible, il vaut mieux la pratiquer le malade étant couché, en agissant toujours avec tous les ménagements possibles. Ajoutons que le cathétérisme et les injections astringentes n'auront des effets favorables que si tout spasme uréthral a disparu : pour combattre ce symptôme, on appliquera sur la verge et la région vésicale des compresses tièdes, et l'on introduira des suppositoires uréthraux contenant de la morphine ou de l'extrait de belladone (1 centigr.). Quand le spasme a disparu, on peut reprendre les injections et le cathétérisme.

Conjointement avec le traitement local, l'emploi des bains de siège froids présente de réels avantages. On y ajoutera l'usage interne des balsamiques, dans tous les cas où les moyens locaux précédents ont été longtemps employés sans résultat et quand l'état des organes digestifs ne présente aucune contre-indication. Ne pas négliger enfin de traiter par les moyens appropriés les congestions hémorrhoïdaires, l'irritation du rectum causée par les ascarides, l'anémie, la scrofule.

Traitement indirect ou interne de la blennorrhagie.

Le traitement indirect ou interne consiste dans l'emploi de médicaments qui s'éliminent en grande partie par l'urine, et agissent, à leur sortie, sur la muqueuse malade. Il est clair que ces médicaments ne peuvent s'adresser qu'à la blennorrhagie uréthrale des deux sexes, mais nullement à la blennorrhagie vulvaire ou utérine, non plus qu'aux affections semblables de l'œil ou du rectum. Ces médicaments peuvent être absorbés par la voie digestive, par la muqueuse pulmonaire, probablement aussi par l'application prolongée et méthodique sur les téguments. A cette classe de médicaments appartiennent : le copahu, les baumes de Tolu et du Pérou, l'essence de térébenthine, le poivre cubèbe, l'huile éthérée de bois de santal jaune, le baume de gurjum, enfin certaines préparations de matico.

A l'heure actuelle, c'est encore le copahu qui est resté le plus usité. On a recours à différents artifices pour masquer sa saveur désagréable et persistante. Habituellement, on l'enveloppe dans des capsules de gélatine : chaque capsule contient 6 à 7 gouttes. D'autres prescrivent le copahu associé à des teintures aromatiques ou sous forme de pilules. Si l'on tient à l'employer pur, on en fera prendre, trois à quatre fois par jour, 15 à 20 gouttes sur du sucre ou dans une liqueur quelconque. On pourra également prescrire :

> Teinture aromatique acide. . . . . 5 gr.
> Copahu . . . . 20 —

15 à 20 *gouttes 4 fois par jour.*

Pour la préparation des pilules de copahu, la magnésie constitue le meilleur véhicule, et l'on formulera :

> Copahu. 10 gr.
> Magnésie calcinée . . . . Q. s.
> F. s. a. pilules de 30 centigr. entourées de poudre de magnésie.

Prendre 6 à 8 pilules 4 fois par jour.

On peut aussi incorporer le copahu dans une masse pilulaire formée de cire, et l'on prescrit :

> Cire blanche, dissoute à une douce chaleur. . 5 gr.
> Copahu . . . . 10 gr.
> Poudre de magnésie . . . . Q. s.
> Pour faire une masse pilulaire.
> F. s. a. pilules de 30 centigr. entourées de poudre de magnésie.

8 *pilules* 3 *fois par jour.*

Le baume de Tolu du commerce est un corps épais et résineux qui ne peut être employé que dissous dans l'alcool. Son goût n'est pas désagréable ; mais son efficacité est bien inférieure à celle des médicaments similaires.

Le baume brun du Pérou est employé aux mêmes doses et sous la même forme ; mais son peu d'activité rend son emploi très-exceptionnel.

L'action de l'essence de térébenthine se rapproche beaucoup de celle du copahu ; mais elle est encore plus désagréable au goût que tous les médicaments précédents. On l'administre habituellement sous forme pilulaire, associée d'ordinaire aux astringents ou aux ferrugineux :

> Sulfate de zinc pur. . . . . 1 gr.
> Térébenthine de mélèze. } aa.
> Poudre de rac. de ratanhia. . . . . Q. s.
> F. s. a, 30 pilules entourées de poudre de cannelle.

Une pilule le matin, une à midi et une le soir.

Ou :
> Sulfate de fer . . . . 5 gr.
> Térébenthine de mélèze . . . . 2 —
> Poudre de lycopode . . . . Q. s.
> F. s. a. pilules de 20 centigr. entourées de poudre de cannelle.

5 *pilules* 3 à 4 *fois par jour.*

Le cubèbe, poivre à queue, est administré en poudre ou en pilules. Pour préparer les pilules, on emploie le cubèbe fraîchement pulvérisé, l'extrait éthéré ou la cubébine. On prescrit :

> Poudre fraîche de poivre cubèbe. . . . . . . 20 gr.
> Sucre de lait . . . . 5 —
>
> Mêlez et divisez en 12 doses.

A prendre en 48 heures dans de l'hostie mouillée.

> Ou bien : Poudre fraîche de poivre cubèbe . . . . . . 20 gr.
> Rob de genièvre)
> Sirop simple   } aa. . . . . 50 —

A prendre en 24 heures.

Si l'on veut obtenir quelque résultat, il faut administrer le cubèbe à la dose de 12 à 15 grammes dans les 24 heures.

L'huile de matico (*piper angustifolium* ou *elongatum*) ne nous a jamais donné de bons résultats quand nous l'avons employée en nature. Nous nous sommes incomparablement mieux trouvé de l'usage des capsules de matico, que nous préférons aux capsules de copahu : elles sont mieux supportées que ces dernières, sans doute à cause de l'huile de matico qui paraît avoir une action stomachique. Les capsules de matico sont données à la dose de 9 à 15 par jour. Les injections de matico, vantées dans le commerce sous le nom d'injections végétales, contiennent de l'huile éthérée de matico et du sulfate de cuivre.

L'expérience enseigne que l'emploi des balsamiques à l'intérieur produit très-fréquemment des vomissements ou de la diarrhée, et que leur usage prolongé entraîne des catarrhes chroniques de l'estomac et de l'intestin. Outre ces troubles digestifs, ils peuvent aussi déterminer, dans certains cas, une éruption cutanée toute particulière.

En même temps que paraissent des troubles gastriques et de la fièvre, on voit survenir, au niveau des poignets, de la hanche, et surtout au visage, une éruption confluente, rouge pâle, d'aspect papuleux, très-analogue à l'urticaire, et s'accompagnant comme celle-ci d'une sensation prurigineuse et brûlante encore exagérée par la chaleur du lit. On a donné à cette affection le nom d'*urticaire balsamique*, et, comme elle rappelle par son aspect la roséole syphilitique, son existence a été, jusqu'à notre époque, invoquée par quelques auteurs (Cazenave) pour étayer la doctrine de l'origine blennorrhagique de la syphilis. L'éruption disparaît dès qu'on suspend le médicament.

On a prétendu que les balsamiques peuvent exercer sur les reins une action funeste qui parfois aboutirait même à la production de la maladie de Bright. Il est vrai que si l'on traite par un acide minéral fort l'urine d'un sujet qui, peu d'heures auparavant, a pris du cubèbe, du copahu ou de la térébenthine, on obtient un précipité gélatineux et opalin qu'on peut aisément confondre avec l'albumine coagulée ; mais il s'en différencie par ce fait qu'il se redissout par la chaleur, par l'alcool, la potasse, l'ammoniaque ou les carbonates de ces deux bases.

Les recherches de Berzelius et de Johnson ont montré que les balsamiques se composent de deux sortes d'éléments, une essence et des acides végétaux. Or, les expériences de H. Weikart et de H. Zeissl démontrent que le précipité dont nous parlons n'a aucun rapport avec l'essence en question, mais s'explique par la théorie suivante :

Les acides végétaux sont les éléments thérapeutiquement actifs des balsamiques. Dans les viscères ou dans le sang, ils se combinent à la potasse ou à la soude pour former un savon soluble dans l'urine. Si l'on ajoute à cette urine un acide, par exemple de l'acide nitrique, beaucoup plus fort que l'acide végétal, ce dernier est mis en liberté, et, comme il est insoluble dans l'eau, il forme un précipité blanchâtre. Ce fait du passage abondant dans l'urine des acides végétaux contenus dans les balsamiques fut utilisé par H. Zeissl et par Weikart au point de vue thérapeutique. Ils administrèrent dans la blennorrhagie ces acides en nature ou sous forme de savons. La sécrétion blennorrhagique fut par là réduite, il est vrai, au minimum, parfois même entièrement tarie après un traitement prolongé ; mais ils n'obtinrent plus, dans ces circonstances, le précipité classique ; à peine observaient-ils un léger trouble blanchâtre, à moins que le médicament n'eût été administré à très-forte dose. Ce fait semble prouver que les acides résineux, en combinaison naturelle avec leur essence, passent plus rapidement dans l'urine que lorsqu'ils sont purs ou à l'état de savons. Des faits qui précèdent, on aurait toutefois tort de conclure que les essences contenues dans les balsamiques traversent l'économie sans y exercer aucune action : l'expérience clinique a démontré que les essences absorbées par les voies respiratoires ont sur l'uréthrite et la pyélite une action plus ou moins bienfaisante. Plus efficaces encore que les inhalations, se seraient montrés les bains de vapeur térébenthinée (Brémond).

Catarrhe du gland et du prépuce. Balanite. Balano-blennorrhée. Balano-pyorrhée. Balano-posthite.

Les glandes sébacées qui tapissent le feuillet interne du prépuce ainsi que le sillon balano-préputial (glandes de Tysonius) sont atteintes parfois d'une hypersécrétion dont le produit, surtout quand il est altéré, détermine une irritation intense du gland et du sac préputial : il survient alors un véritable flux de matière sébacée. Cette hyper-sécrétion folliculaire peut être produite par des causes fort variées : frottements répétés de la région, onanisme, étroitesse du prépuce, irritation produite par le pus blennorrhagique ou la sanie du chancre, végétations, sclérose syphilitique primitive, éruption de macules spé-cifiques sur le gland ou sur le feuillet interne du prépuce, enfin carci-nôme épithélial.

L'affection s'annonce par une sensation de démangeaison qui pro-voque des érections. A ce prurit succède peu à peu une véritable dou-leur. Le gland et le prépuce deviennent œdémateux ; la face externe de ce dernier revêt une couleur rouge, érysipélateuse ; on voit sourdre à son orifice une sécrétion abondante ayant une odeur de colle forte. Si l'affection n'est pas convenablement traitée, il se pro-duit, sur le feuillet interne du prépuce et sur la surface adjacente du gland, des érosions, parfois même des ulcérations : l'écoulement prend alors un aspect purulent et une couleur verdâtre (pyorrhée). Les lymphatiques du dos de la verge, les ganglions de l'aine et de la cuisse peuvent s'enflammer ; souvent aussi survient un phimo-sis ou un paraphimosis. Il peut même arriver, surtout lorsque des ulcérations chancreuses existent à la face interne du prépuce, que celui-ci et le gland lui-même se gangrènent par le fait de la pression continue qu'ils exercent l'un sur l'autre. Une autre conséquence de la balano-posthite est la formation de végétations. Dans des cas tout à fait exceptionnels, la balanite, coïncidant avec un phimosis, aboutit à la formation de synéchies limitées ou étendues entre le gland et le prépuce ; en tiraillant sur ces adhérences balano-préputiales, le coït produit de vives douleurs.

Phimosis et paraphimosis.

On désigne sous le nom de phimosis une étroitesse anormale du prépuce qui rend impossible ou difficile la mise à découvert du gland. Cet état a pour cause une disproportion entre les dimensions du gland et celles du prépuce. On désigne cette forme sous le nom de phimosis temporaire, en opposition avec le phimosis permanent ou congénital. Cette dernière forme est due à ce que le prépuce, qui coiffe le gland comme un capuchon conique, présente une longueur exagérée : il en résulte que l'orifice préputial est alors beaucoup plus étroit que chez les individus où la brièveté du prépuce oblige son orifice à s'ouvrir largement sur le gland. Une autre cause du phimosis est due à la con-formation du frein ; les sujets dont le frein est court peuvent facilement découvrir le gland ; ceux au contraire chez qui le filet s'étend jusqu'au voisinage de l'orifice uréthral ont beaucoup de peine à ramener le prépuce en arrière ; et s'ils insistent pour y parvenir, la traction du frein en arrière tiraille et renverse en bas la couronne du gland. Les prépuces qui sont à la fois longs et étroits sont habituellement parcourus de gros troncs variqueux dont la compression, s'il survient une balanite, détermine de l'œdème.

Quand un prépuce en phimosis est brusquement ramené en arrière du gland, il se produit un paraphimosis. L'orifice cutané du prépuce étrangle la couronne du gland déjà tuméfiée, empêche le retour du sang veineux, tout en laissant subsister l'apport artériel. Ces troubles circulatoires exagèrent la tuméfaction du gland, un exsudat séreux infiltre la partie du prépuce antérieure à l'étranglement et forme, à la partie inférieure de la couronne, un bourrelet semi-lunaire qui recouvre l'anneau constricteur (collerette espagnole). Dans les cas les plus défavorables, les parties étranglées peuvent même être atteintes de gangrène.

Diagnostic différentiel et traitement de la balanite et du phimosis ou du paraphimosis qu'elle occasionne.

La balanite compliquée de phimosis peut être confondue avec la blennorrhagie uréthrale. Le diagnostic ne peut s'établir que d'après la marche ultérieure [1].

Les érosions que produit la balanite sur le gland et sur le feuillet interne du prépuce sont quelquefois difficiles à distinguer des chancres superficiels, des accidents syphilitiques primitifs ou consécutifs. Le chancre simple, à cause de son extrême inoculabilité, détermine autour de lui d'autres ulcérations profondes à bords tranchés : ainsi, on trouve fréquemment des chancres folliculaires dans le sillon balano-préputial et quelquefois de profondes ulcérations de même nature au niveau du frein. On ne peut démontrer l'existence d'un chancre sous phimosis que par les inoculations et l'observation prolongée. La sécrétion balano-préputiale est-elle mêlée de pus chan-

---

[1] Le diagnostic différentiel entre la blennorrhagie et la balano-posthite, dans le cas de phimosis, est aujourd'hui rendu facile par l'examen microscopique, puisque chacune est caractérisée par un micro-organisme particulier. Manino a décrit dans le pus de la balano-posthite un bacille long de 1 à 1/2 μ. Pour le préparer, on plonge la lamelle dans un liquide composé d'une partie de solution alcoolique concentrée de fuchsine et deux parties d'eau distillée. On lave ensuite à l'alcool et on monte dans le baume. Ces bacilles sont, comme les gonococci, tantôt en dehors, tantôt à l'intérieur des leucocytes, isolément ou en groupes.
(*Note du traducteur.*)

creux, l'inoculation produit, au bout de quelques heures, une pustule à tendance ulcéreuse. Les érosions simples guérissent par un traitement convenable en quelques jours, quelquefois même en quelques heures. L'érosion simple se distingue de l'accident syphilitique initial par l'absence de callosité ou d'induration parcheminée. Les érosions qui succèdent à l'excoriation des éléments d'une roséole syphilitique sont accompagnées d'éléments éruptifs semblables à la surface de la peau, d'adénite indolente, etc.

Dans les formes légères de balano-blennorrhée, il suffit de faire des lavages répétés du gland et du prépuce et d'isoler ces deux organes en interposant entre eux une couche de coton ou un linge fin. L'hypersécrétion sébacée sera combattue plus activement par les injections sous-préputiales, répétées trois ou quatre fois par jour, avec une solution concentrée d'acétate de plomb ou des solutions mitigées de nitrate d'argent (10 à 20 centigrammes sur 50 grammes d'eau). En même temps, on interposera entre le prépuce et le gland une couche d'ouate ou de linge, trempée dans les mêmes solutions. Si l'on soupçonne des érosions étendues ou des exulcérations sur le gland ou à la face interne du prépuce, on introduira un long crayon de nitrate dans le sac balano-préputial, dont la surface interne sera rapidement touchée. On ne cessera pas, d'ailleurs, les injections au nitrate d'argent. Si les phénomènes inflammatoires, la douleur, la tuméfaction sont très-intenses, s'il y a des menaces de gangrène, il faut mettre le malade au lit, étendre le pénis sur la paroi abdominale et le couvrir de compresses glacées. Si les menaces de gangrène persistent, on doit en venir à l'incision du prépuce ou à la circoncision, qui représentent pour nous le meilleur traitement possible.

Pour pratiquer l'incision du prépuce, nous employons deux procédés : tantôt les deux feuillets sont incisés; tantôt on sectionne uniquement le feuillet interne. L'incision se fait, dans les deux cas, à la partie supérieure et suivant la ligne médiane.

La première méthode s'applique aux formes légères de phimosis, soit congénital, soit inflammatoire et acquis, c'est-à-dire au cas où le prépuce est court : ce dernier est tiré en arrière aussi loin que possible vers la base du gland; on introduit par l'orifice préputial ainsi tendu une sonde cannelée sur laquelle, à l'aide de ciseaux droits, on sectionne d'un coup les deux feuillets du prépuce, suivant la ligne médiane dorsale, dans une longueur d'un centimètre à un centimètre et demi; on lie les vaisseaux, s'ils donnent, et l'on introduit entre le gland et le prépuce une couche de coton ou de toile trempée dans une solution de plomb ou de zinc.

Nous employons la seconde méthode dans les cas très-prononcés de phimosis congénital, avec de grosses varicosités du prépuce. On ramène le prépuce en arrière, aussi loin que possible, et jusqu'à ce qu'on aperçoive l'origine du feuillet interne ; sur la portion de ce feuillet, ainsi rendue accessible, on pratique avec des ciseaux fins une incision longue de 2 à 4 millimètres, sans toucher au feuillet externe. Ce petit débridement permet d'attirer le prépuce un peu plus en arrière et de découvrir ainsi une nouvelle portion du feuillet interne. On prolonge alors, à petits coups, avec la pointe des ciseaux, la première incision, en ne coupant toujours que le feuillet interne ; en même temps, on cherche, par une traction continue, à attirer de plus en plus le prépuce en arrière du gland, jusqu'à ce que celui-ci soit complètement découvert. On s'occupe alors de l'hémostase, habituellement très-facile, on entoure le gland d'une couche de coton trempé d'eau et on ramène le prépuce dans sa position normale. Les pansements se borneront à l'application de coton ou de petits linges mouillés d'eau fraîche et devront être renouvelés plusieurs fois par jour, jusqu'à cicatrisation complète de l'incision.

La circoncision est indiquée dans les cas où, par suite de l'accumulation des liquides sanieux entre le gland et le prépuce, l'un de ces organes ou tous les deux sont menacés de gangrène ou déjà en voie de mortification.

Cette opération s'exécute de la façon suivante : le malade est couché sur le dos ; un aide saisit la verge de la main gauche, tandis qu'avec le pouce et l'index droits, il attire le prépuce autant que possible en arrière vers la couronne du gland. L'orifice préputial étant ainsi tendu, l'opérateur glisse entre le gland et le prépuce une sonde cannelée, s'assure par un mouvement circulaire de la sonde autour du gland, qu'elle n'a pas pénétré dans l'urèthre, l'enfonce alors suivant la ligne médiane dorsale avec la cannelure en haut jusqu'au sillon balano-préputial, et sectionne, soit avec des ciseaux droits, soit avec un bistouri pointu, les deux feuillets du prépuce, jusqu'à la couronne. Les deux lambeaux préputiaux résultant de cette incision sont emportés, à l'aide de ciseaux courbes sur le plat, au ras de la couronne et du frein, en ayant grand soin de ne pas blesser les corps caverneux ni couper l'artère du filet. On devra d'ailleurs chercher toujours à respecter complètement le frein, car la section de cet organe enlève aux téguments du pénis un point d'attache utile, et les bords de la plaie s'écartent alors plus facilement. On tord ou on lie les artères qui donnent ; mais, en général, l'hémorrhagie est insignifiante et s'arrête après la suture, qu'il faut toujours pratiquer. On peut aussi appliquer à cette opération le procédé hémostatique d'Esmarch. Les adhérences pseudo-membraneuses entre le gland et le prépuce doivent être disséquées avec des ciseaux.

Le paraphimosis doit toujours être réduit sans retard. Le procédé est le suivant : l'opérateur applique ses deux pouces sur le gland qu'il comprime avec force, tout en le repoussant en arrière; en même temps, les autres doigts s'efforcent de ramener le bourrelet préputial en avant, par-dessus la couronne. Dans le cas où cette manœuvre n'aboutit pas, il faut sectionner le bourrelet; pour cela, on introduit sur la ligne médiane, à la face dorsale, une sonde cannelée au-dessous de l'anneau constricteur, qui peut alors être incisé à l'aide d'un bistouri pointu ; après quoi, le prépuce est ramené dans sa position normale.

Dans les cas où le paraphimosis date de plusieurs jours, la réduction présente toujours d'extrêmes difficultés; on fera bien alors de pratiquer, sur le bourrelet en collerette, deux incisions circulaires et parallèles, et de disséquer une bandelette de ce bourrelet, en respectant les corps caverneux. On réunit ensuite les deux bords de la plaie par une suture.

Maladies des vaisseaux et des ganglions lymphatiques causées par la blennorrhagie.

La blennorrhagie aiguë ou chronique détermine quelquefois un gonflement inflammatoire des lymphatiques dorsaux de la verge et des ganglions inguinaux.

La *lymphangite* se reconnaît à la présence d'un ou deux cordons arrondis ou bosselés, de la grosseur d'une plume de corbeau, s'étendant du sillon balano-préputial au pubis, et entourés d'une tuméfaction œdémateuse linéaire d'aspect érythémateux. La pression ou le pincement de la peau à ce niveau détermine de vives douleurs. Cette induration des lymphatiques rend très-douloureuses les érections qui, parfois, produisent une incurvation de la verge du côté du pubis. Cette lymphangite disparaît par un traitement approprié dans l'espace de douze à quinze jours.

L'*adénopathie inguinale*, d'origine blennorrhagique, est moins fréquente que la lymphangite. Dans la plupart des cas, elle se termine par résorption; mais si le terrain est mauvais, chez les scrofuleux, les tuberculeux, les sujets débilités, elle peut aboutir à la suppuration.

Le traitement de la lymphangite et de l'adénite blennorrhagiques se borne, dans les cas où il n'y a pas de suppuration, et ce sont les plus nombreux, à l'application de compresses froides. Dans les lymphangites intenses, on fera avec profit, deux fois par jour, des frictions avec gros comme un pois d'onguent cinéréum le long des cordons enflammés.

Inflammation des canaux déférents et des épididymes.

C'est la complication la plus fréquente de la blennorrhagie chez
l'homme. De même que le catarrhe du pharynx s'étend par continuité
à la muqueuse du larynx, de la trachée et des bronches, de même
l'inflammation catarrhale se propage de l'urèthre jusqu'aux canaux
déférents et à l'épididyme. Ces complications ne sont donc pas des
métastases, c'est-à-dire des retentissements à distance du catarrhe
uréthral; l'affection progresse par continuité, pas à pas, cellule par
cellule ; quand elle arrive au veru-montanum, ce qui a lieu d'ordinaire vers la troisième semaine, on peut, d'un moment à l'autre, voir
l'inflammation s'étendre à l'un des canaux déférents et à l'épididyme
correspondant. On s'explique même difficilement que cette complication ne survienne pas dans tous les cas où le catarrhe envahit la
région prostatique. On peut aussi se demander pourquoi, même dans
les épididymites les plus accentuées, on ne constate pas toujours l'existence de la funiculite; mais ce fait n'a-t-il pas son analogue dans la
pathogénie du bubon par résorption, qui presque toujours s'établit
sans qu'il soit possible de découvrir, entre lui et la lésion d'origine, le
moindre lymphatique enflammé. Toutefois, dans la généralité des
cas d'épididymites blennorrhagiques, on peut constater un épaississement inflammatoire du canal déférent ou du cordon. D'autre part, il
est exceptionnel qu'un des canaux déférents soit atteint sans participation de l'épididyme.

La *funiculite* s'annonce par une douleur vive au niveau de l'anneau inguinal externe. Cette douleur s'exagère à la pression du canal
déférent, qui donne au toucher la sensation d'un cordon rigide,
arrondi, du calibre d'une plume d'oie. Le tissu conjonctif lâche des
enveloppes communes, ainsi que le tissu sous-cutané du scrotum, est
infiltré et œdémateux. Bientôt surviennent des symptômes généraux :
le malade, comme dans l'épididymite, se plaint de frissons, de maux
de tête; le pouls est accéléré, la température s'élève. Souvent il survient des nausées, même des vomissements. Une constipation opiniâtre est de règle (péritonite circonscrite). Les abcès du cordon sont
exceptionnels.

Les signes subjectifs de l'épididymite apparaissent d'ordinaire subitement. Quelques malades affirment qu'au moment où l'affection
éclate, ils éprouvent la sensation d'une goutte de liquide chaud tom-
bant dans les bourses. Dès ce moment, il leur semble que leur testicule
est devenu extraordinairement lourd, et ils éprouvent de la peine à

marcher. Pendant les trois premiers jours, on sent l'épididyme malade sous forme d'une tumeur pâteuse, à la partie postéro-inférieure des bourses. Du troisième au quatrième jour, la tumeur augmente, devient plus tendue, et s'abaisse davantage. Le testicule éprouve un mouvement de rotation autour de son axe transversal. Nous avons pu également vérifier les observations du Dr Bergh, démontrant qu'une rotation du testicule autour de son grand axe peut parfois amener l'épididyme en avant. Plus tard, le testicule lui-même se tuméfie et peut acquérir le volume du poing ; ce gonflement n'est pas dû à une infiltration parenchymateuse de l'organe, mais à un épanchement séreux dans la tunique vaginale (hydrocèle aiguë). Enfin, il se produit aussi une infiltration séreuse dans le tissu cellulaire lâche du scrotum, les plis cutanés s'effacent et la peau prend une rougeur luisante (érythème lisse). A cette période, l'épididymite a atteint sa phase d'état : celle-ci se prolonge en moyenne pendant cinq à six jours. Vers le dixième jour de l'affection, une exacerbation fébrile annonce le commencement de la résorption de l'exsudat séreux épanché dans le tissu conjonctif sous-scrotal et dans la vaginale. Les phénomènes subjectifs et objectifs s'effacent peu à peu, si bien qu'au commencement de la troisième semaine, la maladie est ordinairement terminée et ne laisse d'autre trace après elle qu'une induration douloureuse de l'épididyme due à l'infiltration du tissu conjonctif. Ces indurations n'ont à l'ordinaire aucune influence sur les fonctions de la glande ; quelquefois, cependant, elles déterminent une infécondité temporaire ou même permanente. Dans la plupart des inflammations intenses de l'épididyme et du canal déférent, la seule modification qu'éprouve le sperme est la présence dans les pollutions d'une certaine quantité de sang (spermatorrhée hémorrhagique) : les spermatozoïdes font ordinairement défaut dans ce sperme sanguinolent. Parfois même, après la guérison de l'épididymite, le sperme conserve longtemps une coloration rouillée due à la présence du sang. Nous n'avons observé que très-rarement l'atrophie du testicule consécutivement à l'épididymite blennorrhagique : encore s'agissait-il de cas où l'on avait employé d'une façon trop énergique et trop prolongée le procédé de compression de Fricke.

Dans des cas extrêmement rares, sans qu'il existe de lésions tuberculeuses appréciables des poumons, de la prostate ou des reins, on observe la caséification et la fonte nécrotique de l'épididyme malade ou de son voisinage. Il se produit des foyers caséeux qui perforent la vaginale, puis les téguments du scrotum, et laissent écouler un pus grumeleux et caséiforme. Les bords de l'ouverture cutanée se soudent à l'albuginée mise à nu, et sur laquelle on voit parfois végéter un volumineux bourgeon conjonctif (fungus bénin). Wendelin a vu, à la suite d'une uréthrite chronique, survenir une épididymite compliquée d'une funiculite grave avec inflammation périphérique secondaire qui gagna le péritoine et détermina une perforation recto-vésicale : la mort s'ensuivit, mais l'autopsie ne fut pas pratiquée. Il est encore un symptôme consécutif peu commun de l'épididymite, c'est une forme de névralgie siégeant dans les ramuscules des nerfs honteux et affectant parfois une telle intensité, que certains malades, comme Michaelis le rapporte, sollicitent la castration.

De toutes les conséquences de l'épididymite, la plus fréquente est l'accumulation de sérosité dans la vaginale, l'hydrocèle chronique.

L'inflammation blennorrhagique des voies spermatiques et de l'épididyme est ordinairement unilatérale. Si les deux épididymes sont atteints, ce n'est jamais simultanément : l'affection a cédé d'un côté quand l'autre se prend, et, en pareil cas, c'est toujours le côté gauche qui commence.

Quoique le pronostic soit en général essentiellement favorable, il s'établit pourtant quelquefois des fistules scrotales, et plus souvent encore des épanchements persistants dans la vaginale. De plus, nous avons observé que les sujets qui ont eu plusieurs épididymites blennorrhagiques et qui contractent plus tard la syphilis, sont particulièrement exposés à l'albuginite spécifique.

On pourrait confondre avec une épididymite au début certains accidents douloureux qui surviennent parfois dans les conditions que voici : chez quelques sujets, une excitation génésique non satisfaite détermine dans un des testicules une hyperesthésie si intense, que le moindre attouchement de cet organe est intolérable, et que, même sans aucun contact, la douleur peut aller jusqu'à la syncope. L'absence de tuméfaction du canal déférent et de l'épididyme, le fait d'une excitation sexuelle récente, enfin la merveilleuse efficacité des compresses froides, qui agissent au bout de quelques minutes, auront bientôt levé tous les doutes.

Une épididymite, chez un cryptorchide, peut être confondue avec une hernie ou avec une adénite inguinale. L'absence du testicule dans les bourses guidera le diagnostic. Quand nous traiterons des affections syphilitiques du testicule, nous montrerons comment on les distingue de l'orchite blennorrhagique.

Signalons, pour terminer, une maladie extrêmement rare, que Förster considère comme une orchite chronique aboutissant à la dégénérescence athéromateuse, et qui pourrait facilement être prise pour une épididymite blennorrhagique. Dans cette affection, le gonflement se produit lentement, sans réaction fébrile, sans douleur très-accusée ; bientôt même, toute sensation douloureuse disparaît, tandis que la tuméfaction persiste, mais devient peu à peu plus pâteuse.

L'examen anatomique du testicule ainsi transformé montre que la tumeur est remplie d'une sorte de bouillie athéromateuse contenant en abondance des cristaux de cholestérine et des globules de graisse.

Traitement de la funiculite et de l'épididymite.

Le traitement de ces deux affections ne présente pas de différence essentielle. Le point capital est de calmer la douleur et de chercher à localiser l'inflammation. Contre le symptôme douleur, rien ne vaut le suspensoir d'Horand, de Lyon, avec la modification que nous y avons faite. L'appareil se compose de trois parties : 1° une couche épaisse de coton ; 2° une pièce carrée de taffetas caoutchouté ; 3° un suspensoir de toile. Ce dernier est de forme triangulaire, légèrement concave, et présente, vers son bord supérieur, un orifice destiné à laisser passer la verge. Chacun des angles supérieurs est muni d'un long ruban, ou mieux d'une ceinture à boucle qui sert à fixer l'appareil autour de la taille. A l'angle inférieur, s'attachent deux sous-cuisses qui viennent en arrière se nouer à la boucle ou aux cordons de la ceinture abdominale. Sur les côtés, existent deux petites échancrures pourvues chacune de deux cordons. Pour appliquer le bandage, il est bon de faire coucher le malade. Celui-ci soutient, en les relevant autant que possible vers la symphyse, les bourses largement garnies de coton. Par-dessus le coton, on place la pièce de taffetas caoutchouté, qui est aussi percée vers son bord supérieur d'un orifice pour la verge. Il faut avoir soin d'appliquer sur le coton la face brillante du taffetas.

Par-dessus le tout, on adapte le suspensoir. On fixe ensuite la ceinture abdominale, les sous-cuisses, les cordons des échancrures latérales, tandis que le patient, ou mieux encore un aide, rapproche autant qu'il peut les bords de ces dernières. Ce bandage relève fortement le sac scrotal vers le pubis ; les douleurs sont presque toujours instantanément calmées et le malade peut immédiatement vaquer à ses occupations. Dans l'espace de huit à dix jours, la guérison est généralement complète. Dans le cas contraire, on peut continuer indéfiniment l'emploi du bandage. Si une hydrocèle aiguë abondante ou une funiculite intense complique l'épididymite, le bandage sera impuissant à supprimer la douleur. Si cette dernière persiste et si le malade a de la fièvre, il devra garder le lit : les bourses seront soutenues et élevées au moyen d'une serviette ou d'un coussin placé entre les cuisses. On peut y adjoindre l'emploi de compresses froides. Toutefois, il ne faut pas employer ces compresses tout à fait glacées, surtout chez les tuberculeux, auxquels ce traitement procure parfois des hémoptysies. Quelques auteurs auraient, d'autre part, observé, par l'usage local de la glace, des gangrènes du scrotum. Qu'on se contente donc de compresses trempées d'eau blanche ou d'eau froide. Pour apaiser les douleurs, il est profitable d'appliquer sur le scrotum une pommade belladonée.

Extrait de belladone. . . . . 5 gr.
Onguent de litharge . . . . 20 —

On n'appliquera jamais sur le scrotum des pommades mercurielles, car elles occasionnent fréquemment un eczéma très-intense et extrêmement douloureux. Si la douleur est excessive, on peut faire une injection de morphine dans la région inguinale. Il est de toute importance, dans le traitement de l'épididymite, d'assurer la régularité quotidienne des selles. Il va de soi qu'aussitôt l'épididymite apparue, on suspendra sans retard injections et balsamiques.

Un autre procédé pour favoriser la résorption de l'épanchement vaginal a été indiqué autrefois par Fricke, de Hambourg : c'est le bandage au diachylum. On taille des bandelettes de 50 centimètres de long et de 10 millimètres de large. Les poils de la région ont été préalablement rasés. Le médecin relève le testicule sain vers l'anneau inguinal et charge le malade ou un aide de le tenir fixé dans ce point. Il saisit alors le testicule malade de la main gauche, amène son grand axe exactement dans le grand axe du scrotum, et entoure d'une bandelette la partie supérieure de la tumeur qui est ordinairement en ce point déprimée en cul de bouteille. On applique ensuite circulairement les autres bandes, de façon que chaque tour recouvre en partie le précédent. Ces tours circulaires sont recouverts de deux ou trois bandelettes longitudinales qui sont enfin fixées elles-mêmes par un ou plusieurs tours circulaires. Le bandage doit être serré juste assez pour ne pas se relâcher trop vite. Il se desserre pourtant d'ordinaire, au bout de trois ou quatre jours, et il faut le renouveler. Depuis bien des années, nous avons renoncé à cet appareil : il produit parfois un véritable choc traumatique, une paralysie réflexe des vaso-moteurs, surtout des filets splanchniques, voire même des gangrènes du scrotum.

Dans les cas d'hydrocèle aiguë circonscrite, nous avons souvent obtenu de très-bons effets par la ponction à l'aide d'un bistouri pointu. Les épididymites suppurées seront traitées d'après les règles chirurgicales ordinaires. Les noyaux indurés que l'inflammation laisse dans l'épididyme résistent d'ordinaire à tous les traitements locaux ou généraux; pourtant nous avons, dans quelques cas, obtenu de très-bons résultats par l'emploi des préparations iodées à l'intérieur.

Hydrocèle chronique.

Si la sérosité épanchée, dans le cours d'une épididymite, entre les deux feuillets de la vaginale, ne se résorbe pas une fois l'inflammation éteinte, si au contraire la quantité du liquide augmente encore, il se produit une dilatation de la vaginale et du scrotum constituant une tumeur indolente, qui, par opposition avec l'hydrocèle aiguë, porte le nom d'*hydrocèle chronique*. Suivant la quantité du liquide, la tumeur peut atteindre le volume d'un œuf d'oie, d'une tête d'enfant et au delà. Le testicule se trouve toujours à la partie postéro-inférieure de la séreuse distendue. Le liquide est clair, aqueux, et contient ordinairement beaucoup de sels et d'albumine, probablement aussi de la substance fibrinogène (Virchow). A la suite de lésions mécaniques, chocs ou contusions, il survient très-aisément des hémorrhagies dans la vaginale dont le contenu séreux prend alors une coloration sanguinolente (hématocèle). Dans les hydrocèles anciennes, il se produit fréquemment, à la surface du feuillet pariétal ou viscéral, des excroissances qui subissent la dégénérescence graisseuse ou cartilagineuse, se détachent et tombent dans la sérosité de l'hydrocèle (corps flottants de la vaginale).

Quelquefois, la tunique vaginale subit un épaississement hypertrophique tel, qu'elle acquiert la consistance du cuir ou du cartilage ; en même temps, il se produit des adhérences localisées entre les deux feuillets, qui transforment la poche en une cavité bi ou multi-loculaire. Pour s'assurer de la présence de la sérosité dans la vaginale, on doit chercher la transparence, en plaçant devant la tumeur la flamme d'une bougie, et constater la fluctuation. Dans l'hématocèle, la transparence fait plus ou moins défaut. Avant de pratiquer la ponction, il faut avoir exclu d'une façon absolue la possibilité d'une hernie.

La pression prolongée du liquide sur le testicule peut amener l'atrophie de ce dernier et du crémaster correspondant.

Dans quelques cas, nous avons obtenu la guérison par une ponction simple, mais le moyen le plus sûr est la ponction suivie d'injection iodée : cette injection provoque une inflammation adhésive, qui amène la soudure des deux feuillets ; on peut employer le liquide de Lugol, dont voici la formule :

Iode pur	5 gr.
Iodure de potassium.	10 —
Eau distillée.	100 —

On peut également injecter un mélange à parties égales de teinture d'iode et d'alcool [1]. Quand on a lieu de supposer une sclérose de la vaginale, il faut s'abstenir d'injections iodées, qui n'amèneraient pas d'adhérences, à cause du défaut de vascularité des tissus, et pourraient même entraîner la suppuration. En pareil cas, nous conseillons l'opération radicale avec toutes les précautions antiseptiques [2].

Inflammation des glandes de Cowper.

Dans des cas très-rares, la phlegmasie s'étend de la région bulbo-membraneuse aux conduits excréteurs des glandes de Cowper. L'inflammation des glandes elles-mêmes ne peut être affirmée que si le tissu conjonctif qui les entoure est pris en même temps qu'elles. En pareil cas, on constate, entre la racine des bourses et l'anus, à droite, à gauche ou des deux côtés du raphé, une tuméfaction plus ou moins circonscrite, douloureuse au moindre contact, et entravant plus ou moins la miction. Ces tumeurs disparaissent, avec un traitement approprié, dans l'espace de dix à douze jours. Elles suppurent rarement, et s'ouvrent alors au dehors ou dans l'urèthre. Pour empêcher l'ouverture dans le canal, il est urgent d'inciser dès qu'on sent la moindre fluctuation.

Affections blennorrhagiques de la prostate.

La prostate n'est pas formée, comme on l'a cru longtemps, par un tissu exclusivement glanduleux : elle contient en grande abondance du tissu musculaire (sphincter vésical externe) et un certain nombre de glandes tubuleuses.

---

[1] Pour supprimer la douleur atroce qui succède à l'injection iodée, on a proposé (Bazy) de faire, une demi-heure d'avance, une ponction simple et d'injecter dans la vaginale 2 à 3 grammes d'une solution de cocaïne au 10ᵉ. (*Gaz. méd. de Paris*, 30 avril 1887.)   (*Note du traducteur.*)

[2] Ainsi que Reclus l'a nettement établi, l'incision de l'hydrocèle, sans mériter en aucune manière d'être substituée à la vieille injection iodée comme opération courante dans les cas simples, doit être préférée dans certaines formes particulières d'hydrocèles. C'est ainsi qu'on aura recours à cette méthode, plus chirurgicale sans doute, mais incontestablement moins simple : 1º dans les cas d'hydrocèle congénitale, pour éviter la pénétration du liquide dans le péritoine par le canal vagino-péritonéal ; 2º lorsque l'hydrocèle est juxtaposée à un sac herniaire que la teinture d'iode pourrait enflammer ; 3º dans les vieilles hydrocèles volumineuses récidivées, à parois épaisses et dures ; 4º dans les hydrocèles à cavités multiples ou compliquées de corps étrangers adhérents ou libres ; 5º dans les cas où l'on suppose une altération du testicule et où l'incision peut être le premier temps d'une intervention plus radicale. Sauf ces indications spéciales, l'injection iodée doit être conservée comme procédé de choix. (Reclus, *Soc. de Chirurgie*, 23 juin 1886.)   (*Note du traducteur.*)

Les canalicules excréteurs de la prostate s'enflamment de la même manière que les follicules de la fosse naviculaire, par pénétration du liquide blennorrhagique. Là encore, nous admettons un catarrhe séreux, muqueux et purulent.

Le degré de l'inflammation prostatique correspond en général au degré de l'uréthrite. Le catarrhe séreux ou muqueux de la prostate résulte ordinairement d'une blennorrhagie méconnue du malade. Il se manifeste sans douleur : on voit, plusieurs fois par jour, apparaître à l'orifice uréthral une sécrétion épaisse, albumineuse, qui empèse le linge et y fait des taches d'un gris sale. Cette issue spontanée du liquide dépend sans doute des contractions passagères de l'appareil musculaire de la prostate ; mais la pression du bol fécal peut aussi déterminer ce résultat, au moment de la défécation. Après chaque miction, on voit quelques gouttes d'urine continuer à s'écouler ; c'est qu'un peu de ce liquide chemine par capillarité le long de la paroi uréthrale tapissée par la sécrétion prostatique.

La maladie peut durer ainsi pendant des années ; mais si le malade se permet un excès *in Baccho et Venere*, l'affection, jusque-là indolente, se complique tout à coup de dysurie, de ténesme ou d'ischurie. Si le catarrhe se prolonge, les conduits excréteurs peuvent se dilater, former de larges cryptes, où la sécrétion se durcit lentement et donne naissance à des calculs. Peu à peu, la muqueuse du col vésical prend part au catarrhe, et il survient des spasmes répétés et douloureux de cet organe. Les contractions longtemps prolongées amènent à la longue une hyperthrophie des éléments musculaires de la prostate. Le catarrhe prostatique chronique s'accuse plus vivement quand il coexiste avec un rétrécissement : il entraîne alors non seulement de la dysurie, mais encore des accès de fièvre.

La *prostatite suppurée* est due soit à la propagation d'une blennorrhagie aiguë purulente, soit à une violence traumatique (passage de cathéters, de bougies, enclavement de fragments calculeux). Ces différentes causes irritantes déterminent d'abord une transsudation de sérosité dans le tissu sous-muqueux de la prostate, ainsi qu'une augmentation de la sécrétion séreuse dans la partie glandulaire de l'organe (catarrhe séreux glandulaire). Dès que cette propagation s'établit, la sécrétion purulente du canal se tarit : tout au plus voit-on paraître au méat le liquide visqueux et filant qui provient de la prostate même. Peu à peu, se développent dans la glande de petits foyers de suppuration, correspondant aux conduits excréteurs.

La *suppuration diffuse* de la prostate ne survient primitivement que dans les cas où la cause est un traumatisme.

Tant que la tuméfaction œdémateuse de la prostate n'est pas trop considérable, les globules de pus provenant des cryptes se mêlent à la sécrétion normale de la glande et constituent avec elle un fluide jaune verdâtre et collant. Par les progrès de la suppuration, les culs-de-sac de la glande sont peu à peu remplis et distendus par le pus : ils se fusionnent entre eux et la glande paraît alors criblée de petites cavernes. Vers le dixième jour, ces petits abcès s'ouvrent généralement à la surface de l'urèthre. Ils ne se font jour dans le rectum que si la prostate a déjà suppuré plusieurs fois, mais surtout à la suite des traumatismes. L'appareil musculaire de la prostate ne subit aucune altération anatomique, mais il est le siège de spasmes continus qui déterminent l'expulsion des produits sécrétés et produisent du ténesme vésical et anal.

Les malades atteints de prostatite se plaignent de douleurs pendant la défécation et de fréquentes envies d'uriner. Pour favoriser l'issue de l'urine, ils cherchent, par un effort énergique, en contractant leur diaphragme et leurs muscles abdominaux, à comprimer violemment le réservoir vésical. Pendant ces efforts, l'action du releveur de l'anus tend à faire remonter la prostate contre l'arcade pubienne; l'urèthre, déjà rétréci, est encore aplati par cette pression, et le cours de l'urine se trouve complètement empêché. Ce n'est que lorsque le malade épuisé se laisse aller d'une manière absolument passive et cesse tout effort, que l'urine arrive goutte à goutte ou en jet mince et diversement déformé, produisant au passage une douleur brûlante. Comme les calculeux, les prostatiques s'efforcent de faciliter l'émission de l'urine en exerçant des tractions sur le pénis. Le passage d'une sonde ou d'un cathéter présente d'extrêmes difficultés et n'est possible qu'avec un instrument à brusque et courte courbure. Au moment où la sonde est abaissée méthodiquement pour pénétrer dans la vessie, on doit lui donner un mouvement de rotation d'un côté ou de l'autre, pour suivre la déviation imprimée à l'urèthre par la tumeur prostatique, qui est presque toujours unilatérale. Il est impossible ou extrêmement difficile de pénétrer dans la vessie quand le lobe moyen est très-augmenté de volume. Le toucher rectal renseignera sur ces divers détails et permettra de sentir, en avant de l'intestin, une tumeur douloureuse.

Cette pénible situation dure ordinairement de huit à dix jours. La prostatite se termine par résorption ou par suppuration. Celle-ci s'annonce par de la fièvre et des frissons. Au moment où l'abcès s'ouvre, le malade éprouve une sensation particulière de soulagement.

Nous n'avons jamais observé d'incontinence urinaire ni de fistules. Si l'abcès se vide dans le rectum, les matières fécales peuvent pénétrer dans la cavité et déterminer des accidents graves, gangrène, etc. La terminaison la plus défavorable est l'ouverture dans l'urèthre ou dans le rectum.

Le catarrhe séreux ou muqueux de la prostate peut être confondu avec un état désigné sous le nom de prostatorrhée : sous l'influence d'excitations sexuelles non satisfaites, il se produit parfois un écoulement de liquide prostatique caractérisé par l'apparition au méat d'un peu d'humidité, parfois même d'une gouttelette gluante, albumineuse; en même temps, le malade ressent, surtout au moment de la miction, une sensation douloureuse dans la région périnéale.

La prostatorrhée ne constitue pas, à proprement parler, un état pathologique, et n'a pas d'influence marquée sur la santé générale. Mais elle est largement exploitée par les empiriques, qui la font passer pour une véritable spermatorrhée.

La blennorrhagie laisse exceptionnellement après elle, dans l'une des cavités ischio-rectales, un infiltrat abondant qui gêne la défécation, la marche, la station assise et même le décubitus sur le côté malade, mais n'apporte aucun obstacle à la miction ou au passage du cathéter. Le toucher rectal révèle, à droite ou à gauche, mais jamais en avant, l'existence d'une tuméfaction douloureuse. Cette tumeur peut se résorber, mais suppure le plus habituellement et se vide dans le rectum, en laissant parfois après elle une fistule. Pour prévenir cette ouverture spontanée, il faut ponctionner de bonne heure l'abcès, au niveau de l'espace ischio-rectal.

La prostatite se termine à peu près constamment par résorption. L'intensité des douleurs périnéales, les dimensions volumineuses de la tumeur indiquent une suppuration probable. Le pus détruit parfois une grande partie de la glande. Le pronostic est toujours plus grave chez les scrofuleux et chez les tuberculeux. L'abcès ne s'ouvre au périnée que dans les cas où le tissu cellulaire ambiant est atteint plus que le stroma même de la glande. L'inflammation prostatique peut se propager aux vésicules séminales ou aux testicules, et produire de la spermatorrhée. La prostatite chronique, le catarrhe séreux ou muqueux de la glande n'offrent pas un pronostic grave, mais peuvent, chez les vieillards, conduire à l'hypertrophie prostatique.

La première indication est de calmer la dysurie et les douleurs qui s'irradient vers le périnée, l'anus et la verge. On y réussit par l'emploi des cataplasmes, des bains de siège, des narcotiques intus et extra. Nous employons dans ce but vingt gouttes de teinture de hachisch sur du sucre toutes les trois heures, et prescrivons, quand la tolérance de l'intestin le permet, des suppositoires à l'extrait de belladone. Si la douleur périnéale semble se circonscrire et si le ténesme est modéré, on appliquera au point douloureux des compresses froides, et on fera sur le périnée des frictions avec la pommade suivante :

Extrait de belladone. . . . . 1 gr.
Onguent napolitain . . . . 10 —

L'intestin sera vidé tous les jours, soit par l'emploi de l'huile de ricin à l'intérieur, soit par des lavements huileux. Pour assurer à l'urine un libre passage, on introduira un cathéter de Nélaton et on le laissera à demeure jusqu'à ce que la tumeur soit résorbée ou ouverte. Pour apaiser la soif, nous prescrivons les limonades faibles ou l'eau sucrée additionnée d'élixir acide de Haller. L'alimentation se bornera à l'usage de potages, de lait, de fruits, de glaces et d'autres aliments légers.

On appliquera aux abcès, aux fistules, les principes ordinaires de la chirurgie. Le traitement a peu d'action contre l'hypertrophie consécutive. Dans la prostatite catarrhale chronique, il faut administrer le perchlorure de fer à l'intérieur et conseiller les eaux minérales acides (Franzensbad, Giesshübl, Rohitsch, Preblau, Kissingen, Selters, Luhatschowitz, etc.). L'inflammation disparue, si l'on voit persister dans l'urèthre un écoulement muqueux rebelle, on prescrira les pilules suivantes :

<pre>
Protoiodure de fer. . . . . 1 gr.
Essence de térébenthine. . . . . 0 — 50 centigr.
Extrait de gentiane . . . . Q. s.
</pre>

Pour préparer des bols dont on prendra un le matin, à midi et le soir.

Inflammation blennorrhagique des vésicules séminales.

Le *veru montanum* est la région d'où part l'inflammation uréthrale, pour gagner les organes sécréteurs et excréteurs du sperme. La description anatomique de l'inflammation des vésicules séminales est encore plus difficile que celle de la prostatite. L'autopsie seule peut renseigner exactement sur la nature des lésions. Même dans les cas les mieux accentués, il faut un doigt très-exercé pour constater par le toucher rectal, sur un des côtés de la paroi vésicale postérieure et immédiatement en arrière de la prostate, une tumeur allongée, ovale, douloureuse, chaude et de consistance pâteuse.

Les sensations subjectives sont presque les mêmes que dans la prostatite. Le seul symptôme absolument spécial est l'existence d'érections douloureuses et presque continuelles, rappelant tout à fait l'état décrit sous le nom de priapisme. Ainsi que l'ont observé Lallemand, Gosselin et Pitha, on constate en outre des émissions involontaires accompagnées d'une douleur brûlante; le sperme est quelquefois coloré en rouge par la présence du sang (pollutions rouges) ou en jaune par le mélange du pus. Dans l'intervalle des émissions, il s'écoule de l'urèthre une sécrétion contenant des spermatozoïdes et mélangée de sang ou de pus.

A ces symptômes locaux s'ajoute de bonne heure une fièvre continue. Dans les inflammations intenses, la vésicule peut se transformer en un véritable sac purulent, qui se vide peu à peu dans l'urèthre ou s'ouvre dans le rectum.

La suppuration peut déterminer l'atrophie ou l'oblitération de la vésicule atteinte. Dans les formes chroniques, l'organe s'indure parfois ou subit la transformation calcaire ou osseuse. Chez les tuberculeux, l'exsudat éprouve souvent la transformation caséeuse. Une inflammation intense des deux vésicules a pour conséquence l'impuissance sexuelle. On ne peut guère indiquer un traitement spécial pour cette affection. En principe, on emploiera les mêmes moyens que dans la prostatite.

Altérations fonctionnelles des vésicules séminales et des testicules, spermatorrhée, pertes séminales, pollutions diurnes.

Dans le monde médical, aussi bien que dans le public, on considère la spermatorrhée comme une maladie fréquente; or, si nous en croyons notre expérience, le contraire serait plutôt vrai, et cette affection serait bien plus rarement le résultat de l'inflammation propagée de l'urèthre aux vésicules, que des excès vénériens, de la masturbation, etc. On met sur le compte de la spermatorrhée bien des états qui ne sont en réalité que des suintements continus de liquide prostatique (prostatorrhée).

Les excès génésiques ou les passions contre nature entretiennent dans l'appareil séminal un état d'éréthisme permanent qui, peu à peu, détermine le relâchement de ces organes, l'atrophie et la paralysie de leur appareil musculaire. Le début de la maladie est caractérisé par l'extrême facilité de l'éjaculation, qui se produit sous l'influence de la moindre excitation de l'organe, et par le caractère fugitif et incomplet des érections. Peu à peu, les éjaculations surviennent sans aucune excitation. Au début, elles n'avaient lieu que la nuit, souvent plusieurs fois (pollutions nocturnes); bientôt elles se produisent à l'état de veille, sans érection, sans aucune sensation voluptueuse, et s'accompagnent même quelquefois d'un sentiment désagréable. Les moindres excitations psychiques, le moindre mouvement imprimé aux organes génitaux, le besoin d'uriner, la défécation provoquent quelquefois une émission. Le sperme éjaculé perd peu à peu sa consistance; il devient aqueux, albumineux, mêlé d'un mucus visqueux; les spermatozoïdes se montrent de plus en plus rares. Enfin le sperme n'est plus éjaculé, mais s'écoule incessamment du canal. Ces pertes séminales continues engendrent une dépression morale et intellectuelle frappante ; peu à peu, se développent parfois des troubles mentaux, des accidents médullaires et des paralysies. L'urine est habituellement trouble, nuageuse ; elle possède une odeur qui rappelle celle de l'os fraîchement râpé et qui est due à la présence du sperme. Malgré la fréquence et l'abondance des pertes séminales, certains malades peuvent conserver leur pouvoir fécondant ; mais, dans la plupart des cas, une spermatorrhée prolongée conduit à l'impuissance et à l'infécondité.

Le traitement laisse encore beaucoup à désirer. Tous les efforts doivent tendre à éloigner les excitants matériels ou psychiques qui, directement ou indirectement, agissent sur l'appareil génital, et à relever le moral du malade. Pour prévenir les pollutions, on prescrira un genre de vie austère, une alimentation peu excitante, mais substantielle, l'usage très-modéré de vins généreux, les lotions froides, les douches périnéales, les bains de siège et les lavements froids, enfin, l'emploi méthodique de l'hydrothérapie et des bains de mer. La tendance mélancolique sera combattue par l'exercice, le séjour à la campagne et tous les moyens capables de distraire et de fortifier le malade. Comme médicaments, nous prescrivons contre les pollutions fréquentes :

> Lupulin. . . . . 0 gr. 50 centigr.
> Camphre rapé. . . . . 0 — 10 —
> Sucre blanc. . . . . 3 —
>
> Divisez en 10 doses égales.

On prendra 2 de ces doses dans la journée et une le soir, immédiatement avant le coucher.

Ou bien :　Carbonate de fer. . . . . 2 gr.
　　　　　　Camphre râpé. . . . . 0 — 20 centigr.
　　　　　　Poudre de seigle ergoté.) aa . . 5 —
　　　　　　Sucre blanc. 　　　　　　)

Divisez en 15 doses égales, dont on prendra 3 ou 4 par jour.

Contre les érections insuffisantes ou les éjaculations trop rapides, nous employons les préparations de fer et de quinquina, par exemple :

> Teinture éthérée d'acétate de fer . 2 gr.
> Elixir de quinquina. . . . . 50 —

4 fois par jour une cuillerée à café dans de l'eau sucrée.

Ou :　　Extrait de quassia . . . . 20 gr.
　　　　Sulfate de fer pur . . . . 2 —
　　　　Poudre de cannelle. . . . . 2 —

F. s. a. Pilules de 0 gr. 15 centigr.

Prendre, 2 ou 3 fois par jour, 10 de ces pilules.

Dans les cas où il n'y a plus ni érections, ni éjaculations, mais un écoulement continu de sperme, nous prescrivons :

    Acide phosphorique dil. ⎫
    Sulfate de quinine.   ⎬ aa. . . 2 gr.
    Camphre râpé . . . . 0 — 50 centigr.
    Extrait de cascarille . . . . Q. s.

F. s. a. Pilules de 15 centigr.

4 à 5 de ces pilules 3 fois par jour.

On peut, à titre d'essai, conseiller la solution suivante :

    Bromure de potassium. . . . .   5 gr.
    Eau distillée. . . . . 100 —
    Sp. d'écorce d'oranges . . . . 20 —

Moitié le matin et moitié le soir.

Parmi les moyens locaux, nous recommandons les suivants : bougies à demeure ; injections de glycérine au tannin (50 centigr. de tannin sur 200 de glycérine) ; instillations uréthrales d'huile camphrée diluée (1 gr. 50 à 2 grammes sur 25 grammes d'huile d'olive) au moyen d'un large cathéter, faradisation des organes génitaux, enfin sonde réfrigérante. La cautérisation au nitrate d'argent de la région prostatique (Lallemand) a rarement de bons résultats et présente des dangers sérieux.

Affections blennorrhagiques de la vessie.

En règle générale, la vessie n'est atteinte que lorsque l'inflammation du canal a franchi la région prostatique. A son début, l'affection n'intéresse ordinairement que le col, et n'atteint le fond de l'organe que plus tard et peu à peu.

La cystite du col affecte une marche aiguë, celle du fond vésical est ordinairement chronique ; c'est pourquoi nous distinguons un catarrhe vésical aigu et un catarrhe chronique.

La *cystite aiguë* est caractérisée par une hyperémie intense et une sécrétion modérée ; la *forme chronique* par une abondante sécrétion catarrhale. Tant que l'affection reste limitée au col, les malades se plaignent de ténesme vésical et rectal. S'ils cherchent à céder à ce besoin d'uriner qui les presse, ils éliminent avec effort et douloureusement quelques gouttes d'une urine très-concentrée, mais encore acide ou neutre ; à la fin de la miction, se montrent souvent quelques gouttes de sang. L'urine est généralement claire ; par le refroidissement, elle dépose un sédiment qui contient des débris épithéliaux, du mucus, parfois du sang et des globules de pus. Pendant ce temps, la sécrétion uréthrale a presque disparu. Le toucher rectal détermine, dans la plupart des cas, une douleur intolérable au niveau de la prostate, et les contractions spasmodiques du col empêchent l'introduction d'un cathéter. Quoique dans tous les cas la cystite du col s'accompagne de fièvre, les malades peuvent encore se dispenser de garder le lit. Mais si le ténesme arrive jusqu'à l'ischurie vraie, ce qui se produit surtout quand la température extérieure est défavorable, on voit apparaître des frissons intenses et des phénomènes fébriles graves. L'ischurie peut quelquefois, si elle n'est pas traitée à temps, amener la rupture de la vessie ou l'urémie.

Avec un traitement convenable, les phénomènes aigus peuvent disparaître en huit ou dix jours. Pourtant l'inflammation du col s'étend souvent aux conduits excréteurs de la prostate et aux voies spermatiques.

L'affection peut laisser derrière elle une hyperémie persistante du veru montanum, et le malade, à chaque éjaculation, éprouve une douleur aussi vive que si une aiguille rougie lui traversait le périnée. Le catarrhe aigu vésical se réveille à la moindre occasion, et il peut, à la longue, déterminer une hypertrophie persistante au sommet du trigone de Lieutaud (luette vésicale d'Amussat) qui met obstacle au passage de l'urine et du sperme.

La propagation de l'inflammation uréthrale au col vésical est favorisée ou provoquée par différentes causes. En premier lieu, l'usage immodéré de bière jeune et non fermentée, de cidre, de champagne et de boissons gazeuses. Citons aussi les injections trop fréquentes, maladroites, trop énergiquement poussées ou trop concentrées, qui favorisent le développement du catarrhe aigu. Ce dernier a souvent aussi pour cause l'introduction de cathéters ou de bougies, ou l'enclavement de fragments calculeux. L'usage des cantharides peut également donner naissance à la cystite aiguë.

Si l'affection est négligée et si les causes irritantes, injections, cathétérisme, usage de balsamiques, ne sont pas écartées, elle dégénère en *catarrhe chronique* (blennorrhée vésicale). Chez les gens âgés, qui sont atteints fréquemment, comme on sait, d'hypertrophie prostatique, chez les sujets atteints de paralysies médullaires, les causes précédentes amèneront d'autant plus aisément le catarrhe chronique. Dans cette forme de cystite, on ne constate que d'une façon passagère les phénomènes fébriles et la douleur. Cette dernière ne s'exprime pas seulement par un ténesme très-intense, mais encore par des élancements douloureux au niveau du méat. L'urine est nuageuse-trouble ; elle renferme une grande quantité de corpuscules purulents et muqueux, de caillots sanguins, d'épithélium, et une proportion très-exagérée de sels (phosphates, urates, etc.). Elle offre une odeur fortement ammoniacale et une réaction alcaline. Cette alcalinité est causée par le mucus vésical, qui, agissant comme ferment, provoque dans l'urine la formation de carbonate d'ammoniaque ; ce sel exerce encore sur les parois vésicales une nouvelle irritation. Dans les formes graves, la sécrétion catarrhale peut atteindre un tel degré, que le malade, à chaque miction, rend, avec l'urine, de véritables paquets de mucus, de pus et de sang. Le sédiment présente alors un aspect visqueux : cette altération est due à l'action du carbonate d'ammoniaque sur le mucus et le pus de l'urine.

Le catarrhe chronique produit des altérations anatomiques beaucoup plus profondes que la cystite aiguë. C'est ainsi qu'il conduit à l'hypertrophie de la tunique musculaire (vessie à colonnes), avec épaississement simultané de la muqueuse : ces lésions ont pour conséquence fréquente la paralysie de l'organe. Peu à peu, les uretères, les bassinets et les reins peuvent être atteints à leur tour. Les masses de muco-pus et de sang coagulé qui séjournent dans la vessie sont parfois l'origine de concrétions calculeuses. Enfin l'on peut observer des abcès et des ulcérations de la vessie, et l'on comprend ainsi comment la cystite chronique peut, soit directement, soit par rétention d'urine et par urémie, conduire à la mort.

La cystite est la complication la plus grave de la blennorrhagie. Elle a une tendance à récidiver ou à s'établir en permanence. Tant que l'affection se limite à la muqueuse du col, le pronostic reste sans gravité, mais si elle se propage au fond de l'organe, l'avenir doit être prudemment réservé.

Dans les cas de cystite du col, l'indication se borne à combattre le spasme et le ténesme. Dans ce but, on doit immédiatement supprimer tous les moyens dirigés jusque-là contre la blennorrhagie, injections et balsamiques. Pour calmer les spasmes vésicaux, on utilisera avec grand profit l'action topique et interne des narcotiques et des antispasmodiques. Avec les premiers, on devra éviter de produire la constipation. Depuis longtemps, nous employons avec succès une infusion à parties égales d'herniaire et de chenopodium ambrosioïdes. Nous faisons prendre deux ou trois fois par jour une tasse de cette infusion avec du lait et du sucre. Cette boisson a de plus l'avantage de diluer dans la vessie l'urine trop fortement saturée, sans stimuler la diurèse. Dans les cas où ce liquide ne produit aucun soulagement des spasmes, nous ordonnons :

> Extrait de semences de jusquiame. ⎫
> Extrait de hachisch. ⎬ aa. 0 gr. 50 centigr.
> Sucre blanc. . . . . 3 —
>
> Divisez en 20 doses égales.

1 ou 2 doses toutes les 3 heures.

Ou :   Camphre râpé.   }
         Extrait de hachisch.   } aa. . . . . 0 gr. 50 centigr.
         Sucre blanc. . . . . 3 —

Divisez en 10 doses égales.

1 *dose toutes les 2 ou 3 heures.*

Si ces narcotiques sont encore inefficaces, il faut en venir à l'emploi de suppositoires avec un centigramme d'extrait de belladone. Si le malade n'a pas de tendance à la constipation, on peut faire usage de suppositoires de morphine à un centigramme, ou d'injections hypodermiques de morphine au périnée. Dans presque tous les cas, les bains de siège tièdes ou les grands bains, ainsi que les applications de compresses chaudes sur la région vésicale, se montrent d'une incontestable utilité. Le régime doit se borner à l'usage des potages et du lait. Les boissons les plus convenables sont l'eau sucrée, acidulée avec quelques gouttes d'élixir de Haller, ou le lait d'amandes trèsdilué. Autrefois, il était d'usage, dans le catarrhe vésical, de prescrire des émulsions huileuses ou de la décoction de graines de lin avec du sirop diacode. Mais nous ne pouvons admettre que la petite quantité d'huile de lin contenue dans la décoction puisse passer dans l'urine.

S'il survient de la rétention, il faut essayer de vider la vessie au moyen d'un cathéter souple. Dans les cas où l'hémorrhagie par les capillaires du col est abondante et persistante, nous conseillons le perchlorure de fer à l'intérieur.

Dans le catarrhe chronique, l'indication est encore plus pressante de vider plusieurs fois par jour l'urine et le mucus visqueux qu'elle contient, d'empêcher autant que possible la reproduction de ce dernier. Dans ce but, on engage le malade à boire de l'eau en abondance : on prescrira les eaux ferrugineuses acidulées, par exemple les eaux de Marienbad (Waldquelle), de Franzensbad (Franzensquelle), de Giesshübl (Ottoquelle), de Rohitsch, de Luhatschowitz, de Wildungen. En même temps, on administrera, pour exercer une action astringente sur la muqueuse de la vessie et des uretères, le tannin, l'alun, la décoction de feuilles d'uva-ursi, d'après les formules suivantes :

Feuilles d'uva-ursi . . . . 20 gr.

Faire infuser pendant un quart d'heure dans :

Eau commune. . . . . Q. s.

Vers la fin de la cuisson, ajouter :

Écorces d'oranges. . . . . 10 gr.

Et laisser infuser dans un vase fermé pendant un quart d'heure.

Recueillez 300 gr. et ajoutez :

Sirop de guimauve. . . . . 30 gr.

Toutes les 3 heures une demi-tasse.

Ou bien : Glycérine pure. . . . .   20 gr.
         Tannin. . . . .   0 — 50 centigr.
         Eau distillée. . . . .   50 —
         Sirop d'ononis spinosa . . . . .   15 —

A prendre dans les 24 heures.

Nous n'avons pas à nous louer de l'emploi de l'eau de chaux, de l'eau de goudron ou du sublimé. Si l'usage des eaux minérales et des astringents ne diminue pas la sécrétion muco-purulente, on doit s'efforcer d'éloigner mécaniquement les liquides stagnants dans la vessie. Dans ce but, nous recommandons particulièrement le procédé décrit par Brunner et H. Zeissl pour introduire du liquide dans la vessie par la pression hydrostatique, sans l'aide d'un cathéter. Si la vessie ne se vide pas spontanément d'une façon complète, on y introduira un cathéter à large ouverture et on fera, avec beaucoup de ménagements, des lavages avec une solution désinfectante faible (1/2 p. 100 d'acide phénique ou une solution équivalente)[1]. Pour neutraliser la réaction alcaline de l'urine, nous nous trouvons bien de l'usage du chlorate de potasse à la dose de 50 centigrammes par jour.

Maladies du rein consécutives à la blennorrhagie.

Aucune complication de la blennorrhagie n'échappe plus aisément à l'observation, et la pathogénie de ces affections rénales est restée jusqu'à notre époque très-imparfaitement connue. Beaucoup d'auteurs attribuent à l'emploi des diurétiques résineux à haute dose toutes les complications rénales survenant dans le cours de la blennorrhagie. Chomel et Rayer prétendirent au contraire que ni les résineux ni les diurétiques âcres n'exercent une action nocive directe sur

---

[1] On a proposé récemment, dans les cystites rebelles, les injections d'iodoforme ; et Chandelux (*Lyon médical*, 5 juin 1887) indique d'excellents résultats par les injections d'éther iodoformé (13 grammes d'iodoforme pour 100 grammes d'éther), surtout dans les formes tuberculeuses, mais aussi dans les cystites blennorrhagiques douloureuses et tenaces. Quatre injections sont habituellement pratiquées de cinq jours en cinq jours, avec une quantité de liquide progressivement croissante de 2 à 4 grammes. La douleur immédiate est extrême ; mais bientôt la dysurie devient moindre, les mictions plus rares, et les hématuries cessent, même dans des cas où les mictions s'élevaient à 30 ou 40 par jour, même dans des cas qui avaient résisté à l'emploi des instillations de Guyon, toujours pourtant si efficaces, surtout dans les cystites tuberculeuses. D'après Chandelux, l'effet médicamenteux de l'iodoforme serait, dans ce cas, puissamment aidé par l'action dilatante des vapeurs d'éther; l'expansion de ces vapeurs produirait, dans la cavité vésicale rétractée et intolérante, une sorte de dilatation élastique que l'on ne saurait obtenir avec les injections liquides : celles-ci provoquent constamment une véritable révolte de la paroi vésicale enflammée.

(*Note du traducteur.*)

l'appareil rénal. Or, l'observation démontre que ces substances, même à doses modérées, produisent parfois des hémorrhagies et des ecchymoses du col vésical. De là, l'hyperémie peut, sans contredit, se propager par les uretères et les bassinets aux papilles et aux canalicules droits du rein, et produire une hyperplasie catarrhale de leur contenu cellulaire.

Mais, dans les cas même où la blennorrhagie n'est pas traitée par les résineux, la cystite du col n'est pas une complication rare : il est donc clair que, même sans copahu ni cubèbe, par simple extension du catarrhe vésical, il peut se produire une inflammation du rein [1]. Or, ces néphrites catarrhales, quelle qu'en soit la cause, s'accompagnant d'albuminurie, on attribua aux médicaments résineux le pouvoir de faire naître la maladie de Bright. Cette erreur était d'autant plus facile, qu'en l'absence même de toute affection des reins, mais après l'administration de copahu ou de cubèbe à haute dose, l'addition d'un acide minéral fort à l'urine récente y détermine un trouble opalescent qui ressemble d'une manière frappante au précipité albumineux. Or, ce précipité n'est pas, comme nous le savons, de l'albumine, mais bien un acide résineux mis en liberté par l'acide minéral. Du reste, dans les cas même où le précipité présente les caractères de l'albumine, on est autorisé à admettre une néphrite catarrhale desquamative, mais non pas une néphrite diffuse. Il est démontré que la blennorrhagie aiguë, même quand elle se propage à la prostate et à la vessie, laisse presque toujours les reins indemnes, et qu'elle ne peut déterminer qu'à la longue, surtout quand elle est compliquée de cystite, le catarrhe des canalicules droits.

Quant aux abcès des reins d'origine blennorrhagique, nous ne les avons jamais observés sur le cadavre que dans les cas de rétrécissements très-étroits, d'hypertrophie ou d'abcès de la prostate, avec ou sans catarrhe purulent de la vessie.

L'inflammation des bassinets est plus fréquente qu'on ne le croit, à la suite de la blennorrhagie. Le diagnostic de cette affection se base sur l'apparition d'accès fébriles intermittents, sur la présence d'une quantité d'albumine trop grande pour être attribuée seulement au pus contenu dans l'urine, sur la constatation, à l'examen microscopique, de corpuscules de pus et d'épithélium pavimenteux irrégulier provenant du bassinet. L'urine a une réaction acide, contrairement à celle de la cystite ancienne, qui est alcaline. Les malades accusent souvent une douleur sourde dans la région rénale, qui est également sensible à la pression.

---

[1] Bockhart a constaté la présence du gonococcus dans le rein, et ses recherches ont été confirmées par Bumm. (*Note du traducteur.*)

Dans la plupart des cas, il existe aussi, sinon au début, au moins dans le cours des néphrites catarrhales, une douleur tantôt sourde, tantôt lancinante, dans la région lombaire; cette douleur est exagérée par le moindre contact et se prolonge en bas suivant le trajet de l'uretère. Assez souvent, l'affection s'annonce par un mouvement fébrile plus ou moins violent. La quantité d'urine est diminuée au début; plus tard, généralement augmentée; sa couleur est jaune pâle. Elle contient d'ordinaire un peu d'albumine; malgré cela, sa densité est au-dessous de la normale. Elle laisse déposer lentement un sédiment contenant de l'épithélium de l'uretère et de la vessie, des cellules de mucus et de pus, des cylindres hyalins ou parfois fibrineux. Sa réaction est faiblement acide. Ce n'est que dans les cas anciens que l'urine se décompose dans la vessie, devient alcaline, et contient des cristaux de triple phosphate et quelquefois des corpuscules sanguins.

L'aspect sous lequel se présente le sang mêlé à l'urine indique s'il vient du rein ou de la vessie. Le sang provenant des uretères ou de la vessie forme habituellement des caillots, moulés dans le premier cas sur le calibre du conduit. Le sang qui vient de la vessie n'est pas uniformément mêlé à l'urine : la première partie de la miction n'offre qu'une coloration légèrement rosée, tandis que les dernières portions sont aussi rouges que du sang pur. Au contraire, le sang d'origine rénale est exactement mélangé à l'urine, qui présente la même apparence au début qu'à la fin de la miction. Pour démontrer, en cas d'hémorrhagie rénale faible, la présence du sang dans l'urine, il faut essayer ce liquide avec la potasse : on fait chauffer une certaine quantité d'urine dans un tube, on y ajoute quelques gouttes d'une solution de potasse et on chauffe encore. La potasse précipite les phosphates et coagule la matière colorante du sang, de façon que le précipité est coloré en rouge.

La marche du catarrhe rénal d'origine blennorrhagique est habituellement rapide et favorable. Le pronostic est subordonné à l'intensité de l'affection primitive. Si le catarrhe vésical est intense et purulent, il est à craindre que la néphrite suppure également.

Le catarrhe rénal d'origine vésicale disparaît d'ordinaire avec la maladie qui l'a engendré. On doit, d'après cela, mener de pair le traitement de la cystite et celui de la néphrite. Pour le traitement de l'affection vésicale, nous renvoyons aux indications précédentes. Le malade doit éviter toutes les causes capables d'augmenter la fluxion du rein, spécialement les aliments salés et les diurétiques. La boisson la plus inoffensive est l'eau fraîche, la limonade légère ou le lait d'amandes. Comme nourriture, on prescrira le lait et les aliments au lait. Il sera très-utile d'activer les fonctions de la peau par de grands bains tièdes.

Pour diminuer la sécrétion muco-purulente, nous employons surtout le tannin.

Tannin. . . . . 1 gr.
Camphre râpé . . . . 0 — 50 centigr.
Sucre blanc. . . . . 5 —

Divisez en 15 doses.

Prendre 4 doses par jour.

Ou bien : Glycérine pure. . . . . 20 gr.
Tannin . . . . 1 —
Eau distillée. . . . . 100 —

A prendre dans les 24 heures.

Dans les hémorrhagies rénales abondantes, nous employons le per-chlorure de fer. Si l'hémorrhagie est très-rebelle et s'il existe des douleurs de reins persistantes, on recouvrira les deux régions lombaires avec des compresses froides.

Contre la pyélite, nous prescrivons le tannin à l'intérieur, suivant les précédentes formules. Dittel a observé de très-bons effets après les inhalations balsamiques.

BLENNORRHAGIE DE LA FEMME

On distingue chez la femme une blennorrhagie 1° de la vulve, 2° du vagin, 3° de l'utérus, 4° de l'urèthre.

Le siège le plus fréquent est le vagin : vient ensuite la vulve et l'utérus. La blennorrhagie de l'urèthre est la plus rare[1]. Ordinairement, plusieurs parties de la muqueuse uro-génitale sont simultanément atteintes. La blennorrhagie vaginale est très-souvent liée à celle de la vulve ou de l'utérus ; celle de l'urèthre à celle de la vulve ou du vagin. Il est toutefois exceptionnel que l'appareil uro-génital soit atteint dans son ensemble.

---

[1] Cette affirmation est en opposition avec les idées généralement admises en France, où l'on considère presque partout l'urèthre comme le siège essentiel de la blennorrhagie. Dans un travail récent (*Du siège de l'infection blennorrhagique chez la femme*), Steinschneider admet que l'affection a pour sièges préférés l'urèthre et l'utérus, et que les gonococci ne séjournent jamais dans la muqueuse de la vulve ni dans celle du vagin. L'auteur se demande si ces muqueuses sont rendues réfractaires par la nature pavimenteuse de leur épithélium, la réaction acide de leurs sécrétions ou la présence des innombrables bactéries normales du vagin qui s'opposent au développement du gonococcus. (*Note du traducteur.*)

Les causes de la blennorrhagie chez la femme sont la contagion, les excès vénériens, les irritations mécaniques ou chimiques de la muqueuse. Les affections constitutionnelles, chlorose, scrofule, syphilis, les néoplasmes, les anomalies de la menstruation, les avortements, les accouchements laborieux,les opérations chirurgicales peuvent par elles-mêmes produire un catarrhe muqueux ou perpétuer un écoulement reconnaissant une origine différente.

I. — Blennorrhagie vulvaire.

On peut admettre deux formes de catarrhe vulvaire : la forme *primitive* et la forme *propagée*.

La forme *primitive* est. ordinairement causée par l'onanisme, mais peut aussi résulter de la contagion.

Le catarrhe vulvaire *par propagation* est déterminé par l'action des sécrétions vaginales ou uréthrales de nature blennorrhagique. Il complique aussi parfois les chancres ou les lésions syphilitiques de la vulve.

Tantôt l'affection se borne à une hyperémie de la muqueuse et à ses conséquences immédiates (catarrhe séreux, muqueux ou épithélial) ; tantôt les follicules s'enflamment et se remplissent de pus (vulvite purulente). Le catarrhe vulvaire commence par une démangeaison voluptueuse qui se transforme peu à peu en une sensation brûlante. S'il se produit sur la muqueuse des exfoliations épithéliales, des excoriations ou des érosions, ce qui est fréquent au niveau des grandes et des petites lèvres ou à l'entrée du vagin, la miction devient très-douloureuse. Bientôt, l'inflammation plus intense détermine de l'œdème dans les régions de la vulve pourvues d'un tissu sous-muqueux lâche. Les petites lèvres acquièrent un volume trois ou quatre fois plus considérable qu'à l'état normal, dépassent alors les grandes lèvres et s'étranglent entre ces dernières.

Dans les formes légères, dans le catarrhe séreux, épithélial ou muqueux, la sécrétion est rare, muqueuse, gluante. Dans la vulvite purulente, le liquide est abondant, crémeux, épais, jaune verdâtre, répand une odeur fétide caractéristique, irrite les muqueuses voisines et produit de l'érythème dans les plis inguinaux et génito-cruraux. Les végétations compliquent très-fréquemment la vulvite blennorrhagique.

Les cas légers guérissent rapidement, si l'on a soin de laver plusieurs fois par jour les parties malades et d'isoler les régions encore saines par l'application de linges ou de couches de coton. Si l'inflammations est très-prononcée, on appliquera des compresses froides souvent renouvelées et on interposera entre les grandes lèvres des pièces de linge ou des plaques de coton trempées dans des solutions de plomb ou de zinc.

<blockquote>
Extrait de saturne. . . . . 5 gr.
Eau distillée. . . . . 200 —
</blockquote>

Ou :   Chlorure de zinc. . . . . 2 gr.
          Eau distillée. . . . . 200 —

Les excorations trop lentes à se cicatriser pourront être touchées avec le crayon.

II. — Blennorrhagie vaginale.

On doit distinguer encore, suivant l'intensité de l'inflammation, une vaginite séreuse, muqueuse ou épithéliale, et une vaginite purulente.

Dans tous les cas, l'affection s'annonce par une sensation mal définie, moitié prurit et moitié douleur. Dans la forme séreuse ou muqueuse, la sensibilité de la région est à peine exagérée, du moins au début. Dans la forme purulente, la sensation de brûlure est beaucoup plus vive ; l'introduction du doigt ou du speculum détermine des souffrances intolérables ; la miction s'accompagne d'une douleur plus ou moins vive. Le liquide de la vaginite muqueuse est fluide, un peu filant, blanc ou jaunâtre. La sécrétion du catarrhe purulent est épaisse, crémeuse et verdâtre. Dans les deux cas, ce liquide est acide, tandis que les muqueuses de l'urèthre ou du col utérin enflammées fournissent une sécrétion alcaline. Cette réaction acide nous paraît due à ce fait que la muqueuse vulvaire et vaginale sécrète normalement un smegma riche en acides gras, tandis que les follicules de l'urèthre de l'homme et ceux du col utérin produisent une sécrétion muqueuse. Au microscope, on trouve, dans le liquide de la blennorrhagie vaginale, des cellules de mucus, plus ou moins de globules de pus, des cellules épithéliales libres, çà et là quelques corpuscules sanguins.

Le toucher, au début, montre l'orifice vaginal rétréci, la température du vagin plus élevée. La muqueuse de ce conduit est tantôt molle et unie, tantôt rude et sèche. En pratiquant l'examen au speculum, il faut avoir soin d'enlever avec un long pinceau de charpie les sécrétions accumulées à l'orifice de l'instrument. On voit alors, dans le cas de vaginite purulente, la muqueuse boursouflée, tachetée ou ponctuée de rouge, excoriée ou saignante par places. Fréquemment, le vagin, surtout dans son tiers antérieur, est couvert de saillies granuleuses résultant de l'hypertrophie des rares follicules et des papilles de la région. Dans l'état de grossesse, ces granulations atteignent un développement énorme (vaginite papuleuse). Chez les petites filles, où l'introduction d'un speculum n'est pas praticable, nous avons quelquefois utilisé avantageusement, pour l'éclairage et l'examen du vagin, l'endoscope uréthral de Grünfeld.

La blennorrhagie vaginale débute ordinairement dans le tiers inférieur de l'organe, et s'étend peu à peu jusqu'aux culs-de-sac, et même jusqu'au canal cervical de l'utérus. La forme muqueuse a peu de retentissement sur l'état général. La forme purulente s'accompagne au contraire, dès son début, de fièvre, d'abattement, d'anorexie, de douleurs lombaires, d'apparition anticipée des règles et d'autres troubles fonctionnels, qui plongent bientôt la malade dans un état chloro-anémique profond. Parmi les accidents locaux, citons l'érythème de la peau produit dans le voisinage par l'écoulement vaginal.

La durée de la vaginite blennorrhagique est subordonnée au genre de vie de la malade, au traitement employé et aux conditions de l'état général. Chez une femme de constitution saine, on peut, en règle générale, guérir une vaginite purulente en quinze jours, à moins que la menstruation ne vienne interrompre le traitement et rallumer, comme on l'observe souvent, l'inflammation près de s'éteindre. Si le traitement est suspendu trop tôt, si la malade se livre à un coït plus ou moins violent, l'inflammation subit une recrudescence, ou bien l'hypersécrétion catarrhale s'établit en permanence (vaginite blennorrhagique chronique).

Même dans les vaginites qui, pendant toute leur durée, ne dépassent pas la période muqueuse, un mauvais état général, anémie, aménorrhée, peut imprimer à l'affection une allure traînante (leucorrhée). Le liquide de ce catarrhe chronique est faiblement coloré, plutôt muqueux que purulent. Par le fait de l'inflammation prolongée, par le fait surtout des injections astringentes longtemps répétées, la muqueuse est épaissie, hypertrophiée, perd son aspect velouté, devient rude et sèche au toucher comme du cuir tanné (xérosis vaginal), à tel point qu'en introduisant le speculum on entend quelquefois un bruit de frottement.

Le premier point du traitement doit être une excessive propreté. Si la muqueuse est très-enflammée, très-tuméfiée, on emploiera les compresses froides, les bains de siège froids, la douche ascendante. Quand le gonflement inflammatoire et la sensibilité auront disparu, on fera des injections dans le vagin avec des astringents minéraux ou, au besoin, végétaux, et des liquides tonifiants. Ces solutions doivent être beaucoup plus concentrées que celles dont on fait usage dans la blennorrhagie de l'homme. Nous prescrivons :

1° Alun. . . . .   10 gr.
   Eau . . . .   500 —

2° Ecorce de chêne ou rac. de ratanhia . .   50 gr.
   Faire bouillir avec eau . . . .   1000 —
   Jusqu'à réduction à. . . . .   500 —

3° Sulfate de zinc. . . . .   5 gr.
   Eau. . . . .   500 —

4° Teinture de ratanhia ou de cachou. . .   50 gr.
   Eau. . . . .   500 —
   Alun. . . . .   5 —

5° Tannin pur. . . . .   5 gr.
   Glycérine. . . . .   50 —
   Eau. . . . .   500 —

Ces liquides seront injectés au moins trois fois par jour, soit par la malade elle-même, au moyen d'un injecteur vaginal ou de l'irrigateur de Scanzoni, mieux encore par une garde ou par le médecin, après introduction préalable du speculum. Après l'injection, on séchera soigneusement le vagin avec de longs pinceaux de charpie, et on introduira, pour isoler les parois, des tampons de coton ou de petites éponges trempées dans un des liquides précédents ou dans une solution astringente analogue. Ces tampons doivent être changés toutes les deux heures, sans quoi les sécrétions dont ils sont rapidement imprégnés se décomposent et irritent la muqueuse. Pour les enlever plus aisément, on doit les attacher avec des fils.

Si, malgré les injections fréquentes, la sécrétion ne tarit pas, ce qui arrive surtout dans la vaginite papuleuse, on introduira un speculum et l'on touchera circulairement avec le crayon les parties de la muqueuse mises à découvert à mesure qu'on retirera peu à peu l'instrument. Immédiatement, on introduira des tampons secs, qui seront enlevés au bout de quelques heures ; puis on reviendra aux injections précédentes. Dans le cas où ces cautérisations, répétées tout les deux ou trois jours, échoueraient encore, on introduira dans le vagin des tampons de coton humides et trempés dans de la poudre de bismuth ou d'alun ; on les laissera agir deux ou trois heures et on reprendra ensuite les injections habituelles.

COMPLICATIONS DE LA BLENNORRHAGIE VULVAIRE ET VAGINALE

1° MALADIES DES GLANDES DE BARTHOLIN ET DE LEURS CONDUITS EXCRÉTEURS. — On distingue : 1° l'inflammation de la glande elle-même et du tissu cellulaire ambiant ; 2° l'inflammation du conduit excréteur isolé.

Le premier cas est mieux connu et plus fréquent. L'un et l'autre, d'ailleurs, résultent de la propagation de l'inflammation vulvaire à la paroi du canal ou à la glande elle-même. Toutefois la masturbation peut les produire, car on a trouvé des abcès des grandes lèvres chez des jeunes filles encore vierges. Dans les deux cas, l'affection est ordinairement unilatérale.

L'inflammation de la glande commence avec de la fièvre et des douleurs qui vont en augmentant peu à peu ; la grande lèvre correspondante devient le siège d'une tuméfaction considérable. En six à huit jours, il se forme un abcès péri-glandulaire qui s'ouvre finalement à la face muqueuse de la grande lèvre, ou, dans quelques cas rares, se gangrène et laisse écouler un pus d'une odeur repoussante.

L'inflammation du conduit excréteur affecte une marche aiguë ou chronique ; mais la forme aiguë elle-même ne produit qu'une douleur modérée, évolue sans phénomènes fébriles et n'amène aucune tuméfaction de la grande lèvre. Il s'écoule continuellement de l'orifice une sécrétion filante, muqueuse ou même purulente, qui parfois persiste à l'état chronique. Si l'écoulement du liquide ne se produit pas librement, le conduit se dilate en forme d'ampoule jusqu'à la limite de son extensibilité. Il se produit alors des évacuations partielles et périodiques, ou bien il se forme à la face interne de la grande lèvre un diverticulum saillant qui suppure et qui s'ouvre.

L'abcès péri-glandulaire s'observe beaucoup plus fréquemment que la suppuration du conduit excréteur. L'abcès, dans ce dernier cas, est plus superficiel, moins douloureux, s'ouvre plus tôt et se cicatrise plus vite. Les parois de l'abcès glandulaire sont irrégulières, tomenteuses, très-rouges et saignent facilement. Les parois du diverticule sont lisses et brillantes. Le catarrhe du conduit excréteur est très-tenace et résiste souvent à tous les traitements.

La tuméfaction et l'abcès de la glande de Bartholin peuvent facilement être confondus avec une hernie de la grande lèvre. Cette dernière tumeur siège ordinairement à la partie moyenne de la grande lèvre et se dirige de là, suivant la paroi du vagin, vers l'ischion, où on peut la suivre par le toucher vaginal. Pour compléter le diagnostic, on explorera l'anneau inguinal et on percutera la tumeur.

D'autres lésions de la grande lèvre peuvent facilement simuler une inflammation ou un abcès de la glande de Bartholin ; ce sont les kystes, sébacés ou autres, de la région.

Une maladie très-peu fréquente dans nos contrées est l'hypertrophie énorme de l'une ou des deux grandes lèvres, connue sous le nom d'*éléphantiasis vulvaire des Arabes*. Cette affection se caractérise, à son début, par la présence d'un érysipèle persistant ou à répétition, qui produit peu à peu l'œdème dit lymphatique, et conduit progressivement à l'hypertrophie éléphantiasique. Plus tard, cette forme, dite *éléphantiasis lisse*, peut aboutir à une autre forme désignée, à cause de l'aspect rugueux et de la coloration brun foncé des parties malades, sous le nom d'*éléphantiasis fusca*.

Au point de vue du traitement, si l'affection siège dans les glandes, la malade gardera le repos dès le début, et on appliquera des compresses froides. Si la tumeur se ramollit, on renouvellera moins souvent les compresses, pour qu'elles puissent se réchauffer, et on ouvrira l'abcès de bonne heure, autant que possible sur la face cutanée, afin que la plaie ne soit pas souillée par l'écoulement vulvaire ou vaginal. Dans le catarrhe du conduit excréteur, il sera bon d'employer les bains de siège froids et d'appliquer sur la région des tampons de coton trempés dans des solutions astringentes (tannin, zinc, cuivre). Si un diverticule menace de s'abcéder, on incisera et on touchera la plaie une fois par jour avec le crayon de nitrate. Au cas où le diverticule persiste longtemps sans suppurer, on l'incisera également et on fera à travers la plaie, au moyen d'une seringue d'Anel, des injections dans la cavité avec une solution faible de nitrate d'argent ou de potasse (10 centigrammes sur 100 grammes d'eau).

2° LYMPHANGITE DES GRANDES ET DES PETITES LÈVRES. — ADÉNITE INGUINALE. — Ces lésions succèdent ordinairement à la suppuration des glandes de Bartholin ; elles ont la même pathogénie, la même marche que les inflammations des lymphatiques et les bubons par résorption en général. (Voy. *Maladies des vaisseaux et des ganglions lymphatiques consécutives au chancre mou.*)

III. — Blennorrhagie utérine et ses complications les plus fréquentes. — Érosions et granulations du col utérin.

La blennorrhagie utérine est très-exceptionnellement primitive ; elle résulte ordinairement de la propagation d'une blennorrhagie vaginale. Aussi trouve-t-on habituellement l'affection limitée au canal cervical ; c'est seulement dans les cas très-anciens qu'elle peut s'étendre à la cavité du corps.

La blennorrhagie du canal cervical s'exprime par des symptômes subjectifs et par des signes objectifs.

Les premiers sont des douleurs sourdes s'irradiant de la cavité pelvienne vers les régions lombaires, des besoins fréquents d'uriner et un malaise général.

Au speculum, on constate les signes suivants : l'orifice du canal cervical laisse échapper une matière gélatineuse, ressemblant à de la gelée, à du collodion, ou à du silicate de potasse, et formant une masse gluante ; cette sécrétion, fournie par les follicules situés entre les plis palmés, adhère solidement aux surfaces qui la sécrètent, et offre une réaction alcaline. Durant la grossesse, elle prend l'aspect de flocons caséeux. Ces produits ulcèrent la lèvre inférieure du col et y produisent des érosions qui saignent facilement ; aussi la sécrétion est-elle souvent striée de sang.

La blennorrhagie utérine guérit rarement d'une façon complète, mais aboutit presque toujours au catarrhe chronique ; l'expérience prouve en effet que la muqueuse du col utérin est, dans tout l'appareil génital, celle qui a le plus de tendance à s'enflammer chroniquement. Ce catarrhe persistant produit l'hypertrophie des follicules et leur dilatation sous forme de tumeurs polypoïdes, qui parfois s'engagent à travers l'orifice utérin, s'étranglent et tombent dans le vagin (œufs de Naboth). Si le processus s'étend au corps de l'utérus, il survient des troubles de la menstruation, l'organe se dilate parfois et les sécrétions retenues dans sa cavité peuvent subir une véritable putréfaction et donner lieu à de la physométrie, c'est-à-dire à l'accumulation de gaz dans la cavité utérine.

Un catarrhe de longue durée amène dans la muqueuse des altérations multiples. Elle se couvre de vaisseaux variqueux, d'ecchymoses disséminées, s'infiltre de pigment, l'épithélium vibratile disparaît, celui des glandes en tube est remplacé par une substance graisseuse et hyaline (Hennry) ; ces glandes elles-mêmes se transforment en kystes qui se réunissent pour constituer des excroissances polypoïdes. La paroi utérine s'épaissit, et il peut se produire un prolapsus ou une déviation de l'organe. Si le catarrhe a gagné les trompes de Fallope, la stérilité peut en résulter, ou bien l'œuf vient accidentellement se fixer au voisinage de l'orifice interne et produit un placenta prævia (Schroeder). L'infection blennorrhagique peut également produire la métrite ou la périmétrite[1].

Les altérations anatomiques et fonctionnelles de l'utérus engendrent des troubles graves de la digestion et de la nutrition. L'appétit est diminué ; fréquemment des vomissements surviennent ; il se produit du catarrhe de l'estomac avec dilatation passive de sa cavité. Les malades maigrissent et deviennent anémiques.

En ce qui concerne la question de la contagiosité des liquides utérins, nous nous rattachons à l'opinion de Cowper et de Ricord ; les sécrétions utérines peuvent engendrer chez l'homme des blennor-

[1] D'après quelques auteurs (Saenger), l'existence d'une blennorrhagie au moment de l'accouchement exposerait à des complications (paramétrite, péritonite) différant par leur nature et par leur gravité des accidents puerpéraux vrais, mais assez sérieux pour être confondus parfois avec eux. (*Note du traducteur.*)

rhagies de nature, il est vrai, atténuée, surtout quand ces produits sont sécrétés en abondance, quand ils contiennent une grande quantité de pus, quand la malade néglige les soins de propreté, quand les coïts sont trop rapprochés et trop ardents. Or, cette dernière condition se réalise plus volontiers dans les rapports extra-conjugaux que dans le froid accomplissement des devoirs d'époux ; ainsi s'explique ces faits dans lesquels l'étranger qui s'introduit illégalement dans un domaine conjugal infecté en rapporte la blennorrhagie que le mari avait évitée.

Le catarrhe utérin, plus rarement le catarrhe vaginal, quand il est intense et prolongé, détermine à la surface du col et quelquefois (surtout quand il existe une syphilis concomitante) dans le canal cervical, de petites érosions qui se fusionnent entre elles et produisent de larges surfaces dépouillées d'épithélium et saignant facilement. Dans le canal cervical, ces érosions peuvent, par la chute des kystes de Naboth, se transformer en ulcérations sinueuses, auxquelles succèdent des cicatrices aplaties d'un blanc grisâtre. Au niveau de ces érosions se forment souvent des granulations saignantes de la grosseur d'un grain de chanvre à celle d'une lentille ; Hennig les considère comme des papilles de la muqueuse très-vasculaires et dépourvues d'épithélium, ou comme des formations néoplasiques provenant de la multiplication des noyaux des papilles. Ces érosions et ces granulations semblent provoquer dans l'innervation sexuelle des désordres qui se manifestent par des phénomènes hystériques ou d'autres accidents nerveux.

Tant qu'il existe de l'inflammation dans l'utérus, on doit interdire tous rapports sexuels, recommander le repos, une diète sévère, appliquer des compresses froides sur le ventre et sur les reins, veiller à la régularité des selles et assurer le lavage fréquent des sécrétions vaginales et utérines au moyen d'injections tièdes pratiquées avec beaucoup de ménagement. Si les phénomènes inflammatoires ont déjà disparu, on cautérisera deux ou trois fois par semaine le canal cervical avec le crayon de nitrate d'argent, et on prescrira des bains de siège froids ou des douches utérines. Nous avons vu souvent les injections de nitrate d'argent dans la cavité utérine produire de violentes coliques et des inflammations des ovaires. Pour guérir les érosions et les granulations, il faut, avec énergie et persévérance, en combattre la cause, le catarrhe du vagin ou de l'utérus. On pourra du reste hâter le résultat, en humectant fréquemment les points érodés avec des solutions d'argent ou de cuivre. L'appauvrissement organique, l'anémie, la chlorose seront combattus par les toniques, le fer, le quinquina, le vin, une alimentation animale, les eaux minérales ou thermales et le séjour à la campagne.

IV. — Blennorrhagie uréthrale chez la femme.

Quoique les altérations anatomiques de la blennorrhagie uréthrale chez la femme soient les mêmes que chez l'homme, cette affection est pourtant beaucoup moins grave chez elle et revêt moins aisément la forme chronique, qu'elle affecte si souvent chez l'homme. La cause en est tout anatomique : l'urèthre féminin est beaucoup plus court ; il ne représente pas l'affluent d'autant d'organes importants ; il n'est pas, comme chez l'homme, tiraillé par les érections, et sa cavité est plus accessible à l'action directe des médicaments.

L'affection s'annonce, comme chez l'homme, par un chatouillement du méat auquel succède bientôt une véritable douleur, qui s'exagère pendant les mictions. Le signe décisif est la présence d'une sécrétion muqueuse ou muco-purulente. Pour la découvrir, on introduit l'index droit dans le vagin, on comprime avec la pulpe digitale le canal uréthral contre l'arcade du pubis, en même temps qu'on fait glisser le doigt d'arrière en avant. Il ne faut pas confondre avec ce liquide le produit muqueux ou purulent fourni par l'inflammation des follicules qui se trouvent dans les *cryptæ majores*, de chaque côté de l'urèthre. Ces folliculites guérissent en quelques jours par l'usage des astringents.

Parmi les complications dont peut s'accompagner la blennorrhagie chez la femme, il faut noter en premier lieu la dysurie. La cystite du col est ici bien plus fréquente que chez l'homme, à cause de la brièveté de l'urèthre. Les hémorrhagies sont rares et toujours insignifiantes ; l'adénite inguinale absolument exceptionnelle. Mais les végétations du méat sont d'une extrême fréquence.

Le traitement est à peu près le même que chez l'homme. Chez la femme, où l'emploi des injections n'est pas possible, on doit s'en tenir aux bains de siège froids et à l'usage des balsamiques. Dans les blennorrhagies chroniques et rebelles, une seule introduction du crayon dans le canal suffit quelquefois à produire une guérison définitive.

BLENNORRHAGIE RECTALE

La blennorrhagie rectale est une affection très-rare. Elle s'observe chez les deux sexes et reconnaît pour origine tantôt la contagion survenue pendant des rapports contre nature (sodomie), tantôt le défaut de propreté, qui permet le transport, sur la muqueuse rectale, de sécrétions blennorrhagiques provenant des organes génitaux. Comme ce dernier mode d'infection est plus facile chez la femme, on rencontre la blennorrhagie rectale chez cette dernière plus fréquemment que chez l'homme. En pareil cas, la peau du périnée et du pourtour de l'anus est généralement érythémateuse et excoriée. Quand il existe des hémorrhoïdes, la présence des replis muqueux qu'elles déterminent facilite encore l'infection par les sécrétions génitales.

Le rectum fournit un liquide purulent, fétide, quelquefois mêlé de sang, qui s'écoule continuellement, mais surtout au moment des selles ou du passage des gaz, et produit, entre les plis de l'anus, des excoriations et des fissures, surtout dans les cas où l'infection est la conséquence de la pédérastie. Les douleurs ne se font sentir qu'au moment de la défécation. Dans l'intervalle, les malades ne se plaignent que d'une sensation persistante de brûlure ou de démangeaison dans l'anus et d'épreintes presque continuelles. Dans les cas très-intenses, la muqueuse fait saillie hors de l'orifice anal sous forme d'un bourrelet rougeâtre. Nous n'avons jamais observé, dans le rectum, d'écoulement *chronique* d'origine infectieuse. On a probablement pris pour des écoulements blennorrhagiques les sécrétions fournies dans cette région par d'autres affections, des hémorrhoïdes, des papules syphilitiques humides, ou par un eczéma chronique. La conséquence la plus fâcheuse de la rectite blennorrhagique est la production de végétations, qui peuvent acquérir un développement assez considérable pour mettre obstacle à la défécation.

Le traitement de la blennorrhagie rectale consiste dans le repos, les bains généraux ou les bains de siège prolongés, les injections d'eau dans le rectum ; on rendra les selles plus rares en diminuant le régime et en administrant les opiacés ; après chaque défécation, on lavera immédiatement le rectum à l'aide d'une injection. Pour diminuer la sécrétion, on injectera plusieurs fois par jour une solution de tannin ou d'alun à 1 p. 100. Dans l'intervalle des injections, l'on introduira dans l'anus des bourdonnets de coton trempés dans les mêmes liquides. Les excoriations et les fissures seront touchées avec le nitrate d'argent.

BLENNORRHAGIE DES CAVITÉS BUCCALE ET NASALE

Contrairement à l'opinion des auteurs anciens, qui enseignent que chez les deux sexes, la muqueuse du nez et de la bouche peut être atteinte par la blennorrhagie, de la même façon que la conjonctive, nous n'avons jamais rencontré de pareils cas dans notre pratique hospitalière, pas plus que dans notre clientèle privée[1].

BLENNORRHAGIE OCULAIRE ou OPHTHALMIE BLENNORRHAGIQUE

(D'après le D' Hock, docent à Vienne.)

L'ophthalmie blennorrhagique est une inflammation de la conjonctive caractérisée par la production abondante d'un liquide séro-purulent suspendu sous forme de flocons dans le fluide lacrymal, surabondant lui-même, ou intimement mélangé à celui-ci ; cette affection détermine un gonflement et une rougeur intense de la muqueuse, une hypertrophie de ses papilles, du chémosis, une tuméfaction inflammatoire énorme des paupières et de la peau avoisinante, enfin, dans bien des cas, une inflammation du globe lui-même, une kératite suppurée ou une panophthalmie.

La maladie débute ordinairement par une sécrétion catarrhale abondante et atteint en quelques jours son maximum d'intensité. La période d'état est caractérisée par les signes suivants : les paupières, surtout la supérieure, et la peau environnante, forment une tumeur chaude et tendue, très-rouge, et qui atteint parfois le volume du poing. La paupière supérieure retombe sur celle d'en-bas, ses cils sont agglutinés entre eux et collés aux téguments de la paupière inférieure par des croûtes jaunes et épaisses résultant de la dessiccation du liquide sécrété. Si l'on cherche, après avoir enlevé les croûtes, à relever la paupière supérieure, on voit s'échapper en abondance un fluide purulent, la paupière se renverse et la conjonctive boursouflée des culs-de-sac fait hernie au dehors. La portion tarsienne de la conjonctive est d'un rouge sombre, énormément tuméfiée, sa région papillaire est comme veloutée, quelquefois rugueuse et parsemée de saillies verruqueuses. Ces excroissances granuleuses sont baignées dans un liquide grisâtre et crémeux, qui parfois se coagule en membranes plus ou moins étendues. Si l'on fixe les paupières à l'aide d'un écarteur, on voit la conjonctive bulbaire, la caroncule et le pli semi-lunaire colorés en rouge sombre, épaissis et irréguliers. La muqueuse forme autour de la cornée un bourrelet saillant, œdémateux et transparent, rouge foncé

---

[1] La muqueuse des fosses nasales peut être considérée comme absolument réfractaire à l'infection blennorrhagique, et les tentatives d'inoculation faites par Diday sont constamment restées inutiles. Ce fait n'a pas encore reçu d'explication; il paraît d'autant plus extraordinaire, que la réaction alcaline du mucus semble en faire un milieu de culture favorable au gonococcus (Aubert) et que les chances d'inoculation sont aussi fréquentes pour cette muqueuse que pour la conjonctive.   (*Note du traducteur.*)

et quelquefois bleuâtre, au milieu duquel la cornée est comme enfouie et ne laisse paraître que son centre. Il existe ordinairement de la fièvre.

L'origine de la conjonctivite blennorrhagique dépend constamment du transport direct, par les doigts du malade, du liquide uréthral sur la conjonctive, et de l'inoculation de l'œil sain par le pus de l'œil malade. Quelques auteurs auraient trouvé des micrococci (Neisser) dans le liquide de l'ophthalmie blennorrhagique[1].

L'affection a une marche aiguë ; elle achève ordinairement son évolution en trois à quatre semaines. Parfois la marche est foudroyante : la maladie atteint son summum et produit l'ulcération et l'ouverture de la cornée en 36 à 48 heures. Dans d'autres cas, les symptômes sont plus atténués, moins rapides, et la maladie cède plus facilement à l'intervention thérapeutique. La guérison complète ne s'observe guère que dans ce dernier cas. Les premiers guérissent aussi, mais laissent après eux des cicatrices cornéennes plus ou moins étendues, des synéchies antérieures, des staphylômes partiels ou des cataractes. Trop souvent aussi on observe la phthisie totale de la cornée, et la panophthalmie avec atrophie consécutive du bulbe. L'affection laisse aussi fréquemment après elle une hypertrophie des papilles, qui peut débuter pendant la maladie même ou ne prendre naissance qu'après sa guérison (blennorrhagie chronique, trachômes, conjonctivite granuleuse).

Traitement. — 1° Quand du pus blennorrhagique a été mis en contact avec la conjonctive, on doit immédiatement pratiquer un lavage avec une solution antiseptique (benzoate de soude à 5 p. 100 ou acide borique à 2 p. 100). Si l'on n'a pas ces substances sous la main, on se contentera d'un lavage à l'eau pure ou avec une solution à 2 p. 100 de nitrate d'argent, pour atténuer autant que possible l'action des liquides contagieux[2].

2° Dans la période initiale, on se bornera aux moyens antiphlogistiques les plus actifs et aux lavages avec les solutions antiseptiques. Si la pupille est rétrécie, on fera des instillations d'atropine.

3° Quand la nature blennorrhagique de l'affection ne laisse aucun

---

[1] Des recherches plus récentes ont démontré l'existence du diplocoque de Neisser non seulement dans les liquides sécrétés, mais dans l'épaisseur même des tissus ; et Bumm a vu, sur des lambeaux de conjonctive durcis dans l'alcool et teints au violet de méthyle, le gonococcus pénétrer dans l'épithélium et jusqu'aux papilles.   (*Note du traducteur.*)

[2] Dans les maternités d'Allemagne, ces moyens antiseptiques sont employés d'une façon préventive et chaque enfant reçoit dans les yeux, immédiatement après sa naissance, une goutte de solution de nitrate d'argent à 2 p. 100 (méthode de Crédé), pour détruire les microcoques qu'il a chance de porter dans sa conjonctive.   (*Note du traducteur.*)

doute, on doit se préoccuper avant tout de protéger l'œil sain contre toute chance d'infection, en le recouvrant d'un bandage isolant et en faisant prendre au malade, qui doit tenir le lit, une position convenable.

On prescrira des lavages minutieux de l'œil avec de l'eau froide ou des liquides antiseptiques, les applications glacées, les saignées locales au moment des exacerbations, les laxatifs et les boissons rafraîchissantes, une alimentation légère. Si le chémosis et l'œdème des paupières prennent des proportions alarmantes, on fendra la commissure externe et on renversera la paupière inférieure à l'aide d'un fil métallique (Gaillard) en ayant soin de ne pas arrêter l'hémorrhagie ainsi produite.

Le plus puissant moyen thérapeutique est la cautérisation. On la pratique avec une solution de nitrate d'argent (2 à 4 p. 100) ou avec un crayon mitigé (nitrate d'argent et nitrate de potasse, parties égales ou dans la proportion de 1 à 2). Ces substances sont une fois par jour promenées sur toute la surface palpébrale de la conjonctive ; l'excès du caustique est neutralisé par un lavage à l'eau salée, et le chlorure d'argent ainsi formé est lavé lui-même à grande eau.

Les scarifications superficielles de la muqueuse palpébrale épaissie, les incisions dans l'épaisseur du chémosis sont indiquées pour amener une détente dans les tissus tuméfiés et régulariser la circulation entravée. Si la cornée se trouble ou s'ulcère, on fera plusieurs instillations d'atropine chaque jour, mais jamais en même temps que la cautérisation. Si une perforation cornéenne menace ou s'est produite, s'il existe une hernie de l'iris avec les accidents qui en sont la suite, on emploiera les moyens spéciaux indiqués en ophthalmologie.

SUITES ÉLOIGNÉES DE LA BLENNORRHAGIE EN GÉNÉRAL ET DE LA BLENNORRHAGIE URÉTHRALE EN PARTICULIER

Nous comprenons sous ce titre des affections qui persistent ordinairement longtemps après qu'a disparu l'uréthrite qui leur a donné naissance. Tantôt il s'agit de lésions que la blennorrhagie *uréthrale* seule peut créer, soit dans l'urèthre lui-même, soit en dehors de ce conduit : telles sont l'*arthrite* ou *rhumatisme blennorrhagique*, les *rétrécissements* et leurs complications. Tantôt ce sont des altérations qui peuvent être produites par une blennorrhagie de n'importe quel siège, et résultent uniquement de l'irritation causée par le liquide sur la peau ou la muqueuse du voisinage ; à cette classe appartiennent les végétations.

RHUMATISME BLENNORRHAGIQUE

Le *rhumatisme*, l'*arthrite blennorrhagique*, est une des consé-quences les plus rares de la blennorrhagie des deux sexes. On est loin d'être d'accord sur sa nature et sur ses rapports étiologiques avec la blennorrhagie. Quelques auteurs n'y voient qu'une coïncidence pure-ment fortuite. D'autres prétendent que tout processus physiologique ou pathologique dans l'appareil génital des deux sexes peut éveiller une forme de rhumatisme qu'ils nomment pour cette raison *rhuma-tisme génital*. Mais alors on devrait observer chez la femme beau-coup plus d'affections rhumatismales que chez l'homme ; or, c'est le contraire qui est vrai, et le rhumatisme blennorrhagique est constam-ment chez elle la conséquence de l'uréthrite, qui représente, comme nous le savons, une des localisations les plus rares chez la femme[1]. La vieille école uniciste voyait dans cette affection une manifestation dia-thésique d'origine infectieuse et la comparait aux douleurs rhuma-toïdes que produit la syphilis. D'autres prétendent que la blennor-rhagie produit un état chloro-anémique qui détermine des troubles de nutrition, et, secondairement, des altérations particulières des membranes séreuses, des testicules, des articulations, des bourses mu-queuses. Outre que les affections catarrhales de l'urèthre ne prove-nant pas d'une origine virulente, mais d'une cause mécanique ou chimique, peuvent s'accompagner de phénomènes rhumatoïdes, n'observerait-on pas beaucoup plus fréquemment le rhumatisme blen-norrhagique, si cette prétendue diathèse blennorrhagique existait réellement. Pourquoi enfin ne verrait-on pas des accidents articu-laires résulter de la blennorrhagie préputiale, vulvaire ou vaginale ? Or, jamais pareil fait n'a été signalé[2]. Fournier n'a observé qu'un seul cas de rhumatisme sur 62 blennorrhagies ; encore cette propor-tion est-elle trop forte, si l'on tient compte de toutes les blennor-rhagies qui guérissent sans l'intervention du médecin. Nous con-cluons donc, avec Fournier, que le rhumatisme provoqué par la blennorrhagie dépend moins de la nature même de cette inflamma-

---

[1] Nous avons déjà noté que l'uréthrite blennorrhagique de la femme est loin d'être exceptionnelle et que pour beaucoup d'auteurs, cette localisation serait même on ne peut plus fréquente, sinon tout à fait constante, dans la blennor-rhagie féminine. (*Note du traducteur.*)

[2] Il existe pourtant (de Lapersonne : *Des arthrites infectieuses*, 1886) des observations bien avérées d'arthrites succédant à des blennorrhagies extra-uréthrales, voire même à des conjonctivites blennorrhagiques inoculées pour traiter des granulations. (*Note du traducteur.*)

tion que de son siège uréthral, de l'irritation produite dans les tissus du canal ; la preuve en est qu'on voit des inflammations articulaires succéder à un simple cathétérisme[1]. On s'explique ainsi pourquoi certains individus seulement sont atteints de rhumatisme blennorrhagique et en sont atteints chaque fois qu'ils contractent une nouvelle blennorrhagie[2].

Nous n'avons rencontré que la forme articulaire et la forme musculaire, jamais l'inflammation des bourses séreuses ou du périoste, non plus que la sciatique blennorrhagique. Le siège d'élection est le genou ; mais toutes les articulations peuvent être atteintes. En général, l'affection est mono-articulaire.

Dans quelques cas, le rhumatisme s'annonce dès le début de la blennorrhagie, mais plus ordinairement il n'apparaît que dans la période torpide. L'affection éclate subitement ; d'une heure à l'autre, l'articulation est prise. Si le début de l'arthrite coïncide avec la période purulente de la blennorrhagie, l'inflammation se développe beaucoup plus rapidement et s'accompagne d'une tuméfaction considérable des parties molles péri-articulaires. Ces sortes d'arthrites évoluent parallèlement à la blennorrhagie elle-même et disparaissent comme elle, avec un traitement convenable, en six à huit semaines. Si l'affection articulaire provient d'une blennorrhagie datant déjà de plusieurs semaines, elle débute d'une façon moins éclatante ; elle prend, comme l'uréthrite dont elle est née, une allure chronique, traînante, et résiste souvent au traitement le mieux conduit.

La forme chronique, aussi bien que la forme aiguë, s'accompagne au début de phénomènes fébriles, bien plus intenses toutefois dans le second cas. Dans les formes aiguës, la fièvre tombe d'ordinaire au bout de 6 à 8 jours. Si l'affection ne tend pas à ce moment vers la résolution, la fièvre persiste, quoique à un moindre degré. Dans les formes chroniques, elle se maintient ainsi pendant longtemps. Du reste, dans ce dernier cas, aussi bien que dans la forme aiguë, la température s'élève aussitôt qu'il se produit une aggravation locale dans l'état de la jointure.

On ne constate pas toujours un épanchement dans la synoviale. Mais il se produit parfois une véritable hydarthrose avec un liquide abondant et une fluctuation caractéristique. La peau de la jointure

[1] Pour les partisans de l'origine parasitaire, aujourd'hui la plus probable, ces arthrites d'origine uréthrale mais non blennorrhagique seraient, dans bien des cas, de nature pyohémique. (*Note du traducteur.*)

[2] Cette question pathogénique, qui a donné lieu à tant de théories, paraît aujourd'hui résolue dans le sens de l'origine infectieuse, parasitaire, et l'accord semble bien près de se faire sur ce terrain. Telle est du moins la conclusion exprimée dans un récent travail sur les arthrites infectieuses (de Lapersonne, *thèse d'agrég.*, 1886). On a récemment découvert les gonococci de Neisser dans le liquide des synoviales atteintes d'arthrite blennorrhagique. (*Note du traducteur.*)

ne présente ni rougeur ni épaississement. Dans quelques cas seulement, elle est le siège d'un érythème lisse. L'articulation est sensible à tel point que le moindre mouvement provoque une vive douleur.

Dans les cas favorables, l'exsudat séreux peut se résorber en totalité. Mais l'existence d'un état constitutionnel, scrofule, tuberculose, peut ralentir cette résorption, et même, quoique cette terminaison soit rare, conduire à une hydropisie persistante, *hydarthrose, arthrocèle blennorrhagique, tumeur blanche blennorrhagique*. Quelques auteurs indiquent même un mode de terminaison plus rare, la suppuration. Incomparablement plus fréquente est la formation d'adhérences partielles ou totales, l'ankylose. Le rhumatisme blennorrhagique est essentiellement fixe, c'est-à-dire qu'il ne passe pas d'une articulation à l'autre. Jusqu'ici, nous n'avons jamais observé de péricardite ou d'endocardite consécutive à cette forme de rhumatisme.

L'apparition du rhumatisme n'a aucune influence sur l'abondance de l'écoulement ; nous avons pourtant remarqué que la forme chronique, aussi bien que la forme aiguë de l'arthrite, ne s'éteint que lorsque toute trace d'écoulement a disparu.

Le pronostic est généralement favorable et la guérison complète est la règle. L'ankylose est très-rare et se montre surtout au genou. C'est au genou également que l'hydarthrose est le plus fréquente. L'arthrite suppurée peut entraîner la mort par pyohémie. L'affection a une durée variable suivant son siège ; l'arthrite de l'épaule évolue beaucoup plus rapidement que celle du genou ou du cou-de-pied. Les arthrites des phalanges sont les plus passagères. Le rhumatisme blennorrhagique chronique dure ordinairement plusieurs mois et peut se prolonger pendant plus d'un an chez les tuberculeux et les sujets affaiblis.

L'affection réclame le repos absolu de la jointure et un traitement antiphlogistique, compresses froides, sangsues. Pour calmer les douleurs, on emploiera les injections de morphine. Si la fièvre est forte, on restreindra le régime, on donnera des boissons froides et acidulées, et on surveillera la régularité quotidienne des selles. S'il existe de l'hydarthrose, on appliquera, suivant le degré de congestion de la jointure, des compresses froides ou tièdes, avec ou sans sel ammoniac (50 grammes sur 1000 grammes d'eau). S'il n'y a aucune rougeur inflammatoire de la peau, on peut appliquer localement de la teinture d'iode ou tout autre préparation iodée, par exemple :

<pre>
Iodure de plomb   )
Extrait de belladone } aa . . . .   5 gr.
Empl. simple . . . .   100 —
Empl. elemi. . . . .   Q. s.
</pre>

pour faire un emplâtre de consistance molle. Étendre en couche mince sur du cuir souple ou sur un linge. Appliquer sur la jointure et laisser à demeure.

On se trouvera bien parfois, dans les hydarthroses du genou, d'un bandage compressif au plâtre, à l'amidon ou au silicate. D'autres fois, il suffira d'un emplâtre de gomme ammoniaque et de vinaigre scillitique. Dans les hydarthroses chroniques, les eaux thermales sulfureuses donnent quelquefois de bons résultats. Le traitement des arthrites purulentes, des fistules, des nécroses, appartient au domaine de la chirurgie. On traitera simultanément la blennorrhagie d'origine par les moyens externes et internes ordinaires. Les affections générales concomitantes, scrofule, tuberculose, seront également l'objet d'un traitement particulier.

VÉGÉTATIONS

Une des affections que l'on observe le plus souvent avec la blennorrhagie chez les deux sexes, ce sont les excroissances en forme de verrues ou de choux-fleurs au niveau des organes génitaux et dans leur voisinage. Dans les régions où le pus, le sébum ou la sécrétion blennorrhagique séjournent et s'altèrent, il se produit une irritation et une macération de la peau ou de la muqueuse, qui peu à peu finit par détruire plus ou moins complètement la couche épithéliale. On voit surgir à ce niveau de petites saillies hyalines, grosses comme des têtes d'épingles, qui bientôt prennent la forme de végétations coniques, dendritiques et plus ou moins effilées. Une fois que ces productions ont acquis une certaine longueur, elles s'accroissent rapidement. Plus le malade néglige les soins de propreté, plus il voit pulluler ces productions végétantes, plus leur tissu devient mou, spongieux et saignant. Plus au contraire la région est maintenue propre et sèche, plus vite s'atrophient les végétations anciennes et moins il en surgit de nouvelles. Si l'on sectionne à sa base une de ses excroissances, on remarque, sur la surface de section, deux points sanguins correspondant l'un à un capillaire veineux, l'autre à un capillaire artériel.

Au point de vue histologique, deux opinions sont en présence : les uns considèrent ces excroissances comme des papilles hypertrophiées ; les autres les regardent comme le résultat du développement exagéré des cellules du réseau de Malpighi ; cette modification ne s'étendrait pas seulement vers la périphérie, mais aussi vers la profondeur, et formerait là des saillies coniques entre les papilles. Ces cellules épidermiques ont peu de tendance à subir la transformation cornée et conservent, jusque dans leurs couches les plus superficielles, la consistance molle des cellules de Malpighi. La surface est recouverte d'une très-mince couche cornée ; on n'a pu jusqu'ici découvrir dans ces productions la moindre trace de filets nerveux. Le siège de prédilection des végétations est le gland, surtout au niveau de sa couronne, le prépuce, plus particulièrement son feuillet interne, le frein, les grandes et les petites lèvres, l'urèthre, le vagin, l'orifice de l'utérus, la partie inférieure du rectum, l'ombilic, la peau des régions génitales et de leur voisinage, etc. Si les végétations siègent sur une région cutanée ou muqueuse habituellement recouverte, par exemple sur la couronne du gland, sur le feuillet interne du prépuce dans le cas de phimosis, l'espèce de fomentation continue qu'elles subissent leur donne une apparence molle et une coloration rouge vif comme de la viande crue. Sont-elles au contraire situées dans une région exposée, elles deviennent alors sèches, cornées, jaunâtres ou blanchâtres. Les végétations du vagin sont tellement fragiles, que la seule introduction du spéculum suffit pour les arracher.

Les végétations varient de forme suivant leur siège. Ont-elles été, pendant leur développement, comprimées entre deux surfaces adossées, elles prennent la forme dite en crête de coq. La pression s'est-elle au contraire exercée dans le sens vertical. la petite tumeur s'aplatit et prend la forme d'un champignon. Dans les régions où les végétations peuvent se développer librement, elles prennent un aspect effilé, pédiculé, la forme de fraises, de mûres, de raisins ou de choux-fleurs. S'il existe un grand nombre de végétations pressées les unes contre les autres, elles s'aplatissent réciproquement et forment une surface plane subdivisée en zones distinctes par d'étroites fentes, comme la fleur du thym. D'où le nom d'*acrothymion* ou de *thymos* que leur donnaient les anciens.

Les végétations, outre leurs inconvénients purement mécaniques, peuvent encore agir sur l'organisme d'une manière fâcheuse, par les altérations qu'elles subissent ultérieurement. Elles peuvent obstruer le méat ou l'orifice du prépuce, empêchant l'issue de l'urine et du sperme, ainsi que les lavages du gland. De même chez la femme, l'orifice uréthral ou celui du vagin peuvent être garnis de végétations qui mettent obstacle à la miction et au coït. Chez les deux sexes, l'accumulation de végétations abondantes à l'orifice anal peut rendre la défécation douloureuse. Les végétations qui siègent dans des régions où elles sont soumises à des frottements, à des pressions continues, peuvent facilement se gangréner.

Cette affection peut être confondue avec l'épithéliome, avec les excroissances en choux-fleurs de Clarke, siégeant au niveau du col utérin, enfin avec les condylomes. Le mode de développement, la marche, les phénomènes concomitants, enfin le résultat du traitement faciliteront le diagnostic. Il est d'autant plus aisé de confondre les végétations avec les condylômes, que ces deux sortes de lésions sont souvent combinées.

L'observation clinique, aussi bien que l'expérimentation, ont démontré que les végétations étaient directement contagieuses.

Ces néoplasmes possèdent une énorme faculté de repullulation ; on en enlève une, il en repousse cinq. Les plus tenaces sont les petites, celles qui sont grosses comme un grain de chènevis, et serrées les unes contre les autres.

Les végétations pédiculées peuvent être enlevées avec les ciseaux de Cooper ou par la ligature. Si on les coupe avec des ciseaux, on aura soin d'emporter en même temps leur base d'implantation. La surface de section sera badigeonnée avec une solution étendue de perchlorure de fer, pour arrêter l'hémorrhagie et prévenir la récidive. D'ailleurs, ces badigeonnages au perchlorure de fer sont utiles même sans opération, surtout pour les végétations très-développées et très-serrées ; l'action astringente de cette substance les atrophie très-promptement et diminue les chances d'hémorrhagie, si on se décide plus tard à l'ablation. La teinture d'iode agit d'une manière analogue, mais infiniment moins active. Les acides concentrés donnent rarement de bons résultats. On réussit mieux avec les solutions de sublimé dans l'alcool ou dans l'éther (50 centigrammes sur 50 grammes). La pâte de Plenk agit d'une façon beaucoup plus active que les solutions de sublimé, elle se formule ainsi :

<pre>
Sublimé.   \
Alun   \
Carbonate de plomb.   (
Camphre.   > aa . . . . 5 gr.
Alcool.   /
Vinaigre de vin.   /
</pre>

Le dépôt qui se forme dans le liquide est étendu avec un pinceau sur les végétations. La pâte de Plenk a l'inconvénient de produire parfois un œdème très marqué et de la stomatite mercurielle.

Pour détruire les végétations cornées, on emploiera de préférence l'acide arsénieux ou l'iodure d'arsenic dans de l'onguent gris. Nous prescrivons :

<pre>
Acide arsénieux. . . . . 0 gr. 20 centigr.
Onguent mercuriel simple. . . . 5 —

Ou bien : Iodure d'arsenic. . . . . 0 gr. 20 centigr.
Onguent mercuriel simple . . . . 5 —
</pre>

On appliquera plusieurs fois par jour gros comme une lentille de cette pommade, sur du coton. Les végétations molles, sécrétantes, s'atrophient parfois si on les saupoudre avec un mélange d'alun, de calomel, d'oxyde de fer, de sulfate de fer et de poudre de sabine. En cas de phimosis, on doit mettre à découvert les végétations, par l'incision du prépuce ou la circoncision. Ces énormes paquets de végétations qui envahissent les grandes lèvres et acquièrent parfois le volume du poing sont essentiellement justiciables de la ligature ou de la cautérisation, soit avec le galvano-cautère, soit avec le cautère de Paquelin. Toutefois, il est prudent de pratiquer en plusieurs fois la ligature de la gerbe végétante, car la ligature en masse de végétations abondantes et serrées a pu entraîner la mort par tétanos. Quel que soit le procédé employé pour détruire les tumeurs, on devra laver fréquemment et sécher avec soin la région malade. L'application permanente et prolongée de compresses froides a pu à elle seule amener la disparition de végétations qui avaient résisté à toutes les tentatives de cautérisation et d'excision (Petters, de Prague).

RÉTRÉCISSEMENTS DE L'URÈTHRE

L'une des plus fréquentes parmi les affections consécutives à la blennorrhagie chez l'homme. La lésion peut siéger dans tous les points du canal, sauf dans la portion prostatique. Le seul obstacle à l'introduction du cathéter ou de la sonde qui puisse se présenter dans cette dernière région résulte constamment de l'hypertrophie de la prostate, de son inflammation ou de la présence d'un néoplasme; ces différentes lésions peuvent augmenter le volume de l'organe au point d'effacer par pression excentrique la lumière du canal. Les rétrécissements situés dans les autres régions peuvent, à l'exemple de Dittel, être utilement subdivisés en spasmodiques, inflammatoires et organiques.

On désigne sous le nom de rétrécissements *spasmodiques*, les coarctations passagères du canal résultant d'un spasme des éléments musculaires de l'urèthre. On peut en vérifier l'existence par l'introduction d'un cathéter de gros calibre. A quelque profondeur qu'on l'introduise, l'instrument reste immobile et fixé; mais attend-on quelques instants, sans exercer la plus légère pression, on le voit tout à coup glisser de lui-même dans la vessie. Des auteurs éminents ont nié cette forme[1]; mais elle est absolument démontrée par les faits.

---

[1] L'existence de ce genre de rétrécissement est si peu douteuse qu'on a cité (Ramey, *Soc. de Biologie*, 3 juillet 1887) un cas de rétrécissement spasmodique guéri par suggestion hypnotique.   (*Note du traducteur.*)

Des autorités comme Esmarch, Dumreicher, Albert, Hunter et bien d'autres ont avec raison soutenu son existence. Le spasme porte le plus souvent sur la couche musculaire qui entoure la région membraneuse, sur le muscle transverse profond ; mais il peut se produire en un point quelconque et se montre parfois avec tant d'énergie, qu'on ne peut plus parvenir à retirer la sonde qu'on vient d'introduire : il semble que quelqu'un retient l'instrument par son extrémité vésicale.

Ces rétrécissements temporaires, causés par une contraction spasmodique de l'urèthre, ont une physionomie bien spéciale : un sujet qui tout à l'heure encore urinait avec la plus parfaite aisance, se sent pris tout à coup de besoin d'uriner, et ce n'est qu'après plusieurs minutes d'efforts et de souffrances qu'il peut, avec des douleurs brûlantes dans le canal, réaliser une miction incomplète, qui se fait par goutte ou par jets saccadés (dysurie). Quelquefois même, il ne sort pas une goutte d'urine (ischurie). Ces spasmes uréthraux peuvent survenir même chez des sujets vierges de toute blennorrhagie ; il suffit que le malade se soit mouillé les pieds, qu'il ait fait un usage immodéré de boissons mal fermentées, de bière nouvelle, etc.; toutefois, on les rencontre bien plus fréquemment en compagnie des rétrécissements organiques. Comme traitement, le mieux est d'introduire des suppositoires bien huilés avec un centigramme d'extrait de belladone, de prescrire l'emploi de compresses tièdes et de bains de siège (deux par jour). On doit en outre prohiber toutes les boissons qui pourraient irriter la vessie, champagne, cidre, bière trop jeune ou vin nouveau.

En ce qui touche aux rétrécissements *inflammatoires*, nous serons très-bref. Nous indiquerons seulement qu'ils sont causés par le gonflement et l'œdème de la muqueuse. Leur cause habituelle est la blennorrhagie ou les opérations sur le rectum et sur la région génitale externe chez la femme.

Dittel admet avec raison, parmi les rétrécissements organiques, deux groupes principaux. Le premier comprend ceux qui sont dus à la prolifération du tissu conjonctif; ceux du second groupe sont produits par la formation d'un tissu étranger à l'urèthre.

Nous ne parlerons que des premiers, qui succèdent si souvent à la blennorrhagie. Dans la période d'hyperplasie conjonctive, Dittel les nomme rétrécissements *calleux ;* dans la période de rétraction, il leur donne le nom de rétrécissements *atrophiques.* Les symptômes des coarctations organiques sont les suivants : le jet d'urine est aminci et dévié ; il ne décrit plus une courbe, mais tombe suivant le degré de l'obstacle, lentement ou même par gouttes. La bifidité du jet n'a pas une valeur pathognomonique ; elle est due le plus souvent à la présence du mucus, qui colle les lèvres du méat. L'évacuation de la vessie est incomplète, ce qui oblige le malade à uriner fréquemment. La portion du canal postérieure à la stricture devient souvent le siège de diverticules qui peuvent, si le rétrécissement persiste, amener une rupture de l'urèthre ; celle-ci peut conduire à l'infiltration urineuse ou guérir avec une fistule persistante en arrière du rétrécissement. Les coarctations anciennes ont pour conséquence le catarrhe de la vessie et finalement la pyélite et la néphrite.

Rien n'est plus variable que la forme du rétrécissement. Tantôt c'est une saillie nettement limitée, tantôt une bande transversale tendue dans la lumière du canal, tantôt c'est un épaississement avec un relief arrondi, circonscrit ou allongé, sur la paroi inférieure de l'urèthre ; quelquefois des granulations en forme de caroncules ; enfin le rétrécissement est souvent produit par les déviations sinueuses du canal consécutives à la rétraction cicatrielle du tissu conjonctif péri-uréthral.

Il se produit très-souvent des rétrécissements, dans la région membraneuse, au niveau des cicatrices qui succèdent aux ulcérations blennorrhagiques ; une inflammation adhésive peut produire le même résultat.

Le siège d'élection des rétrécissements est la région membraneuse ou la portion pénienne. On trouve quelquefois deux ou trois rétrécissements l'un derrière l'autre.

Pour diagnostiquer un rétrécissement, on doit avant tout examiner l'urine, si le malade peut en fournir. Une urine claire, sans sédiments, permet d'exclure l'idée d'une stricture étroite. On recommandera au malade de ne pas uriner immédiatement avant l'exploration instrumentale de l'urèthre. Pour pratiquer cet examen, on fait étendre le sujet sur le dos, on se place à sa gauche, et on saisit le pénis avec le pouce et l'index de la main gauche, après avoir découvert le gland.

Pour le premier examen, on prendra, pour plus de sûreté, un cathéter aussi gros que possible, pourvu qu'il puisse franchir le méat. On le frottera avec un linge propre, pour le réchauffer, ou on le trempera dans de l'eau tiède, puis on le graissera soigneusement avec de l'huile très-pure et on l'introduira dans l'urèthre. Pour cela, on saisit l'instrument avec le pouce et l'index droits, tandis que le petit doigt s'appuie sur la paroi abdominale, de manière à donner à la main plus de fixité et d'assurance. On attire alors le pénis sur le cathéter, plutôt qu'on n'introduit ce dernier dans le canal. Si l'on se heurte à un obstacle, on prend le cathéter d'un numéro inférieur. Est-on de la sorte amené jusqu'au n° 8 de la filière Charrière, il vaut mieux prendre alors les bougies cylindriques élastiques anglaises ou les bougies coniques élastiques à boule. Les cathéters métalliques inférieurs au nº 8 sont trop flexibles et on n'a plus la sensation nette de la direction de son instrument. Les cathéters flexibles et coniques sans boules sont dangereux ; ils peuvent pénétrer dans la paroi et faire des fausses routes. Si aucune bougie n'a franchi l'obstacle, on emploiera les cordes à boyau. Nous mettons alors en usage le procédé indiqué par H. Zeissl. On prend 5 à 6 cordes à boyau fines, on les huile et on les pousse ensemble jusqu'au rétrécissement ; on essaye alors successivement de faire avancer chacune d'elles, en procédant avec beaucoup de ménagements ; forcément l'une ou l'autre s'engage. Le rétrécissement est enfin franchi dans toute sa longueur ; il s'agit encore de choisir un mode de traitement curatif. Nous sommes ici en présence de trois méthodes. La dilatation lente, la dilatation rapide, l'uréthrotomie.

Nous n'employons que la dilatation lente et l'uréthrotomie externe. Nous décrirons d'abord la première de ces deux méthodes.

Si le rétrécissement est tellement étroit qu'il n'admette qu'une corde à boyau, on laissera cette dernière à demeure jusqu'à ce qu'elle soit tout à fait gonflée. Si, pendant ce temps, (une demi-heure à une heure), aucune réaction ne s'est produite, on cherchera à passer le plus fin cathéter élastique anglais. Si l'on éprouve des difficultés, on n'insistera pas, mais on remettra la tentative au lendemain, en commençant ce jour-là par le numéro introduit la veille et en ne passant au numéro suivant que si le premier a pénétré sans difficulté. Lorsque l'on est enfin parvenu à passer un cathéter étroit, on le laissera en place pendant vingt-quatre heures, s'il ne produit aucune réaction ; c'est le meilleur moyen de gagner rapidement du terrain, d'introduire le jour suivant un instrument de plus gros calibre, et ainsi de suite, jusqu'à ce qu'enfin le canal admette aisément les cathéters les plus volumineux. Quand la bougie reste à demeure, on laissera écouler l'urine toutes les trois heures, ou chaque fois que le malade en sentira le besoin. Si l'on constate le moindre signe de réaction nerveuse, traumatique ou morbide, on enlèvera la sonde immédiatement.

Au point de vue des phénomènes de réaction, notons que certains sujets ne peuvent absolument tolérer l'introduction d'un instrument dans l'urèthre, même en l'absence de tout rétrécissement. Plus ou moins longtemps après le cathétérisme, survient un frisson suivi de fièvre intense et de céphalée violente, ou tout au moins de forte pesanteur de tête. Habituellement, ces symptômes ne tardent pas à disparaître entièrement ; mais, dans quelques cas, ils se reproduisent opiniâtrément, et quelquefois plusieurs semaines se passent avant que le malade ne soit complètement remis. Cette réaction violente, que Dittel croit de nature nerveuse, peut être prévenue, si l'on administre une petite dose de morphine une demi-heure à deux heures avant l'intro-

duction de l'instrument. Si ce moyen est sans effet, et si, après chaque
essai de dilatation, les accidents se montrent avec la même intensité,
on doit renoncer à la dilatation lente et pratiquer l'uréthrotomie
externe. Si le passage a produit une lésion uréthrale, une réaction
analogue survient, que Dittel a nommée réaction *traumatique*. On la
distingue de la réaction nerveuse par ce fait, que le malade avait supporté sans accident les dilatations précédentes. Une troisième forme,
la plus grave, est la réaction dite *morbide ;* elle est l'expression d'affections profondes de la vessie et des reins.

C'est la susceptibilité particulière à chaque malade qui doit guider
l'intervention chirurgicale. Si l'instrument est bien supporté, on peut
le laisser longtemps dans l'urèthre ; s'il y a de la réaction ou si le
malade est avancé en âge, on abrégera les séances, cinq minutes à
une demi-heure, et on n'introduira la bougie que tous les deux jours.
Il est indispensable, avant d'entreprendre le traitement d'un rétrécissement, d'examiner avec soin l'urine, chimiquement et au microscope.
Les pyélo-néphrites déjà existantes s'aggravent si rapidement sous
l'influence de la dilatation la plus prudemment conduite, que les malades peuvent succomber en quelques jours. C'est pourquoi nous préférons, chez les sujets qui tolèrent mal la dilatation instrumentale,
pratiquer la section du rétrécissement de dehors en dedans, la boutonnière périnéale. La dilatation lente exige, lorsqu'elle aboutit, un
traitement consécutif d'une année, c'est-à-dire le passage ininter-
rompu d'instruments ; si l'on néglige cette précaution, ne fût-ce que
pendant quelques jours, le rétrécissement subit une nouvelle rétraction et tout est à recommencer [1].

Au point de vue de la section du rétrécissement, nous avons à
signaler deux méthodes : la section de dehors en dedans, ou uréthrotomie externe, et la section de dedans en dehors, ou uréthrotomie
interne.

[1] Parmi les méthodes offrant quelque chance de mettre, dans une certaine
mesure, à l'abri des récidives, les chirurgiens anglais et américains ont beaucoup vanté, dans ces derniers temps, l'emploi de l'électrolyse. A la Société
Royale de médecine et de chirurgie (25 mai 1886), Steavenson et Bruce Clarke
ont rapporté quelques cas de rétrécissements uréthraux heureusement traités par
cette méthode. L'électrode négative est appliquée dans l'urèthre et la positive
sur la peau ; la douleur est modérée; l'eschare, gélatineuse et molle, s'élimine
sans hémorrhagie et la dilatation s'obtient assez rapidement. On ne peut jusqu'ici
juger cette méthode d'une façon absolue, mais elle peut être appelée à rendre
des services dans certains cas spéciaux.

A l'Académie de médecine d'Irlande, Hayes a lu un travail sur le même sujet
et considère ce procédé comme très-utile dans les rétrécissements annulaires de
faible longueur. Enfin, Hjort de Christiania (Congrès des médecins et naturalistes
scandinaves, 1886) recommande ce traitement dont l'application serait, d'après
lui, inoffensive, et les résultats plus durables que ceux de l'uréthrotomie interne.

(Note du traducteur.)

L'uréthrotomie externe est pratiquée de nos jours dans les cas où le rétrécissement est devenu infranchissable aux bougies les plus fines, ou bien quand l'introduction d'un instrument dilatateur provoque chaque fois une réaction violente. Pour les données exactes relatives au manuel opératoire, nous renvoyons aux traités de chirurgie spéciale. La boutonnière nous a donné de très-bons résultats.

Nous repoussons d'une manière absolue l'uréthrotomie interne et la dilatation brusque. Les deux méthodes produisent, il est vrai, un résultat très-rapide, mais compromettent gravement l'existence, en exposant le sujet à l'infiltration urineuse ; de plus, elles exigent, tout autant que l'inoffensive dilatation lente, un long traitement consécutif. Les dangers de ces opérations ; les chances de récidive rapide et souvent pire que la lésion primitive, pour peu que le traitement consécutif soit négligé ; enfin la nécessité, pour leur exécution, d'une certaine perméabilité de la stricture, nous ont engagé à n'y avoir recours en aucun cas [1].

[1] Cette opinion nous paraît un peu étrange en France, où l'uréthrotomie interne est, presque par tous, considérée comme la méthode de choix dans les cas où la dilatation progressive est impossible, l'uréthrotomie externe étant gardée comme un pis aller exceptionnel et applicable seulement aux strictures absolument infranchissables. Telle est encore actuellement la conclusion qui ressort de la récente discussion sur le sujet à la Société de chirurgie, où tous les avis, sauf de rares exceptions, avec quelques divergences et moyennant certaines restrictions, se sont ralliés à l'uréthrotomie interne aussitôt que la dilatation lente n'est pas applicable. (*Note du traducteur.*)

DEUXIÈME PARTIE

DU CHANCRE SIMPLE

Définition du chancre; son mode de contagion.

On a désigné depuis longtemps sous le nom de chancre une ulcération dont on attribuait l'origine à une matière spécifique fournie par une lésion semblable.

Jusqu'à présent, il est impossible de donner une définition scientifique et précise de l'affection qui nous occupe.

La nature intime du contage chancreux nous est aussi inconnue que celle de tout autre contage. La notion même de contage n'est qu'une notion abstraite; en réalité, nous ne constatons qu'un fait: c'est qu'une infime quantité du liquide sécrété par l'ulcère détermine sur la peau ou sur les muqueuses une ulcération qui revêt très-rapidement les caractères de l'ulcération mère; et nous en concluons que le liquide en question possède une puissance contagieuse.

Une couche intacte d'épiderme ou d'épithélium est une barrière infranchissable pour le virus chancreux. Il n'existe pas de réceptivité ni de prédisposition particulières; il n'existe pas davantage d'immunité absolue. Toutes les créatures à sang chaud sont soumises à son action. Les différences de race entre l'infecté et l'infectant semblent exagérer ses effets. Les nouveau-nés offrent à l'action du virus moins de résistance que les adultes, sans doute à cause à de la plus grande vascularité de leurs téguments. La réceptivité varie également suivant les tissus. Ainsi le virus chancreux produit des effets plus rapides dans les régions vasculaires, lâches et spongieuses, que dans les tissus compacts et peu vascularisés. Le tissu conjonctif sous-muqueux, sous-cutané et interstitiel se prête particulièrement au développement du chancre.

Les chancres des muqueuses sont habituellement moins étendus que ceux de la peau. Le virus ne s'inocule jamais sur les membranes fibreuses ou séreuses, très-rarement sur les cartilages. Certaines régions cutanées offrent au chancre un terrain préféré. Sur la peau de la région interne de la cuisse, l'ulcération gagne plus vite en étendue qu'au niveau des espaces intercostaux et sur les membres supérieurs ; plus vite aussi sur la peau des flancs que sur les parties latérales de la poitrine. Les modifications locales de la circulation cutanée, hyperémie, stase, œdème et surtout tendance aux infiltrations purulentes, favorisent l'action destructive du virus chancreux.

Action du virus chancreux et développement du chancre mou.

Quand la matière chancreuse a pénétré d'une façon quelconque sous l'épiderme ou sous l'épithélium, on constate en ce point, après douze à vingt-quatre heures, une tache rouge vif de l'étendue d'une lentille. Le lendemain, la plaque se transforme en un nodule saillant de même dimension, entouré d'une zone inflammatoire. Le troisième jour, le nodule se change en pustule ; la rougeur périphérique s'étend à mesure que la pustule augmente, et, dans le rayon de cette zone enflammée, la peau prend une consistance pâteuse. La région devient douloureuse et sensible au toucher. Le cinquième ou sixième jour, la pustule s'affaisse ; sur les surfaces qui ne sont pas macérées par des sécrétions physiologiques ou morbides, elle se dessèche sous forme de croûte ; en même temps, l'auréole de réaction se rétrécit. Si la croûte est enlevée, on découvre un ulcère arrondi, superficiel ou profond, circonscrit par des bords taillés à pic et décollés, et dont le fond est couvert d'une couche lardacée grisâtre.

Sur les muqueuses, l'évolution du chancre est la même que sur la peau, mais la petite pustule s'ouvre plus tôt. Si le virus a pénétré dans un follicule sébacé, il se produit une pustule d'apparence acnéique ou furonculeuse, à laquelle succède, après douze ou vingt-quatre heures, une ulcération. Les excoriations, les fissures soumises à l'inoculation, se transforment immédiatement en ulcères, sans passer par la forme pustuleuse. Dans ce cas, l'ulcère n'est pas arrondi, mais reproduit la forme de la lésion originelle et présente habituellement l'aspect d'une crevasse.

Plusieurs ulcérations arrondies peuvent, en se fusionnant, former une figure plus ou moins sinueuse. Le chancre s'accroît d'ordinaire en surface et en profondeur, jusqu'à ce qu'il se recouvre de granulations et marche vers la cicatrisation. La limite de l'ulcère ne représente pas la limite d'action du virus. Si l'on excise un chancre, on voit en effet souvent la plaie ainsi créée devenir chancreuse à son tour.

L'ulcération chancreuse est due à une altération inflammatoire des tissus, qui produit leur destruction par voie de dégénérescence graisseuse, de ramollissement ou de fonte moléculaire. D'autres fois, les couches mortifiées forment des eschares membraneuses d'aspect diphthéritique, qui peu à peu sont détachées par la suppuration. Dès le début du processus, il se fait, au-dessous et autour de l'ulcération, un travail d'inflammation plastique qui détermine à ce niveau une tuméfaction pâteuse des tissus, et produit autour de l'ulcère un véritable endiguement ; ce processus est constitué histologiquement par l'infiltration cellulaire des papilles.

Anatomie du chancre mou.

On décrit dans le chancre, comme dans toute ulcération, un fond et un bord. La dégradation de l'un à l'autre est plus ou moins brusque. Les ulcères dont le fond et les bords sont presque de niveau sont désignés sous le nom de chancres superficiels ou de chancres plats : ils ont l'aspect d'excoriations plus ou moins lardacées et d'une couleur jaunâtre.

Le fond de l'ulcère est inégal, anfractueux et comme vermoulu. Ces inégalités proviennent de la résistance qu'ont offerte à la mortification certains points de la région malade. La surface de l'ulcère possède ordinairement un aspect jaunâtre ou lardacé, qu'elle doit à la présence des éléments en voie de dégénérescence graisseuse ou moléculaire. Elle est parfois recouverte d'une couche grise, verdâtre quand elle est colorée par du sang, ressemblant à la fausse membrane de la diphthérie pharyngienne, et adhérant aussi fortement que cette dernière aux tissus sous-jacents. On donne à cette forme le nom de chancre diphthéritique. Elle succède à l'infiltration excessive, dans le tissu conjonctif, de cellules jeunes qui compriment les capillaires et entravent la nutrition. La couche diphthéritique est une véritable eschare. Dès qu'arrive la période de réparation, cette eschare s'entoure d'un sillon ulcéreux facilement saignant, qu'on nomme sillon d'élimination, et qui résulte de la réaction inflammatoire provoquée autour des tissus mortifiés. Le pus produit par cette inflammation s'accumule entre les tissus vivants et l'eschare, qu'il finit par soulever. Le chancre diphthéritique détermine ordinairement des pertes de substance plus considérables.

Le fond de l'ulcère n'a, dans certains cas, qu'une existence éphémère, comme dans les chancres perforants du frein ou des petites lèvres. Après la perforation, le fond de l'ulcère est constitué par la partie qui primitivement en représentait les bords.

La surface ulcéreuse fournit une sécrétion formée en partie par les produits de la dégénérescence graisseuse et moléculaire des tissus, en partie par des corpuscules de pus, et contenant souvent des matières colorantes du sang. Dans les régions abondamment pourvues de glandes sébacées, leur sécrétion se mêle au liquide du chancre, se décompose et communique à ce dernier une odeur repoussante (chancre du sillon balano-préputial).

Le travail de réparation affecte la marche suivante : dans la profondeur des tissus sous-jacents à l'ulcère, des vaisseaux abondants se développent. Cette couche richement vascularisée devient l'origine de granulations ou bourgeons charnus, qui forment une couche veloutée et se transforment peu à peu en tissu de cicatrice. Souvent leur formation est si active, que le fond de l'ulcère dépasse le niveau de ses bords (chancre saillant, fongueux, *ulcus frambœsoides*).

Les bords de l'ulcération sont, dans la plupart des cas, épaissis et gonflés par l'infiltration cellulaire des papilles cutanées ; mais, là aussi, les cellules accumulées meurent, comme celles du fond, et les bords deviennent plus ou moins dentelés et décollés. Quand la cicatrisation commence, le bord se soude au fond par des granulations, et se nivelle avec lui. L'irritation des papilles amène une production exagérée d'épiderme, qui gagne peu à peu du côté du centre. L'aspect des bords permet de prévoir la rapidité de la cicatrisation. Moins ils sont décollés, plus ils sont lisses et plats, et plus on doit s'attendre à une cicatrisation rapide. Sont-ils hyperémiés ou anémiés, la réparation sera plus lente. Si les granulations subissent, au-dessous du bord, une végétation exubérante, celui-ci est soulevé, renversé, et forme autour de l'ulcère un véritable bourrelet. La transformation plastique excessive de l'infiltrat cellulaire peut donner à ce bourrelet saillant une consistance calleuse et entourer l'ulcère d'un anneau résistant (chancre annulaire). Tant que le travail de destruction continue, l'ulcère est entouré d'une zone rouge hyperémique. La disparition de cette auréole inflammatoire annonce la fin de la période ulcéreuse, et coïncide avec l'apparition de bourgeons charnus sous les anfractuosités des bords. La zone de réaction confine à des tissus en apparence normaux : en apparence, car on ne sait pas jusqu'à quel point les tissus environnants sont altérés par le travail ulcéreux.

Marche, durée et cicatrisation du chancre mou.

La durée du travail destructif opéré par le chancre varie dans de larges limites. Tantôt l'envahissement est rapide, tantôt l'ulcère progresse avec une extrême lenteur. Parfois, il ne dépasse pas la largeur d'une lentille ; d'autre fois il acquiert une énorme étendue. Tantôt la couche superficielle du corps papillaire est seule détruite (chancre plat); tantôt les téguments sont désorganisés dans toute leur épaisseur, le tissu sous-cutané ou sous-muqueux participe à la destruction, et des organes entiers, gland, urèthre, petites lèvres, peuvent disparaître. L'étendue des dégâts dépend bien moins des propriétés du virus que des prédispositions du sujet infecté ; ces prédispositions ne peuvent pas toujours être prévues à l'avance, mais il est du moins démontré que chez les scrofuleux, les tuberculeux, les sujets affaiblis par la misère et les privations, le chancre prendra une plus grande extension que chez les individus robustes. La profondeur à laquelle a pénétré le virus au moment de l'infection, la quantité de pus qu'il renfermait, semblent avoir une action plus marquée sur la gravité de la lésion. A côté de ces influences d'ordre général, interviennent encore des conditions locales et extérieures. Le séjour prolongé du pus à la surface de l'ulcération n'a pas seulement une action irritante et destructive sur les granulations ; il inocule aussi les tissus sains de proche en proche ; les hémorrhagies artérielles et veineuses favorisent également l'extension de l'ulcère. Telle est enfin l'influence des actions mécaniques, des tiraillements, des frottements, des irritations chimiques dues à des médicaments mal choisis, l'accumulation, chez les individus peu soigneux, des sécrétions normales ou morbides.

En dehors de toutes ces influences, la période destructive dure en moyenne de quatre à cinq semaines, la période de réparation environ quinze jours. Le pouvoir contagieux d'un chancre, traité ou non, diminue à mesure que les granulations avancent vers la périphérie. La perte de substance n'est pas comblée seulement par la néoformation cicatricielle, mais encore par la rétraction du tégument. Plus l'ulcération a été superficielle, moins la cicatrice est apparente. Cette dernière est, dans les premiers temps, hyperémique, pigmentée et quelque peu résistante ; mais elle devient bien vite incolore et souple. La cicatrice du chancre mou ne se rouvre presque jamais.

Variétés du chancre mou.

D'après le degré de réaction des tissus infectés, on distingue un chancre *inflammatoire* et un chancre *atonique*. Dans le premier cas, l'inflammation de voisinage domine la scène ; dans le second, toute réaction fait défaut ; la sécrétion est rare et fluide, les granulations croissent avec lenteur, ont un aspect sec et raccorni, et saignent facilement.

Si l'inflammation devient très-vive autour d'un chancre cutané, elle prend l'aspect d'une tuméfaction érysipélateuse. Une inflammation intense peut produire des congestions qui entraînent la mortification non seulement des parties malades, mais encore des tissus voisins. On donne à cette forme le nom de chancre gangréneux à eschare noire, pour le distinguer du chancre diphthéritique, à eschare pseudo-membraneuse jaunâtre, que Wallace désigne sous le nom de chancre à eschare blanche.

Si la gangrène moléculaire affecte une intensité excessive et avance avec une telle rapidité qu'elle détermine en quelques heures une solution de continuité étendue, on est en face de cette variété qu'on a de tout temps appelée chancre *rongeant* ou *phagédénique*. On doit encore admettre dans cette forme plusieurs divisions : le phagédénisme diphthéritique, simple, serpigineux. Dans le premier cas, la couche mortifiée forme, à la surface de l'ulcère, une fausse membrane adhérente et lardacée. Le phagédénisme est dit simple, quand il s'étend uniformément dans toutes les directions, serpigineux quand il progresse seulement dans un sens, tandis que l'extrémité opposée se couvre de granulations. Il existe un phagédénisme serpigineux faux et un vrai. Le premier s'étend dans le sens de la déclivité et provient du manque de propreté ; l'autre, au contraire, s'avance souvent de bas en haut. Le premier résulte surtout d'une auto-inoculation incessante ; dans ce cas, l'ulcère initial est toujours en haut, et les ulcérations récentes dans les parties déclives. On observe souvent ce mode d'envahissement au niveau du sillon et à la face interne des grandes lèvres.

Le chancre phagédénique simple est incomparablement plus fréquent que le chancre serpigineux.

Le phagédénisme semble dépendre avant tout de la constitution du malade ; on l'observe surtout chez les sujets affaiblis ou débauchés. Le genre de vie joue ici un rôle capital. L'abus de l'alcool est une des causes de phagédénisme les plus puissantes, et Ricord a admis un chancre œno-phagédénique. Un traitement mercuriel excessif, surtout chez les scrofuleux, les tuberculeux ou les anémiques, bref toutes les causes qui détériorent la constitution, semblent capables de donner naissance au phagédénisme. Les chancres phagédéniques conservent avec une persistance exceptionnelle leur pouvoir destructeur, ainsi que leurs propriétés contagieuses.

Siège du chancre mou.

Il n'est pas, sur la peau ou sur les muqueuses, un point accessible, qui ne puisse être le siège du chancre mou ; mais, comme ce dernier se transmet presque toujours dans les rapports sexuels, on comprend sa fréquence extrême dans les régions génitales des deux sexes. Sans être, comme ces dernières, un véritable lieu d'élection, il est d'autres organes où le chancre apparaît avec une remarquable prédilection : tels sont les doigts chez le médecin, la sage-femme, que la moindre érosion digitale expose à l'inoculation. Les nourrices atteintes de chancres génitaux transportent souvent cette affection sur leurs mamelons, en frottant cet organe plus ou moins macéré avec leurs doigts souillés de pus chancreux. Les rapports contre nature peuvent localiser le chancre mou sur la muqueuse anale, les lèvres, la pointe de la langue. L'expérience a prouvé surabondamment que la prétendue innocuité de la région céphalique, posée en principe par Ricord, ne doit pas être acceptée. Les chancres à sécrétion abondante peuvent, chez les sujets peu soigneux, se multiplier indéfiniment par auto-inoculation. Les tentatives de syphilisation ont montré que des centaines de chancres peuvent être inoculés au même individu. Tous les points du tégument de la verge, depuis le prépuce jusqu'au pubis, peuvent subir l'inoculation chancreuse. Le siège le plus ordinaire est le prépuce, surtout le limbe et le feuillet interne, le frein, la couronne du gland, plus rarement le méat. Le chancre du scrotum est loin d'être exceptionnel.

Chez la femme, le chancre affectionne les petites et les grandes lèvres, la commissure postérieure, l'orifice du vagin ; il atteint beaucoup plus rarement le vagin lui-même et le col. Chez les femmes mal tenues, qui portent des chancres génitaux sécrétant avec abondance, les excoriations siégeant à l'anus peuvent s'inoculer par voisinage. Les conditions variables de texture, de situation et d'activité fonctionnelle que le chancre rencontre en ces différents points, exercent une influence plus ou moins décisive sur son évolution et sur sa marche.

Les chancres du prépuce sont toujours tenaces, parce qu'ils siègent sur une région mobile et se trouvent incessamment froissés et tiraillés, en même temps que leur surface est sans cesse humectée par l'urine et le sébum altéré. Dans le cas de phimosis congénital ou accidentellement produit par la tuméfaction, le chancre préputial est plus activement encore soumis aux causes d'aggravation mécaniques et chimiques. Le chancre du feuillet interne se complique presque toujours de balano-posthite, et l'on trouve habituellement sur le gland, des ulcérations qui reproduisent l'empreinte des chancres préputiaux. Si le prépuce est très-étroit, il survient des troubles circulatoires qui peuvent en amener la gangrène, ainsi que celle du gland. La gangrène du prépuce s'annonce par de violentes douleurs ; l'organe se tuméfie énormément, rougit, sa température s'élève, et son orifice laisse couler une sécrétion purulente et fétide. Si le danger n'est pas, dès ce moment, conjuré par une intervention hâtive, on voit paraître, en un ou plusieurs points de la surface externe du prépuce, une tache bleuâtre, remplacée, au bout de quelques heures, par une eschare noire qui ne tarde pas à se détacher. Le sphacèle peut se limiter à une portion plus ou moins étendue de l'organe, et il se forme une ouverture à travers laquelle apparaît le gland, étranglé dans le sac préputial ; d'autres fois, la gangrène détruit la totalité du prépuce, envahit même le gland et y produit des lésions étendues. Si la mortification détruit l'artère dorsale, il survient des hémorrhagies rebelles, car on ne réussit que difficilement à lier l'artère comprise dans l'eschare.

Les chancres du filet siègent tantôt sur l'un ou sur les deux côtés de l'organe, tantôt au niveau de son bord libre. Dans les deux premiers cas, il aboutit d'ordinaire à la perforation. L'orifice ainsi formé se cicatrise très-rarement, et toujours avec une extrême lenteur. Presque toujours, le pont cutané se déchire en produisant une hémorrhagie, souvent abondante et rebelle, provenant de l'artériole qui suit le bord libre du filet. Ordinairement, le frein est totalement détruit ; il en résulte une ulcération qui s'étend depuis l'insertion du filet, au voisinage du sillon, jusqu'à l'orifice uréthral ; parfois même, l'ulcération gagne la muqueuse du canal. Les chancres du bord libre envahissent très-rapidement le tissu conjonctif lâche qui sépare les deux feuillets du frein ; ils peuvent mettre l'urèthre à nu et même le perforer. Ils se compliquent le plus souvent d'adénite inguinale.

Les chancres du gland peuvent siéger dans tous les points de l'organe. Si le prépuce est étroit, les ulcérations peuvent s'inoculer par contact à sa face interne, et il se produit souvent des adhérences balano-préputiales. Dans les dépressions superficielles ou dans les cryptes de la face dorsale du gland, qui représentent des follicules sébacés rudimentaires, les chancres mous prennent la forme d'ulcérations folliculaires, Les chancres superficiels se cicatrisent rapidement. Si la destruction gagne le tissu spongieux du gland et prend un caractère phagédénique, elle acquiert, dans ce tissu érectile et abondamment vasculaire, une telle intensité, que l'organe est parfois presque totalement détruit. La cicatrisation est très-lente, à cause du peu d'épaisseur du tissu conjonctif sous-muqueux.

Les chancres du méat occupent une des lèvres de l'orifice ou les deux, et peuvent pénétrer dans le canal. La cicatrisation donne à l'orifice une forme en entonnoir. Nous n'avons jamais observé, sur le vivant ni sur le cadavre, de chancre mou siégeant dans l'urèthre au delà de la fosse naviculaire.

Dans le sillon, les nombreuses glandes sébacées s'inoculent sous forme de tubercules acnéiques, qui se transforment en ulcérations larges comme des grains de chènevis et entourent comme un rang de perles toute la circonférence de la couronne. Plus tard, les espaces intermédiaires restés sains sont détruits à leur tour, et les ulcérations se fusionnent en un sillon circulaire. Si une de ces ulcérations envahit le tissu conjonctif sous-cutané du dos du pénis, la destruction peut s'étendre jusqu'à la racine de la verge.

Chez la femme, les chancres de la commissure postérieure deviennent facilement phagédéniques ou gangréneux, parce que tous les liquides normaux ou pathologiques du vagin et de l'utérus, ainsi que l'urine elle-même, viennent baigner cette région. Les chancres du col n'ont ordinairement aucune tendance à creuser ; nous avons cependant observé, dans cette région, de larges pertes de substance et des hémorrhagies redoutables.

Diagnostic différentiel du chancre mou.

Le chancre mou peut être confondu avec l'herpès génital, les ulcérations vulgaires, l'ulcère syphilitique initial et l'ulcération cancéreuse.

La confusion avec l'herpès génital n'est possible que pendant la période initiale, pustuleuse, du chancre. Les signes différentiels sont les suivants : les vésicules d'herpès sont ordinairement groupées, celle du chancre est le plus souvent solitaire. Les premières sont à peine grosses comme une tête d'épingle ; la vésicule du chancre dépasse de beaucoup ces dimensions. Les groupes de vésicules herpétiques reposent sur un fond érythémateux, tandis que chaque pustule chancreuse possède une zone de réaction indépendante, légèrement infiltrée et d'une consistance dure. Les vésicules d'herpès peuvent persister plusieurs jours sans se rompre ; la pustule chancreuse s'ouvre au bout de dix à douze heures. Les vésicules d'herpès, une fois rompues, se dessèchent sans s'ulcérer, sous forme d'écailles minces et arrondies, qui reproduisent la forme de la vésicule disparue. La pustule chancreuse laisse, après son ouverture, une ulcération qui tend à s'agrandir.

L'ulcération chancreuse est suivie d'une cicatrice persistante plus ou moins déprimée ; l'herpès ne laisse qu'une légère dépression, une pigmentation à peine visible, qui disparaît après quelques jours. L'herpès génital est presque toujours une maladie à répétition, qui ne provient pas du coït. La pustule chancreuse apparaît dans les vingt-quatre heures qui suivent le coït infectant.

Les fissures et les excoriations produites par le coït peuvent, par le défaut de soin et l'absence de traitement, prendre un caractère ulcéreux et en imposer alors pour des chancres simples. La marche de la lésion ou l'inoculation lèveront promptement tous les doutes. Les ulcérations vulgaires guérissent très-rapidement par les soins de propreté, et si leur inoculation produit une pustule, celle-ci se dessèche aussitôt.

Au point de vue du pronostic, l'important est de distinguer le chancre mou de l'ulcère syphilitique initial. Ce dernier repose sur un infiltrat cellulaire considérable et nettement délimité, complètement disproportionné avec le peu d'étendue de l'ulcération. Le chancre mou siège sur une surface rendue seulement un peu plus résistante par la réaction inflammatoire. L'accident primitif de la syphilis, saisi entre le pouce et l'index, offre une résistance élastique, comparable à celle du tissu fibreux ou du cartilage. Le chancre simple, soulevé entre les deux doigts, présente tout au plus une consistance œdémateuse ou empâtée. Il n'y a que les chancres mous du sillon balano-préputial et du pli génito-crural, les chancres anciens souvent cautérisés, qui puissent exceptionnellement présenter une induration inflammatoire passagère du tissu cellulaire, capable parfois de simuler la consistance dure et l'élasticité résistante de l'induration syphilitique. Cette pseudo-induration disparaît d'elle-même au bout d'un temps relativement court, et n'est pas accompagnée d'adénopathie indolente. L'ulcère syphilitique a pour caractère essentiel une néoformation hyperplasique ; le chancre mou représente avant tout un processus destructif. L'ulcère infectant se développe d'ordinaire très-lentement et après une incubation prolongée ; le chancre simple apparaît au bout de quelques heures ou de quelques jours. Dans l'accident syphilitique, l'ulcération se fait couche par couche ; c'est une gangrène procédant de dehors en dedans, à mesure que l'infiltration cellulaire comprime les capillaires et empêche les couches superficielles de recevoir leurs matériaux de nutrition ; la sécrétion est très-peu abondante. L'ulcération du chancre mou survient rapidement, par fonte purulente des tissus, et s'accompagne d'une abondante sécrétion. Les érosions syphilitiques primitives se cicatrisent parfois avec une telle rapidité, qu'elles échappent complètement à l'observation ; jamais un chancre mou n'évolue avec une pareille promptitude. La cicatrice de l'ulcère syphilitique est dure au toucher, parce que l'infiltration cellulaire persiste ; la cicatrice du chancre mou est toujours

souple. La cicatrice de l'ulcère syphilitique se rouvre souvent ; celle
du chancre mou presque jamais. L'infiltrat syphilitique, une fois disparu, peut revenir à longue échéance, sans nouvelle infection (repullulation de la sclérose syphilitique initiale). Rien de semblable avec
le chancre mou. Le travail atrophique amène, dans la cicatrice de
l'accident syphilitique initial, des dépressions ombiliquées qu'on cher-
cherait en vain dans la cicatrice de l'ulcère vénérien local. L'accident
syphilitique primitif s'accompagne ordinairement d'adénite et de lymphite indolentes, qui généralement ne suppurent pas ; c'est là au
contraire une complication rare (20 p. 100) du chancre mou, et dans
ce cas, la suppuration est la règle.

Quoique nous ayons signalé les caractères individuels et les particularités d'aspect qui spécialisent le chancre mou et la sclérose syphilitique initiale, nous devons néanmoins reconnaître que, là comme
partout, il existe des cas exceptionnels et des formes anormales. La
sclérose peut être à peine apparente, l'adénopathie indolente peut
manquer, et pourtant la syphilis survient avec tous ses accidents.

On peut d'autant plus aisément confondre le chancre mou avec le
cancer épithélial, que ce dernier siège très-fréquemment sur le prépuce, le gland ou le scrotum, et provoque souvent la suppuration
des ganglions voisins. L'épithéliome affecte ordinairement la forme
d'une saillie papillaire et verruqueuse, qui se gangrène rapidement et
creuse peu à peu les tissus sous-jacents (*ulcus rodens*). L'ulcération
cancroïdale se produit moins par suppuration que par mortification
des couches superficielles de la peau privées de leurs éléments nutritifs. Il en résulte, dans la plupart des cas, des érosions aplaties à surface relativement sèche. Tandis que le centre se nettoie, il se produit
sur les bords de nouvelles excroissances papillaires, dont la mortification élargit la perte de substance. On peut exprimer, hors de ces
saillies papillaires, des bouchons sébacés rappelant l'aspect des comé-
dons et formés de cellules plates ou cylindriques d'épithélium, dont
l'accroissement désorganise la peau et le tissu sous-cutané (Klebs).

Pronostic et traitement du chancre mou.

Le pronostic doit être établi : 1° au point de vue local ; 2° au point
de vue de l'adénite concomitante.

Au point de vue local, il est des chancres, notamment ceux à forme
phagédénique et gangréneuse, qui produisent des dégats et des difformités beaucoup plus étendus que d'autres. L'ulcération de l'artère
dorsale ou de la branche artérielle du filet peuvent entraîner des
hémorrhagies abondantes.

Au point de vue de l'adénite, l'expérience a montré que, sur cent chancres mous, il se produit environ vingt adénites suppurées, qu'elles sont plus fréquentes chez l'homme, qu'elles succèdent ordinairement au chancre du frein, du feuillet préputial interne, ou aux ulcérations siégeant au niveau des lacunes placées de chaque côté de l'urèthre chez la femme. Les ulcérations étroites et rapidement cicatrisées sont d'un mauvais pronostic au point de vue de l'adénite.

Le traitement du chancre mou se divise en prophylactique, abortif et curatif.

Traitement prophylactique. —Sauf le condom, nous ne possédons aucun moyen capable d'empêcher l'inoculation du virus chancreux ou de le rendre inoffensif. Les lavages les plus scrupuleux, pratiqués immédiatement après l'infection probable, ont démontré dans mainte circonstance leur parfaite inutilité. Ceci ne nous empêche pas de recommander, après un coït suspect, le nettoyage rigoureux des organes sexuels ; c'est là sans doute une chance pour éloigner l'élément contagieux et diminuer les probalités d'inoculation. Mais cette précaution est loin de donner une sécurité absolue.

Traitement abortif. — Dans ses inoculations expérimentales, Ricord faisait avorter les pustules chancreuses par des cautérisations, provoquait la cicatrisation et prévenait l'adéno-lymphite. En appliquant ces données à la clinique, on reconnut que les cautérisations énergiques pratiquées dans les soixante-douze à quatre-vingt-seize heures qui suivent l'infection, sur la pustule chancreuse ou l'érosion déjà suppurante, pouvaient enrayer leur évolution. Mais si la date de l'inoculation dépasse la limite précédente, s'il existe déjà une tuméfaction inflammatoire des ganglions, la cautérisation restera sans effet. Ce moyen n'a d'ailleurs chance de succès que si l'on détruit largement les tissus voisins. On emploie pour cet usage les caustiques les plus divers : le nitrate d'argent ; la potasse caustique en nature, mêlée à de la chaux vive (pâte caustique de Vienne) ou sous forme de caustique Filhos (parties égales de potasse caustique et de chaux vive coulées en bâtonnets) ; le chlorure de zinc liquide ou associé à une poudre inerte (farine de seigle ou poudre de réglisse), sous forme de pâte de Canquoin ou de petites tiges préparées suivant la formule de Kobner (chlorure de zinc, 1 gramme, fondu avec 20 à 40 centigrammes de nitrate de potasse), entourées de papier d'étain et conservées dans des tubes en verre ; le beurre d'antimoine ; le sublimé (50 centigrammes sur 5 à 10 d'eau) ; l'acide sulfurique ; l'acide nitrique ; le fer rouge ou le galvano-cautère. Nous employons, pour le traitement abortif, le nitrate d'argent en crayon ou en solution concentrée (la solution saturée de nitrate d'argent dans l'eau est de 11 pour 10). Le nitrate d'argent en solution cautérise les tissus beaucoup plus pro-

fondément que le crayon. Après la cautérisation, on ne doit pas appliquer de compresses froides, mais maintenir l'eschare très-sèche,
pour qu'elle n'aille pas, en se liquéfiant, étendre la destruction sur
les tissus du voisinage. Quand l'eschare s'est détachée, on applique
un liquide astringent, sur des tampons de coton.

On a proposé d'exciser le point du tégument où le chancre est
implanté ; mais ce moyen n'est pas partout applicable ; de plus, il
restera toujours incertain, car, ignorant jusqu'à quelle limite s'étend
l'action du virus, nous ne pouvons savoir à quelle distance placer
notre ligne d'excision.

Traitement curatif ou méthodique. — Si le traitement abortif a
échoué, si l'infection remonte à plus de cinq jours, si quelque ganglion voisin paraît enflammé, il faut commencer le traitement méthodique. Les indications à remplir sont les suivantes : empêcher l'extension de l'ulcération en surface et en profondeur ; protéger les régions
voisines contre l'auto-inoculation ; favoriser la cicatrisation ; prévenir
l'inflammation et la suppuration des ganglions voisins. On atteindra
ce but par deux ordres de moyens, l'hygiène et le traitement local.

Que le malade évite tout mouvement violent, escrime, gymnastique,
danse, équitation. S'il existe des signes d'inflammation de voisinage
dans la peau ou les ganglions, on fera garder le lit. On prescrira un
régime doux ; les boissons alcooliques ou excitantes ne seront auto-
risées que si le malade en a l'habitude, et toujours en quantité modérée.

La base du traitement local est la propreté la plus scrupuleuse ; on
évitera le séjour prolongé des liquides morbides ou normaux provenant du chancre même ou des organes voisins ; on pratiquera dans ce
but des lavages minutieux, on emploiera les bains locaux prolongés
et les pansements à l'iodoforme.

On étend en couche mince la poudre d'iodoforme à la surface de
l'ulcère au moyen d'un pinceau fin, puis on applique une petite bande
de coton trempée dans une solution à 2 p. 100 d'acide phénique, bien
exprimée ensuite et qu'on recouvre d'un papier à la gutta-percha pour
empêcher la dessiccation. Ce pansement est renouvelé deux ou trois
fois par jour, suivant l'abondance de la sécrétion. Si le pénis est très-
tuméfié, on mettra le malade au lit, et on fixera l'organe contre la
paroi abdominale. Dans la plupart des cas, ce traitement déterge très-
rapidement l'ulcère. Dès que la plaie bourgeonne, on pourra continuer le pansement iodoformé, ou s'en tenir à l'usage du coton phéniqué. Si le malade désire marcher, on se trouvera bien de l'emplâtre
mercuriel. Si les granulations sont exubérantes, on modérera leur
développement par de légères cautérisations avec le nitrate d'argent
en substance.

Si, par exception, l'ulcération, malgré ce traitement, reste stationnaire ou s'étend d'une façon rapide, si elle se recouvre d'une couche
diphthéritique, si la sécrétion est excessive, si les granulations bourgeonnent mal, on peut employer l'un des médicaments suivants :

```
Sulfate de cuivre . . . . . . . . . . . . .    0 gr. 50 centigr.
Empl. elemi. . . . . . . . . . . . . . . . .   50 —
```

Etendre gros comme une lentille de cette pommade sur du coton et
l'appliquer sur l'ulcère. Renouveler ce pansement deux ou trois fois
par jour, en y joignant l'emploi des bains locaux. Dans les formes
diphthéritiques ou phagédéniques qui ne se cicatrisent pas par l'usage
du pansement iodoformé, on peut employer le mucilage camphré, la
potasse caustique ou le nitrate d'argent associé au baume du Pérou ;
on prescrit :

```
1° Camphre râpé. . . . . . . . . . . . . .    5 gr.
   Mucilage de gomme arabique. }
   Eau distillée.                } aa. . 50

2° Potasse caustique. . . . . . . . . . .    0 gr. 10 centigr.
   Eau distillée . . . . . . . . . . . . . .   50 —

3° Nitrate d'argent . . . . . . . . . . . .    0 — 10  —
   Baume du Pérou . . . . . . . . . . . .   30 —
```

Dans les cas d'ulcère exubérant, on aura recours aux astringents
énergiques ou aux caustiques faibles.

Si les granulations sont desséchées et raccornies, les bords calleux,
la sécrétion rare, on appliquera du coton sec, on baignera le chancre
de glycérine pure, ou on le couvrira d'un emplâtre hydrargyrique.
Dans le cas de chancre phagédénique, on doit généralement associer
à la médication topique un traitement général, car, selon toute apparence, le phagédénisme est presque toujours engendré par la scrofule,
la tuberculose, l'anémie, le scorbut, les troubles digestifs habituels, etc. Chacune de ces affections recevra le genre de traitement
qu'elle comporte. Les mercuriaux doivent être strictement prohibés
dans le phagédénisme. Nous n'avons vu que peu de fois les cautérisations énergiques enrayer cette complication ; au contraire, nous nous
rappelons maint exemple où l'acétate de plomb, le citrate de fer,
associés à la teinture d'opium, ont donné les plus heureux résultats.
Nous prescrivons dans le chancre phagédénique simple :

```
Extrait de Saturne. . . . . . . . . .  . . .    2 gr.
Eau distillée . . . . . . . . . . . . . . . .  100 —
Teinture d'opium comp. . . . . . . . . . .    5 —
```

Ou bien : Citrate de fer . . . .   1 gr.
           Eau distillée. . . . .   100 —
           Teinture d'opium comp. . . . .   2 —

A côté de l'iodoforme, on a proposé, ces derniers temps, un moyen
d'une grande efficacité. C'est un mélange de chloroforme et de glycérine (1 sur 6). Le tartrate ferrico-potassique (1 sur 6) était considéré
par Ricord comme le spécifique du phagédénisme.

L'excision du chancre phagédénique peut tout au plus être recommandée lorsqu'il siège sur le limbe du prépuce, le frein, le bord de la
grande ou de la petite lèvre.

Dans la forme gangréneuse du chancre, le premier point est de
découvrir la cause de la gangrène. Celle-ci est la conséquence tantôt
d'une stase veineuse excessive ou d'un afflux sanguin trop considérable, comme c'est le cas dans les formes phlegmoneuses ; tantôt d'une
gêne mécanique de la circulation en retour s'ajoutant à l'hyperémie
active déjà existante : tel est le fait, quand il existe des compressions,
des étranglements, un phimosis ou un paraphimosis. Dans tous les
cas, on ordonnera le repos au lit, les compresses glacées ; chez
l'homme, on fixera le pénis contre la paroi de l'abdomen, pour diminuer l'apport artériel et faciliter le retour veineux. S'il existe un phimosis congénital ou phlegmoneux, si l'ulcération, à cause de son
siège, est inaccessible aux moyens locaux, enfin si les lavages indis-
pensables obligent à des mouvements réitérés du prépuce, qui
aggravent l'inflammation, il vaut mieux mettre le chancre à découvert par l'incision préputiale ou la circoncision. La lésion mise à nu,
on traitera l'ulcération ou la gangrène comme il vient d'être dit. Les
hémorrhagies artérielles seront réprimées par la ligature immédiate
ou médiate, ou par la compression. Si l'on n'arrive pas à s'en rendre
maître, on appliquera le perchlorure de fer ou le fer rouge. Dans les
cas de phimosis sans menace de gangrène, et quand le malade se
refuse à l'opération, nous faisons injecter, quatre à cinq fois par jour,
des solutions de nitrate d'argent dans le sac préputial, en laissant le
liquide séjourner pendant quelques minutes, ou bien nous cautérisons
avec le crayon ; après avoir fait, dans le sac préputial, une injection
d'eau et séché la cavité aussi complètement que possible, nous insinuons
le crayon entre le prépuce et le gland, et lui faisons faire autour de
ce dernier deux ou trois tours rapidement. Après l'injection ou la cautérisation, on introduit entre le gland et le prépuce, selon l'extensibilité de ce dernier, trois ou quatre tiges d'éponge préparée,
longues environ de 2 centimètres 1/2 et larges de 2 millimètres, qu'il
faut remplacer plusieurs fois par jour. Ce mode de pansement dilate
souvent le prépuce à tel point qu'il peut, une fois le chancre cicatrisé,
se mouvoir aisément dans tous les sens. Cependant nous ne recom-

mandons pas cette méthode et donnons la préférence à la circoncision hâtive.

C'est encore la circoncision qu'il faut pratiquer dans le cas de paraphimosis. Si le malade la refuse absolument, on fixera le pénis contre l'abdomen, on appliquera des compresses froides, et on tâchera d'introduire, avec un pinceau, les substances médicamenteuses entre les plis de l'anneau constricteur; si l'étranglement amène, dans le prépuce ou le gland, une congestion menaçante, à tout prix il faut alors opérer.

Dans les cas de chancre du méat, il faut songer avant toute chose à prévenir le rétrécissement cicatriciel de l'orifice. Pour cela, on introduit dans le canal de petits cylindres de coton enduits d'onguent résineux ou d'autres pommades, ou bien des fragments de bougie élastique d'un pouce de longueur; ces corps sont fixés à la verge au moyen de cordons ou de bandelettes de diachylum, et retirés chaque fois que le malade veut uriner. On emploiera également avec avantage de petits cylindres d'iodoforme.

Les chancres de l'orifice anal exigent, après chaque selle, des lavages prolongés et des bains de siège. Dans les chancres perforants du filet, on introduira plusieurs fois par jour, avec beaucoup de précaution, des rouleaux de coton enduits d'une pommade cuprique, ou bien on touchera la perforation avec un crayon fin de nitrate. S'il y a beaucoup de gonflement et de douleur, la section du pont cutané réalisera un utile débridement. Ricord a indiqué, pour pratiquer cette petite opération, un procédé ingénieux qui permet d'éviter l'hémorrhagie et l'extension ultérieure de l'ulcération. On introduit dans la perforation un fil double, puis on sépare ses deux chefs et, avec chacun d'eux, on lie la bride à l'une de ses extrémités. La partie placée entre les deux ligatures se rompt spontanément au bout de quelques heures ou de quelques jours; sinon, on peut la sectionner presque sans hémorrhagie.

Chez la femme, les soins de propreté sont d'une nécessité encore plus absolue que chez l'homme : chez elle, les glandes muqueuses et sébacées de la région génitale subissent, par la présence du chancre, une suractivité sécrétoire intense ; leurs produits se mêlent au liquide chancreux, et s'en vont baigner les parties avoisinantes, le pli génito-crural et le périnée jusqu'à l'anus, en produisant souvent dans ces régions des érosions qui subissent l'inoculation chancreuse. Le sang menstruel, les lochies, le liquide du catarrhe utérin et vaginal ralentissent la cicatrisation des chancres qui siègent sur la muqueuse vulvaire ou vaginale, mais surtout à la commissure postérieure. On s'adressera donc sans retard au catarrhe de ces muqueuses, on fera un usage assidu des bains de siège prolongés et des douches vaginales,

et l'on pratiquera des cautérisations répétées au nitrate d'argent ;
d'autant plus que les ulcérations des muqueuses, et c'est là que siègent
presque toujours les chancres de la femme, supportent mieux les cautérisations que les chancres de la peau, qui sont les plus fréquents
chez l'homme. En dehors de ces particularités, même traitement chez
la femme que chez l'homme. Quand le chancre siége à la partie supérieure du vagin ou sur le col, on doit y porter les médicaments au
moyen du spéculum, avec un long pinceau de charpie ou un porte-
nitrate. Les régions placées côte à côte ou face à face avec le chancre
seront mises à l'abri de l'inoculation par l'application, fréquemment
renouvelée, de tampons de coton fixés avec des fils.

Affections des vaisseaux et des ganglions lymphatiques consécutives au chancre mou (lymphite et adénite).

L'observation journalière apprend qu'au voisinage de foyers purulents d'origine spontanée ou infectieuse, aussi bien qu'aux environs
des inflammations de nature maligne, il se produit souvent des tuméfactions ganglionnaires, qui tantôt rétrocèdent et tantôt suppurent.
Ces tumeurs s'établissent par l'intermédiaire des vaisseaux lymphatiques, qui puisent, à la surface de la lésion primitive, des fluides morbides, peut-être aussi des cellules, des particules de tissus désorganisés, et les conduisent dans les ganglions correspondants. La plupart
du temps, les ganglions où aboutissent les vaisseaux sont seuls
atteints, tandis que les vaisseaux qui ont servi d'intermédiaires ne
présentent aucune lésion anatomique appréciable. C'est par exception que les matières irritantes agissent sur ces vaisseaux eux-mêmes.

Quand l'infection lymphatique prend sa source dans une ulcération
de la région génitale de l'homme, on sent, sur le dos de la verge, un
cordon sous-cutané dur et saillant, qui commence au niveau de la
lésion et se dirige vers un des ganglions voisins. Ce cordon n'est
autre chose qu'un vaisseau lymphatique épaissi et oblitéré par des
thromboses. Cette lymphite peut revêtir une allure franchement inflammatoire ou prendre une marche indolente. Les catarrhes purulents de l'urèthre ou du prépuce, les ulcères inflammatoires vulgaires,
les chancres mous de la région génitale externe provoquent ordinairement des lymphites aiguës, douloureuses, tandis que la lésion syphilitique primitive s'accompagne d'altérations lymphatiques à marche
torpide.

La première forme mérite le nom de lymphite inflammatoire, l'autre
de lymphite simplement irritative. Dans l'un et l'autre cas, le cordon
lymphatique peut être, dans toute son étendue, régulièrement cylin-

drique, ou présenter, en un ou plusieurs points, des renflements nodulaires. Comme on a désigné l'adénite sous le nom de bubon, on a donné jadis à ces nodules le nom de *bubonuli*. Avec une hygiène et un traitement convenables, le lymphatique malade reprend bientôt son volume normal. Quelquefois pourtant, surtout quand la lymphite est partie d'un chancre mou, les tumeurs lymphatiques s'abcèdent, la peau se perfore et une ulcération chancreuse secondaire s'établit. Les tumeurs lymphatiques qui proviennent d'une lésion syphilitique initiale ou d'un catarrhe uréthral suppurent rarement.

Ces lymphites de la région génitale externe de l'homme ont pour siège ordinaire le dos ou les parties latérales du pénis et la surface du filet ; chez la femme, elles sont fort rares et siégent habituellement sur les grandes lèvres. La lymphite qui a pour point de départ le limbe du prépuce produit parfois un phimosis temporaire. La cicatrisation des lymphites suppurées est plus lente que la résorption des lymphites sans abcès. Quand il existe simultanément une lymphite et une adénite, les deux affections n'ont pas toujours la même marche et la même terminaison. La lymphite peut se résorber, tandis que l'adénite aboutit à la suppuration, ou inversement.

En résumé, de même qu'une épididymite peut s'établir sans gonflement et sans inflammation du canal déférent intermédiaire, on voit aussi l'adénite se produire sans altération des lymphatiques afférents.

Les ganglions eux-mêmes peuvent éprouver, par le fait du transport des matières irritantes, non pas toujours une inflammation vraie, mais souvent une simple irritation, laquelle peut ultérieurement conduire à une inflammation douloureuse (adénite aiguë), ou déterminer, sans élévation de température, sans douleur, une tuméfaction des ganglions, par hyperplasie de leurs éléments (adénopathie chronique ou indolente). Le caractère aigu ou torpide de l'adénite, ainsi que son évolution ultérieure, dépendent, en première ligne, de la nature des matières nocives transportées par les lymphatiques afférents ; en second lieu, de l'idiosyncrasie du sujet. Si, chez un individu sain, la substance intercellulaire d'une excoriation vulgaire, le pus d'un abcès simple ou d'une blennorrhagie est transporté dans un ganglion, il survient une adénite aiguë, qui, suivant les conditions et l'état du sujet, disparaîtra par résorption ou se terminera par un abcès. Mais si ce même ganglion vient à recevoir le liquide d'un chancre en voie d'évolution, il s'enflammera et suppurera presque fatalement. Est-ce enfin la sécrétion ou le détritus d'une ulcération syphilitique, initiale ou consécutive, qui arrive à la glande, on voit paraître l'adénopathie indolente, qui n'aboutit à la suppuration que si des conditions particulières préexistent et coagissent, ou si l'apport d'un nouvel irritant vient solliciter la fonte purulente. De toutes les glandes lymphatiques de l'organisme, les plus souvent atteintes dans les conditions précitées sont les ganglions du pli de l'aine. Or, comme les ganglions inguinaux portaient, chez les Grecs, le nom de bubons (βουβῶνες), on donne aujourd'hui ce nom aux tumeurs ganglionnaires, quel que soit leur siège.

Au point de vue physiologique, on peut donner aux affections lymphatiques précédemment décrites le nom de *bubons par résorption*. Si l'on considère la source du liquide originel, on distinguera un bubon vulgaire, blennorrhagique, chancreux et syphilitique. De plus, comme les bubons par résorption sont consécutifs à une lésion préexistante, ces tumeurs sont dites deutéropathiques. L'existence de tumeurs ganglionnaires sans lésion cutanée ou muqueuse, sans résorption de matière infectante, en somme l'existence d'adénites proto ou idiopathiques est admise par les auteurs français [1] : ils leur donnent le nom de *bubons d'emblée*. Cazenave, Vidal de Cassis, Diday supposent que le virus chancreux ou syphilitique, sans avoir produit aucun foyer purulent cutané ou muqueux, peut déterminer primitivement une lésion ganglionnaire. Virchow pense que toute tuméfaction ganglionnaire a comme antécédent nécessaire une lésion du tégument, et explique ces adénites en apparence primitives par l'existence d'une ulcération très-fugitive, qui peut échapper à l'observation, et qui a déjà disparu quand le bubon éclate. D'ailleurs, ajoute Virchow, chacun sait que certains sujets à constitution délicate, surtout les scrofuleux, possèdent des ganglions tellement impressionnables, que des lésions, indifférentes chez un individu robuste, amènent chez eux des adénites considérables et tenaces.

Il nous semble pourtant difficile de nier que certains états généraux, comme la scrofule, la leucémie, la syphilis, peuvent, sans aucune lésion appréciable des téguments, produire des gonflements ganglionnaires. On donne à ces adénopathies le nom d'adénites constitutionnelles.

Du bubon chancreux

L'adénite consécutive au chancre mou suppure presque toujours très-hâtivement. A cause de leur rapide évolution, on donne à ces

---

[1] Il s'en faut que l'existence du bubon d'emblée soit admise par tous les auteurs français. Malgré les autorités qui la défendent, malgré le fait célèbre rapporté par D. Mollière, nous croyons, avec L. Jullien, que cette conception a besoin d'être appuyée par des expériences, et toutes jusqu'ici ont été négatives. Jusque-là le bubon d'emblée restera une possibilité, une probabilité peut-être, mais non pas une certitude. (*Note du traducteur.*)

bubons le nom de *bubons aigus*, et comme, d'autre part, on suppose que la matière apportée dans le tissu de la glande est le virus chancreux lui-même, on les appelle aussi *bubons virulents* ou *bubons chancreux*.

Il arrive parfois qu'un chancre mou s'accompagne d'adénopathie indolente. Faut-il admettre simplement alors qu'il n'y a pas eu de pus chancreux absorbé ? La question est encore indécise. D'ailleurs, ces tuméfactions indolentes des ganglions peuvent, dans la suite, même après plusieurs semaines, prendre une tournure aiguë et se comporter désormais comme les bubons aigus d'emblée.

Le bubon virulent se déclare ordinairement pendant les premières semaines du chancre mou; mais parfois aussi après la cicatrisation de ce dernier. Ces adénites tardives indiquent que, dans certains cas, le transport du virus du chancre au ganglion se fait avec beaucoup de lenteur. Si l'adénite ne suppure pas ou fournit un pus non inoculable, il faut admettre qu'au moment où l'absorption s'est faite, l'ulcère ne sécrétait pas de virus chancreux [1].

L'absorption virulente n'agit d'ordinaire, au début, que sur un seul ou sur un petit nombre de ganglions; la tumeur initiale ne dépasse pas le volume d'un pois. La tuméfaction débute avec de vives douleurs, exagérées par la moindre pression, et quelquefois avec un mouvement fébrile. Peu à peu, l'hyperesthésie dépasse les limites de la glande malade et gagne la peau qui la recouvre. Le moindre mouvement provoque une douleur intense. La peau rougit de plus en plus; son plissement devient impossible, ce qui indique déjà une fusion complète entre le tégument, le tissu conjonctif et la glande. Bientôt, le ganglion suppuré déchire sa capsule, le pus virulent s'infiltre dans le tissu cellulaire ambiant et l'entraîne dans la fonte purulente. Ainsi, le bubon virulent ou chancreux est presque toujours la combinaison d'un abcès de la glande et d'un abcès du tissu conjonctif ambiant. Une fois la suppuration établie, la fièvre tombe ordinairement, et les mouvements deviennent moins douloureux. Peu à peu, la tumeur s'acumine de plus en plus, son enveloppe cutanée prend une couleur livide à son sommet, l'épiderme se détache en un point, et c'est là enfin que la perforation se produit.

---

[1] D'après Strauss, le bubon ne serait jamais virulent primitivement, mais resterait simplement inflammatoire jusqu'au moment où le liquide du chancre viendrait inoculer la plaie ganglionnaire. Le bubon emprunterait ainsi sa virulence à l'ulcère originel, mais par la voie superficielle et non plus par la voie profonde des lymphatiques. Depuis son apparition (*Soc. de Biologie*, 20 déc. 1884), cette doctrine a été contredite par nombre de faits et d'expérimentations précises, qui ont réduit la chancrellisation du bubon par inoculation aux proportions d'un simple accident et non d'un élément étiologique constant.

(*Note du traducteur.*)

Jusqu'au moment de son ouverture, le bubon chancreux évolue exactement comme les adénites produites par le pus vulgaire ou par le pus blennorrhagique. Aussi, chez un malade atteint simultanément de chancre et de blennorrhagie, est-il impossible, avant l'ouverture de l'abcès, de savoir si le bubon a pris sa source dans le pus de la blennorrhagie ou dans le pus du chancre. Le diagnostic, très-hypothétique à ce moment, ne peut être basé que sur les commémoratifs. La nature chancreuse du bubon ne s'affirme qu'après son ouverture ; depuis ce moment, sa marche et les résultats de l'inoculation peuvent fournir une certitude absolue.

Après l'ouverture spontanée ou artificielle de la tumeur, il s'écoule un pus crémeux, bien lié, semblable au pus de tout abcès aigu. Au contraire, les adénites chroniques qui suppurent fournissent, comme les abcès froids, un pus mal lié, séreux et renfermant des grumeaux caséeux.

Si l'on inocule du pus recueilli en un point quelconque de l'abcès, il en résulte une pustule, suivie parfois d'une ulcération chancreuse, mais qui souvent se dessèche et forme une croûte très-rapidement. Va-t-on puiser au contraire le liquide à inoculer tout au fond de la cavité, qui présente souvent à ce niveau deux ou trois dépressions anfractueuses, la pustule d'inoculation aboutit presque toujours à une ulcération. Ces dépressions ont ceci de particulier que leur surface est beaucoup plus déchiquetée, beaucoup plus recouverte de détritus moléculaires que le reste de la cavité ; ce sont là, suivant toute apparence, les débris des ganglions qui ont reçu tout d'abord le virus chancreux. L'ouverture de l'abcès ne termine pas son évolution, comme il arrive dans les suppurations vulgaires, par exemple dans le bubon blennorrhagique, qui, aussitôt évacué, se rétrécit et se cicatrise rapidement. Le virus, transporté dans les glandes et dans le tissu conjonctif, développe ici, comme sur les téguments, son activité spécifique. Le fond de l'abcès sécrète un liquide sanieux qui corrode les tissus voisins ; les bords de l'ouverture prennent une apparence irrégulière et découpée ; enfin la cavité elle-même se transforme en un ulcère, qui s'élargit progressivement et présente tous les caractères du chancre cutané. Parfois les bords sont tellement décollés, leur nutrition est si imparfaite, qu'ils prennent une coloration pâle ou violacée et se renversent mollement dans la cavité. D'autres fois, ils sont épaissis et sclérosés, se retournent en dehors et forment une sorte de bourrelet calleux, qui met obstacle à la cicatrisation.

Du début de l'adénite virulente jusqu'au moment où la fluctuation est nettement perçue, il peut s'écouler huit à dix jours et même davantage. La rapidité du ramollissement dépend, en premier lieu, de l'hygiène du malade, du traitement plus ou moins irritant qu'on a fait subir au chancre ; en second lieu, de l'idiosyncrasie du sujet. Comme les éléments du tissu conjonctif et des ganglions offrent une résistance plus grande que ceux des téguments, le chancre ganglionnaire évoluera avec plus de lenteur que le chancre cutané ou muqueux. Les troubles de nutrition, quels qu'ils soient, scrofule, tuberculose, scorbut, influent d'une façon plus active sur le chancre ganglionnaire que sur le chancre des téguments.

Dans les cas favorables, l'abcès se ferme quatre semaines après son ouverture. Pendant ce temps, la plaie peut offrir toutes les modifications de texture qu'on observe dans le chancre de la peau. Elle peut être atteinte de phagédénisme, simple ou serpigineux ; la surface peut se couvrir d'une membrane diphthéritique ou se gangrener. Le tissu cellulaire lâche qui enveloppe les ganglions offre très-peu de résistance à la destruction ; c'est pourquoi les ulcérations ganglionnaires, surtout quand elles affectent une forme gangréneuse, acquièrent parfois des dimensions colossales ; il se produit de vastes cavernes, les aponévroses sont mises à nu ou détruites, et l'ulcération des vaisseaux peut provoquer des hémorrhagies redoutables.

La cicatrisation se fait, comme dans le chancre cutané primitif, de la périphérie au centre, et résulte en partie de la formation d'un tissu nouveau, en partie de la rétraction de la peau. Mais la cicatrisation d'un chancre ganglionnaire étendu rencontre beaucoup plus d'obstacles que celle d'un chancre cutané. Dans ce dernier, la surface de l'ulcère est constituée par un tissu homogène. On trouve au contraire, dans le chancre ganglionnaire, des aponévroses, des glandes hypertrophiées et suppurées, des brides indurées formées par les lymphatiques épaissis. Le chancre ganglionnaire fournit un terrain parfait à toutes les décompositions organiques. Les influences de milieu (encombrement hospitalier), l'action des pansements irritants, emplâtres ou pommades, donnent tout d'un coup aux granulations les plus luxuriantes une apparence pâle et flétrie, les ramollissent et les détruisent par caséification ou par gangrène. Ainsi se trouve retardée la cicatrisation et activée la formation du pus.

La reconstitution de l'épiderme marche en général de la périphérie au centre ; mais il se forme parfois, loin des bords, de petits îlots épidermiques.

Le bubon chancreux est beaucoup plus fréquent chez l'homme que chez la femme ; ce fait a pour cause le siège habituel du chancre mou sur les muqueuses génitales chez la femme, et le genre de vie ordinairement moins actif de cette dernière.

Siège, forme et dimensions du bubon chancreux.

Ce sont ordinairement les ganglions les plus voisins du chancre qui sont atteints ; il est exceptionnel que le virus traverse les ganglions les plus proches pour aller se fixer dans des glandes plus ou moins éloignées. Ainsi, les chancres de la région génitale produisent l'adénite inguino-crurale ; les chancres de la lèvre supérieure ou de la langue retentissent sur les ganglions sous-maxillaires ou sous-hyoïdiens ; le chancre du doigt, sur les ganglions du coude, de l'aisselle ou sur les ganglions jugulaires et sous-claviculaires du côté correspondant. L'adénite inguinale ne correspond pas dans tous les cas au côté où siège le chancre génital : ce dernier peut être à droite et l'adénite à gauche, ou inversement. Ce fait s'explique par les fréquentes anastomoses des vaisseaux lymphatiques. Les chancres situés sur la ligne médiane de la verge, notamment ceux du frein, déterminent souvent une adénite bi-latérale. Les ulcérations siégeant dans les plis de l'anus ou dans la région fessière retentissent aussi sur les ganglions de l'aine.

Les ganglions du triangle inguinal sont divisés par le fascia lata en une couche superficielle et une profonde. Les ganglions superficiels sont les plus nombreux ; ils sont recouverts par le fascia superficialis et contenus dans de petites loges alvéolaires à parois fibreuses, creusées dans le tissu adipeux. Les ganglions profonds sont au nombre de trois ou quatre seulement, quelquefois un seul, et directement accolés à la gaîne des vaisseaux fémoraux. Les ganglions superficiels sont bien plus souvent affectés que les profonds, et quand ceux-ci subissent l'infection chancreuse, ils ne sont jamais atteints directement, mais toujours par imbibition consécutive à la suppuration d'un ganglion superficiel ou du tissu cellulaire voisin. Les abcès des ganglions profonds présentent infiniment plus de danger que ceux des ganglions superficiels.

La forme des tumeurs ganglionnaires est beaucoup plus facile à apprécier chez les sujets maigres ; il arrive souvent que, chez les femmes grasses, la palpation ne révèle aucune tumeur, quoique la malade ressente, depuis plusieurs jours, de la fièvre et de vives douleurs dans une des régions inguinales. Le bubon chancreux aigu peut présenter des formes variables. La tumeur inguinale est ordinairement ellipsoïde, à grand axe parallèle à la direction du pli de l'aine. Les adénites de l'aisselle et de la région jugulaire sont le plus souvent arrondies. Si la tumeur est constituée par une seule glande, la surface est régulière ; quand, au contraire, elle est formée par un paquet de ganglions enflammés, il en résulte, du moins au début, une saillie bosselée. Les grosses tumeurs ganglionnaires du pli de l'aine sont souvent comprimées par l'arcade crurale et affectent alors une forme en bissac.

Les dimensions de la tumeur dépendent avant tout de l'état général du sujet : ainsi, les scrofuleux ont ordinairement de grosses adénites: il semble que, chez eux, le virus exerce moins activement ses effets destructeurs, et manifeste davantage ses qualités irritantes, en déterminant l'accroissement hyperplasique des éléments de la glande. Il en résulte que la suppuration est facilement prévenue par un traitement convenable, et lorsqu'elle survient, ce qui n'arrive guère que trois ou quatre semaines après le début, elle atteint de préférence le tissu conjonctif, tandis que le parenchyme glandulaire reste intact : il se forme ainsi de nombreuses anfractuosités. Cette forme a reçu le nom de *bubon strumeux*.

La suppuration dans les ganglions est plus difficile à reconnaître que dans le tissu cellulaire sous-cutané, en raison de leur situation plus profonde. Quand le bubon résulte de la fusion de plusieurs glandes, il se produit souvent de petits foyers caséeux ou purulents, qui tantôt se fusionnent peu à peu, et tantôt s'ouvrent isolément au dehors (bubons multiples).

Diagnostic différentiel et pronostic du bubon.

Le bubon de l'aine, avant son ouverture, peut être confondu avec l'inflammation d'un testicule arrêté dans le canal inguinal, avec une hernie réductible ou étranglée, enfin avec une varice de la saphène, au niveau de son embouchure dans la veine crurale.

Les signes du testicule enflammé à l'anneau sont : l'absence de l'un des testicules dans le scrotum, la douleur spéciale qu'éveille la pression de la tumeur, enfin sa consistance caractéristique. Les tumeurs ganglionnaires, tant qu'elles ne sont pas suppurées, présentent une consistance beaucoup plus ferme. Quand le bubon s'est abcédé, il se distingue de l'épididymite à l'anneau par la fluctuation.

Les symptômes de la hernie réductible sont les suivants : la tumeur est molle et se réduit par la pression ou par la position horizontale ; elle augmente quand le malade se lève, tousse ou éternue; si on la comprime, on produit des borborygmes et la portion d'intestin herniée rentre dans l'abdomen avec un bruit de gargouillement. Dans la hernie étranglée, il existe des phénomènes généraux, des coliques, des flatuosités; l'abdomen donne à la percussion une sonorité tympanique. Plus tard, se montrent les symptômes inflammatoires aboutissant à la gangrène, les vomissements fécaloïdes, etc.

La varice de la saphène offre les caractères suivants : la tumeur se tend pendant l'inspiration ; elle se dilate si l'on comprime la veine saphène au-dessus, et se détend quand on comprime ce vaisseau au-dessous.

Après son ouverture, le bubon inguinal offre avec l'épithéliome de la région une ressemblance frappante ; nous renvoyons aux caractères différentiels que nous avons donnés pour distinguer le chancre mou du cancroïde.

Quand un bubon commence, il est difficile de pouvoir rien affirmer sur son avenir et sur la marche qu'il suivra. Toutefois, l'existence actuelle ou récente d'une ulcération chancreuse permet de supposer que le bubon qui s'annonce résulte de l'absorption de pus virulent, et qu'il est presque fatalement voué lui-même à la suppuration. Le chancre était-il, au contraire, cicatrisé depuis longtemps quand le bubon est apparu, on a le droit d'admettre que la glande malade a puisé du pus à la surface de l'ulcère dans une période où ce dernier avait déjà perdu sa virulence, et la suppuration n'est plus inévitable. La constitution, le genre de vie du malade, la nature du chancre générateur jouent, au point de vue du pronostic, un rôle capital. Chez les individus débilités, anémiques, scrofuleux, tuberculeux ou cachectiques, la suppuration et la cicatrisation prennent toujours une fâcheuse tournure : le malade, s'il est placé dans un milieu insalubre, peut succomber à un phlegmon gangréneux. Les mouvements violents augmentent l'inflammmation et la suppuration. Plus le nombre des ganglions atteints est considérable, plus vaste sera la cavité de l'abcès et plus la cicatrisation sera lente. Si le chancre est de forme phagédénique, le bubon prendra le même caractère. La variété gangréneuse est celle qui offre le plus de dangers. Les ganglions hypertrophiés et dépouillés de leur capsule, qui font saillie dans la cavité, ralentissent la cicatrisation.

Traitement de la lymphite chancreuse.

Dans les lymphites du dos de la verge, quelle qu'en soit l'origine, on fixera l'organe contre la paroi de l'abdomen et on le couvrira de compresses glacées. Les petits abcès seront ouverts et les plaies résultantes, si la lymphite est d'origine chancreuse, seront traitées exactement comme un chancre de la peau. Dès qu'apparaîtra le moindre indice de lymphite, on supprimera toute cause d'irritation et on s'abstiendra de cautériser le chancre.

Traitement du bubon avant son ouverture.

Pour modérer l'inflammation commençante des ganglions et du tissu cellulaire, pour éviter ou limiter la suppuration, on met en usage le traitement abortif ou les moyens résolutifs. Si le bubon est de nature chancreuse, ce genre de traitement ne sera que rarement efficace ; mais il réussira plus souvent dans les adénites consécutives à un catarrhe infectieux de l'urèthre ou du gland, à un ulcère syphilitique initial, ou dans les cas où une lésion banale a produit chez un scrofuleux la tuméfaction ganglionnaire.

Avant tout, on supprimera toutes les causes d'irritation. Le malade gardera le lit ; ce n'est que dans les formes torpides, strumeuses, chez les sujets cachectiques, qu'on prescrira l'exercice modéré au grand air. Si la tumeur a plutôt une tendance inflammatoire qu'une allure indolente et hyperplasique, on la couvrira de compresses froides. Encore faudra-t-il employer ce moyen avec grande réserve, quand il existe du catarrhe pulmonaire. Dans les formes torpides, nous avons employé avec avantage les pansements compressifs, pour favoriser la résorption. Les vésicatoires, avec ou sans application consécutive de solutions concentrées de sublimé, ne nous ont rendu aucun service (Mallepart). Le procédé le plus commode pour utiliser en pareil cas l'action résolutive de l'iode, est de l'employer sous forme de teinture, qu'on étendra au moyen d'un pinceau à la surface de la tumeur. On peut atténuer son action irritante par l'addition de teintures astringentes ou calmantes. On prescrira :

> Teinture d'iode. . . . . 30 gr.
> Teinture de belladone. . . . . 10 —

Ou bien :   Teinture d'iode. . . . . 30 gr.
> Teinture de noix de galle . . . . 15 gr.

Si la peau est trop fortement irritée, on remplacera la teinture d'iode par un emplâtre iodé, suivant la formule :

> Iodure de plomb . . . . 5 gr.
> Emplâtre diachylon comp.. . . . . 50 —
> Onguent elemi . . . . Q. s.

Préparer un emplâtre de consistance molle.

On étend cet emplâtre sur un linge ou sur de la peau, et on l'applique sur la tumeur.

C'est encore la médication iodée qui favorise le plus activement la résorption des bubons indolents ou strumeux. Comme l'odeur de l'iode rend son emploi un peu désagréable, nous avons adopté l'usage de l'acétate basique de plomb, et nous en avons obtenu des résultats tout aussi bons, sinon meilleurs. On applique sur la tumeur des compresses trempées dans l'acétate de plomb, on les renouvelle plusieurs fois par jour, et on les maintient à l'aide d'un bandage légèrement compressif en forme de spica. Ce traitement fait disparaître rapidement la rougeur, l'hyperémie de la peau et la tuméfaction.

Si, malgré l'emploi de cette méthode, imaginée par H. Zeissl et désignée sous le nom de pansement compressif au plomb, la fluctuation augmente encore, il faut évacuer le pus. On s'entourera, pour cette intervention, de toutes les précautions antiseptiques : le champ opératoire et son voisinage seront préalablement rasés, on lavera scrupuleusement la région, et on l'arrosera dans le cours de l'opération avec une solution phéniquée à 2 p. 100.

On peut alors ponctionner avec la pointe du bistouri, ou disséquer dans le sens du pli inguinal ; ce dernier procédé est préférable, si l'on n'est pas sûr de son habileté ; nous connaissons plus d'un cas où les opérateurs les plus adroits ont perforé l'artère crurale en ponctionnant un bubon. La première incision sera très-petite ; si le pus ne se vide pas aussitôt, on prendra un stylet à gros bouton, soigneusement désinfecté dans l'acide phénique, on l'introduira prudemment dans la cavité, on s'assurera, en plongeant dans la plaie le petit doigt également désinfecté, qu'on ne sent battre aucun vaisseau, et l'on cherchera à déchirer, avec le bec de la sonde, la capsule et le parenchyme du ganglion. S'il y a du pus — et sa présence est certaine quand la pression de la sonde produit en un point de la glande une douleur intense — ce liquide s'échappe aussitôt. On introduit alors dans l'ouverture une sonde cannelée sur laquelle on sectionne avec des ciseaux droits les tissus superficiels, on régularise autant que possible les bords de l'incision, pour constituer une plaie nette et sans anfractuosités. On lie alors les petits vaisseaux qui saignent, et l'on a soin d'enlever avec la curette les lambeaux dissociés de la glande. L'opération terminée, on lave encore la plaie avec une solution phéniquée à 2 p. 100, on la dessèche soigneusement avec une éponge rendue aseptique ou avec du coton de Bruns, et on la saupoudre avec un peu d'iodoforme ; on applique ensuite plusieurs couches de coton phéniqué, qu'on recouvre de papier à la gutta-percha, et on fixe le tout avec un spica modérément compressif. Ce pansement doit être renouvelé une fois par jour, et on suivra, pour le traitement ultérieur, les règles ordinaires de la chirurgie.

Il faut rejeter comme anti-chirurgicale l'ouverture des bubons au moyen de pâtes caustiques.

Chez les anémiques, quand le pus est en petite quantité, on peut commencer par une ponction étroite avec un couteau à cataracte de de Graefe et appliquer, après l'évacuation, le pansement compressif au plomb : on obtient souvent de cette manière la soudure des parois et le recollement de la peau.

Traitement du bubon après ouverture.

Qu'il se soit ouvert spontanément ou qu'il ait été artificiellement incisé, le bubon qui provient d'une blennorrhagie ou d'une érosion vulgaire sera traité comme une adénite simple ou comme un abcès ordinaire du tissu cellulaire. Mais s'il est la conséquence d'un chancre mou en voie de développement, on doit le considérer comme un chancre du ganglion ou du tissu cellulaire, et le traiter comme tel, en tenant compte cependant de la forme et de la situation particulière de l'ulcération. Le chancre ganglionnaire représente une cavité ulcéreuse où le pus, mêlé aux débris des tissus sphacélés, peut facilement séjourner ; aussi doit-on nettoyer la cavité plusieurs fois par jour, à l'aide d'irrigations ou par des bains de siège prolongés, la bourrer de tampons phéniqués ou trempés dans une solution de chlorure de zinc faible, de chlorate de potasse ou de potasse caustique, mieux encore la saupoudrer d'iodoforme et appliquer ensuite un pansement d'ouate ou de gaze iodoformée. Les glandes hypertrophiées et dépouillées de leur capsule qui font saillie dans la cavité de l'abcès ne doivent pas toujours être excisées, mais on les touchera plusieurs fois par jour avec des solutions étendues de potasse ou de soude, ou une fois par jour seulement avec une solution concentrée de nitrate d'argent. Nous avons obtenu de bons résultats, et amené rapidement l'atrophie de ces ganglions, en remplissant la cavité avec la préparation suivante :

> Baume du Pérou. . . . . 20 gr.
> Nitrate d'argent . . . . 0 — 5 centigr.

Nous avons eu également des succès en injectant une fois par jour, au moyen de la seringue de Pravaz, dans le parenchyme de ces ganglions, une petite quantité d'acétate basique de plomb. Les cordons lymphatiques épaissis doivent être réséqués avec des ciseaux ; enfin on excisera les bords calleux de l'ulcère. S'il survient de la gangrène, nous employons le mucilage de camphre, ou nous remplissons la cavité alternativement avec des tampons de coton trempés dans du chlorure de chaux, avec du coaltar ou de l'iodoforme, et nous recouvrons le tout de compresses glacées. Si l'on ne parvient pas à arrêter

la marche du sphacèle, on emploiera le fer rouge ou le bain continu.
Enfin on surveillera avec soin l'aération large et fréquente de l'appartement; dans un milieu confiné, humide et sans lumière, les bubons
ulcéreux prennent facilement un caractère putride.

Ulcères fistuleux consécutifs au bubon suppuré.

La formation d'anfractuosités ulcéreuses est due à la fonte purulente
ou à l'inflammation envahissante et destructive du tissu cellulaire
sous-cutané ou inter-musculaire, du tissu conjonctif qui forme les
gaînes musculaires et les aponévroses. Ces ulcérations sinueuses
peuvent rester superficielles, décoller seulement la peau et le fascia
superficialis, ou creuser des trajets anfractueux dans la profondeur.
Elles peuvent se prolonger pendant des années et conduire le malade
à la cachexie. Leur danger augmente avec leur étendue, et les formes
profondes sont plus graves que les superficielles. A l'extrémité profonde de ces fistules, il se produit une infiltration inflammatoire qui se
ramollit et détermine à ce niveau une perforation cutanée souvent
très-éloignée du point de départ. Ces perforations multiples donnent
au trajet ulcéreux une disposition sinueuse, ramifiée, et il se forme
ainsi peu à peu un système de fistules communicantes.

La paroi fistuleuse se couvre parfois de granulations qui en rétrécissent la cavité. Ce bourgeonnement peut conduire à la production
de brides cicatricielles qui oblitèrent la perte de substance d'une façon
passagère ou définitive; ou bien le trajet se revêt simplement de tissus cicatriciels, sans que la suppuration tarisse.

Des fistules de cette nature peuvent se prolonger soit au-dessus,
soit au-dessous de l'arcade crurale. Quand elles passent au-dessous
du ligament, elles peuvent prendre un caractère alarmant, si elles
se prolongent par dessous la gaîne des gros vaisseaux fémoraux ou
dans l'interstice des adducteurs, ou si elles gagnent le petit bassin en
passant dans le voisinage du ligament de Gimbernat. Le danger résulte, en pareil cas, de la gangrène des artères, par exemple de la cir-
conflexe fémorale.

On doit chercher à provoquer le recollement de la peau, à donner
issue au pus en établissant des contre-ouvertures ou en incisant complètement le trajet. On ne doit toutefois en arriver à ce dernier parti
que lorsque toute inflammation a disparu et qu'il n'y a plus aucun
espoir de voir le trajet se fermer sans intervention opératoire. Pour
atteindre ce but, on recouvrira de compresses froides les parties creusées par l'ulcération, et on changera ces compresses aussitôt qu'elles

seront sèches ; on comprimera en même temps la région avec des rouleaux de linge convenablement disposés.

Si on se décide à pratiquer l'incision, celle-ci sera faite soit avec les ciseaux ou le bistouri conduits sur la sonde cannelée, soit au moyen de la section lente avec la ligature. La première méthode est surtout applicable aux trajets superficiels et rectilignes ; la seconde, aux fistules profondes et compliquées. La ligature évite au malade, déjà affaibli, des pertes de sang dangereuses ; elle est suivie d'une cicatrisation plus rapide que la section par l'instrument tranchant : on la pratique avec un fil aseptique ou avec un morceau de tube à drainage. On cherche, avec le stylet aiguillé, l'extrémité du trajet. Si la fistule est complète, avec une double ouverture à la peau, on passe, au moyen de la sonde, une ligature élastique, et on sectionne lentement le pont cutané. Si la fistule est borgne, et si l'on sent à son extrémité saillir le bouton du stylet à travers la peau, on marque le point où correspond cette extrémité ; on substitue alors au stylet une sonde creuse, sur laquelle on ponctionne au point indiqué avec la pointe du bistouri, on fait sortir la sonde à travers l'ouverture ainsi pratiquée ; puis on passe la ligature. Si le trajet plonge directement dans la profondeur, on cherchera, au moyen d'éponges préparées ou de tiges de laminaria, à lui donner la forme d'un entonnoir à base tournée en dehors. On s'efforcera ensuite, par l'emploi de pansements compressifs, d'empêcher la production et la stagnation du pus ; si ce moyen est insuffisant, on aura recours au drainage avec des tubes élastiques, aux lavages fréquents de la cavité et à l'application de médicaments caustiques ou antiseptiques, tels que solutions étendues de potasse ou d'acide phénique, pâte de Lister, iodoforme, etc. Si l'orifice externe laisse voir une couche lardacée de tissu cellulaire en voie de dégénérescence graisseuse ou de destruction moléculaire, on recouvrira la région, une ou deux fois par jour, avec des tampons de coton trempés dans une solution faible de potasse caustique, d'acétate de fer, de vinaigre de bois, de glycérine iodée ou de chlorure de zinc.

TROISIÈME PARTIE

SYPHILIS

DÉFINITION GÉNÉRALE

On désigne sous le nom de syphilis une infection générale produite par un virus animal spécifique, et déterminant, dans les différents tissus de l'organisme, des altérations multiples qui se succèdent dans un ordre déterminé plus ou moins constant.

Le sang du sujet infecté, aussi bien que les produits inflammatoires spécifiques, déterminent sur l'individu sain une maladie identique.

Nature et véhicules du virus syphilitique.

Tous les détritus fournis par les suppurations ou les nécrobioses de nature syphilitique peuvent être les véhicules du contage ; mais ce dernier est transporté le plus souvent par les débris des papules ou de la sclérose initiale. Le sang et le sperme ne paraissent pas porter dans toutes leurs parties, ni à toute période, l'élément contagieux. Ce fait explique les résultats contradictoires qu'a fournis l'inoculation du sang syphilitique, et la transmission non moins inconstante de la syphilis paternelle à l'enfant. Le lait, la salive, le fluide lacrymal, l'urine, paraissent n'être jamais les véhicules de la contagion. De même, les sécrétions pathologiques fournies par des lésions non syphilitiques, le liquide blennorrhagique, celui d'un eczéma, les crachats pneumoniques provenant d'un sujet infecté, ne peuvent communiquer la syphilis que s'ils sont mêlés à du sang ou à des détritus de lésions spécifiques.

Tout le monde admet la nature fixe du contage syphilitique. L'existence des micro-organismes dans lesquels on avait cru voir la cause première de la syphilis, comme ceux de Hallier, de Lostorfer, n'a pu longtemps résister à l'examen. Klebs attribue à l'hélicomonade l'origine de la contagion. Aufrecht signale un micrococcus, et Birch-Hirschfeld indique la présence de cocci dans les tumeurs gommeuses et dans les liquides des tissus ; Lustgarten, Doutrelepont et Schütz décrivent des bacilles dans les sécrétions et dans la substance même des lésions syphilitiques. Lustgarten et Doutrelepont indiquent des procédés de coloration particuliers. Mais comme on n'a pu réussir jusqu'ici à obtenir des cultures pures de ces bacilles, leur spécificité reste encore à l'état d'hypothèse [1].

Contagion de la syphilis.

DIFFÉRENTS MODES D'INFECTION

La syphilis peut se produire soit directement, par le contact immédiat des éléments infectieux, soit par transmission héréditaire. On la nomme, dans le premier cas, syphilis acquise ; dans le second, syphilis héréditaire.

Comme le contage est de nature fixe, il exercera son action d'abord

---

[1] Le bacille décrit par Lustgarten (*Soc. de méd.* de Vienne, 12 nov. 1884. — *Die syphilis bacillen*, 1885), ressemble à ceux de la lèpre et de la tuberculose. Il est seulement un peu plus petit (3 à 4 μ de longueur, 0,8 μ d'épaisseur), plus courbe, renflé à ses extrémités. On voit, avec de très-forts grossissements, à l'intérieur du bacille, deux ou trois points ovoïdes, incolores, qui sont peut-être des spores. Le bacille lui-même est toujours renfermé dans de grosses cellules à noyau, d'un volume double de celui des globules blancs, et dont chacune contient un ou plusieurs microbes.

On l'a rencontré soit dans le pus du chancre, soit dans les liquides de lésions spécifiques diverses, soit enfin dans les coupes de tissus (gommes).

La préparation indiquée par Lustgarten est la suivante, pour les coupes :

1° Plonger la préparation à froid pendant 12 à 24 heures dans le liquide suivant, qui est ensuite chauffé et maintenu pendant 2 heures dans l'étuve à la température de 60 degrés :

    Solution alcoolique concentrée de violet de gentiane. . . 11
    Eau d'aniline 100

2° Maintenir la coupe quelques minutes dans l'alcool absolu ;

3° La laisser 10 secondes dans une solution aqueuse à 1,5 p. 100 de permanganate de potasse ;

4° La plonger, *une ou deux secondes* seulement, dans une solution aqueuse d'acide sulfureux, qu'on prépare en faisant agir l'acide sulfurique sur du cuivre métallique ;

5° Laver à l'eau distillée.

On répète ces diverses immersions décolorantes jusqu'à ce que la décoloration soit parfaite (trois, quatre fois et plus) puis on déshydrate par l'alcool, on éclaircit à l'essence de girofle et on monte dans le baume du Canada.

Les lamelles sont traitées comme les coupes, mais, au lieu d'alcool, on em-

sur un point déterminé, pour de là se répandre dans toute l'économie.
L'infection suppose une solution de continuité préexistante ou contemporaine au contact du virus. L'épiderme intact peut être considéré
comme une barrière infranchissable à l'infection. Dans l'immense
majorité des cas, l'effraction du tégument et l'entrée du virus s'accom-
plissent au même moment, pendant le coït : les frottements, la macé
ration de l'épiderme ou des couches épithéliales produisent en quelque point une éraillure, et le derme mis à nu est livré sans défense à
l'action du virus. Mais l'infection trouve encore d'autres voies pour
pénétrer dans l'organisme : les lèvres, la pointe de la langue, les joues,
les paupières, le front, le mamelon, les doigts, etc. La contagion
peut être directe, du sujet malade au sujet sain, ou indirecte. La première se produit ordinairement par le coït, les baisers, l'allaitement,
les manipulations diverses pratiquées par les médecins, les accou-
cheuses, les garde-malades. La contagion médiate peut avoir pour
véhicule les verres à boire et les autres objets de table, le bout d'un
cigare, d'une pipe, les instruments de chirurgie, les pièces de pansement; mais il arrive aussi qu'un individu sain se fait l'intermédiaire
de la contagion, sans être lui-même atteint ; il suffit pour cela qu'un

ploie l'eau distillée, et la durée de chaque bain décolorant doit être moins prolongée.

A cette méthode, un peu compliquée, on a essayé de substituer des préparations plus simples.

Méthode de Giacomi. — Plonger les lamelles, à chaud, pendant quelques minutes, les coupes pendant 24 heures, dans une solution de fuchsine dans l'eau
d'aniline contenant quelques gouttes de perchlorure de fer. Décolorer dans une
solution concentrée de perchlorure de fer. Tremper les lamelles dans l'eau, les
coupes dans l'alcool, recolorer à la vésuvine ou au brun Bismarck.

Méthode de Doutrelepont et Schütz. — Colorer les coupes avec une solution
aqueuse faible de violet de gentiane, puis traiter par la safranine.

Méthode d'Alvarez et Tavel. — Chauffer légèrement la lamelle dans une
solution d'aniline contenant quelques gouttes de fuchsine. Laver et décolorer
dans l'acide nitrique au tiers. Laver ensuite à l'eau distillée et monter la préparation dans le baume.

Les auteurs de cette dernière méthode refusent de considérer le bacille de
Lustgarten comme spécial à la syphilis, et l'auraient constaté soit dans des lésions
vulgaires (herpès, chancre mou), soit même dans le smegma (*Arch. de phys.
norm. et path.*, sept. 1885). Malgré ces objections, il est probable que le bacille
de Lustgarten est spécial à la syphilis, puisqu'on le rencontre dans des lésions
spécifiques tardives et de siège quelconque. Il semble donc caractériser la *nature
syphilitique* et non le *siège génital* des lésions. Toutefois, avant d'affirmer le lien
étiologique qui peut exister entre ce parasite et la diathèse, il manque encore
deux éléments sans lesquels on doit réserver toute opinion définitive, savoir les
cultures pures du bacille et leur inoculation positive. Ajoutons que ce microbe
ne sera bien connu, que lorsque des méthodes plus parfaites et moins compliquées permettront de constater sa présence d'une manière plus constante et en
plus grande abondance.

Notons, en terminant, la singulière ressemblance que présente le bacille de
Lustgarten avec deux autres microorganismes observés dans deux affections
dont les lésions, par plus d'un côté, se rapprochent de la syphilis, nous voulons
parler de la lèpre et de la tuberculose.   (*Note du traducteur.*)

peu de virus se loge temporairement dans un organe (vagin, ongle) sans pénétrer au sein de l'économie.

Le virus syphilitique peut, dans des conditions favorables, se développer chez tous les sujets, pourvu qu'ils soient vierges de syphilis antérieure. Age, tempérament, race même, ne confèrent ni immunité, ni réceptivité particulière. Les éléments syphilitiques conservent leur puissance contagieuse pendant un temps indéterminé, mais sûrement très-long; les papules syphilitiques, par exemple, sont encore contagieuses après des mois d'existence.

TRANSMISSION DE LA SYPHILIS PAR LA VACCINATION. — RAPPORTS DU VACCIN ET DU VIRUS SYPHILITIQUE

Depuis le commencement du siècle, des observations réitérées ont démontré qu'on voit parfois, après la vaccination, paraître au point inoculé une ulcération indolente et torpide, indurée, suivie des manifestations cutanées propres à la syphilis. Or, comment la vaccination peut-elle communiquer la syphilis ? Nous estimons que l'infection syphilitique par le fait de la vaccination ne peut se réaliser que dans le cas où l'on inocule, avec la lymphe vaccinale, certains éléments matériels de nature syphilitique ; ces éléments sont, d'après nous, le sang, les débris moléculaires ou le pus provenant de lésions spécifiques. Nous nous rallions en partie à l'opinion de Viennois. Nous admettons que la lymphe vaccinale empruntée à un syphilitique peut produire en même temps la vaccine et la syphilis, si elle est mélangée de sang. Nous trouvons même, dans ce mode de transmission, une explication partielle de ce fait, que, dans les cas de ce genre, on observe souvent la syphilis chez quelques-uns des vaccinés seulement , non pas chez tous. Les inoculations expérimentales de sang syphilitique à des sujets sains ont, en effet, donné des résultats fort peu concordants. En tout cas, c'est lorsqu'on avait inoculé avec la lymphe vaccinale une certaine quantite de sang, qu'on a vu, après que l'éruption vaccinale s'était normalement développée, après que la croûte s'était formée et détachée, survenir *in loco* une induration circonscrite, accident initial de la syphilis vaccinale.

Mais l'infection peut se produire encore par un autre mécanisme : il suffit qu'en recueillant le liquide vaccinal, on prenne en même temps, sur la lancette ou dans le tube, quelques fragments organiques de nature syphilitique.

Les inoculations que Pick et Kraus ont pratiquées chez des syphilitiques avec le contenu d'éruptions bulleuses ou pustuleuses nous autorisent à admettre que, chez un enfant affecté de syphilis latente ou manifeste, l'inoculation vaccinale produit parfois, au lieu de la vaccine vraie, une vésicule ou une pustule qui se transforme peu à peu en une petite ulcération. Si l'on prend, chez un vaccinifère syphilitique, une éruption de ce genre pour une pustule vaccinale, l'inoculation de son contenu pourra incontestablement transmettre la syphilis. Ainsi s'expliquent ces faits où l'inoculation vaccinale n'a pas abouti, et dans lesquels il survient pourtant, vers la fin de la troisième semaine, une sclérose syphilitique au point inoculé.

On a prétendu que la lymphe vaccinale produite par un organisme syphilitique est également syphilisée, c'est-à-dire acquiert le pouvoir de transmettre à la fois la vaccine et la syphilis. Mais cette hypothèse ne peut tenir en face des observations bien authentiques montrant que des sujets sains, inoculés avec du vaccin provenant d'individus syphilitiques, ont eu un vaccin normal et pas de syphilis. Des données précédentes, résultent les conclusions que voici pour la pratique de la vaccination :

1° Le vaccinifère et ses parents doivent être soumis à un examen préalable des plus attentifs ;

2° Comme la syphilis congénitale débute rarement plus tard que la troisième semaine de la vie, on devra choisir un vaccinifère âgé toujours de huit semaines au moins (voyez *Syphilis héréditaire*) ;

3° On ne doit, sous aucun prétexte, faire usage d'un vaccin mélangé de sang ou de pus [1].

TRANSMISSION DE LA SYPHILIS AUX ANIMAUX A SANG CHAUD

Il n'est pas encore démontré que la syphilis puisse être transmise aux animaux, et provoquer chez eux des accidents identiques à ceux qu'elle produit chez l'homme. Quelques auteurs signalent des faits d'inoculation positive sur le singe et sur le porc (Klebs, Martineau) ; mais Neumann ni nous-même n'avons réussi à produire chez ces animaux, soit avec du pus, soit avec du sang syphilitique, une induration primitive ou des accidents consécutifs. Par contre, chez un sujet à qui nous avions inoculé, en trois points de la peau du dos, le pus d'un chancre mou, apparurent des pustules, qui bientôt formèrent des ulcérations, et se cicatrisèrent en trois semaines. Des expériences de ce genre, faites en plus grand nombre, pourraient donner un nouvel élément différentiel entre le chancre et la syphilis.

[1] Tout le monde a remarqué la gravité particulière de la syphilis vaccinale ; mais il est probable que ce fait n'a pas tant pour cause l'origine spéciale de la maladie que l'âge peu avancé des malades.   (*Note du traducteur.*)

Accident initial de la syphilis.

La première manifestation de l'infection se produit au point d'application du virus. Mais cette manifestation primitive et locale varie de forme suivant que le contage était porté par un liquide irritant, comme le pus et la sérosité purulente, ou par un fluide indifférent, comme le sang, le sérum ou la lymphe. Dans le premier cas, il se forme, au point inoculé, une hyperémie et une tuméfaction circonscrites, qui, au bout de quelques jours, font place à une ulcération suppurante. La tuméfaction et la suppuration sont d'autant plus rapides et intenses, que la solution de continuité par laquelle le virus s'est introduit était plus profonde. C'est seulement plus tard que, chez les individus indemnes jusque-là de syphilis, les tissus éprouvent ces modifications pathognomoniques de texture, cette induration que nous sommes accoutumés à considérer comme caractéristique de l'infection syphilitique accomplie. Toutefois, si le contage a été transporté non par des corpuscules purulents, mais par ces liquides qu'on voit suinter à la surface des ulcérations indurées (substance intercellulaire) ou par le sang d'un syphilitique; si, de plus, au niveau du point inoculé, n'existait pas une solution de continuité profonde, mais une simple excoriation, il ne se forme pas d'ulcération : l'excoriation se referme rapidement, et il se produit, après une incubation plus ou moins prolongée (première incubation) un nodule de volume variable, qui, à la limite de la peau et des muqueuses, affecte la forme d'une papule humide commençante.

Des observations nombreuses nous enseignent qu'un sujet atteint de syphilis atténuée, latente, et ne présentant aucun accident actuel, peut communiquer la syphilis, sans qu'on découvre chez le sujet infecté, l'accident primitif ordinaire, sans qu'il se soit produit une grossesse chez la femme contaminée. Les malades qui contractent la syphilis par ce mécanisme inexplicable ne présentent d'autres symptômes qu'un amaigrissement très-rapide, une alopécie qui survient un peu plus tard, des douleurs périostiques et des tuméfactions en différents points du squelette; à cela s'ajoutent ensuite des métrorrhagies profuses et répétées. Si la femme devient enceinte, l'avortement survient presque toujours. Par quelle voie le virus a-t-il, dans ce cas, pénétré dans l'organisme? Il est jusqu'à présent difficile de le dire. Nous ne savons pas davantage comment une femme atteinte d'une syphilis latente peut communiquer cette affection. Il se peut que, dans ces cas, le sang soit l'intermédiaire de la contagion et qu'il soit fourni par des érosions ou des excoriations génitales.

Lorsque l'infection s'est manifestée primitivement par une ulcération, la base de cette dernière commence, vers la troisième ou la quatrième semaine, à présenter une consistance plus ferme ; si l'ulcère était déjà presque cicatrisé, c'est la cicatrice qui s'indure. Lorsque, au contraire, la lésion première était un nodule, il commence, au bout de quelques jours, à subir une véritable fonte moléculaire. Ce ramollissement peut être limité aux couches superficielles : le revêtement épidermique ou épithélial seul se dissocie, et la lésion prend une apparence érosive. Ou bien la désorganisation gagne la profondeur du nodule et détermine parfois une perte de substance très-profonde.

L'induration à la base de l'ulcération, aussi bien que la production du nodule, représentent un processus identique, et sont l'une et l'autre le point de départ de cette induration des tissus qui, peu à peu, gagne en étendue et en consistance, et que nous appelons *sclérose initiale*.

Cette sclérose ne s'établit pas d'un coup, mais lentement, par boutades : un moment, elle semble rester stationnaire, puis elle repart brusquement. Elle peut atteindre le volume d'une lentille, d'un pois, d'un haricot, envahir des organes entiers : les lèvres buccales ou vulvaires dans leur totalité, toute la muqueuse du gland, une partie du fourreau, peuvent subir l'induration. La résorption de la sclérose commence vers le centre et s'annonce par une diminution de la consistance des tissus. Quand l'induration a disparu, elle laisse une pigmentation brun rougeâtre de même dimension qu'elle. Peu à peu, cette pigmentation pâlit et la région malade finit par devenir plus blanche que la peau saine (atrophie pigmentaire). Si l'induration disparaît par voie de résorption, il ne reste après elle qu'une dépression centrale ; mais, si elle se ramollit, elle laisse une cicatrice profonde.

Anatomie de la sclérose initiale.

L'aspect macroscopique de la sclérose primitive varie, suivant qu'elle se développe sur une partie ulcérée ou simplement érodée, et suivant qu'on l'étudie dans sa période croissante ou régressive. Lorsqu'une ulcération préexistante subit l'induration spécifique, celle-ci est primitivement circonscrite aux bords et à la base de l'ulcération, dont peu à peu, plus tard, elle dépasse les limites. Si, au contraire, il n'existait au point d'entrée ni plaie, ni ulcération apparente, il se produit à ce niveau un infiltrat, qui lentement augmente d'étendue et d'épaisseur, devient plus ferme, plus dur, et constitue enfin un noyau résistant à limites nettes, qui donne parfois la sensation d'un cartilage à bords tranchants incrusté dans les tissus. Au bout d'un temps plus ou moins long, la région infiltrée peut éprouver, dans ses couches superficielles, une dégénérescence granuleuse qui amène la production d'un ulcère de forme et d'étendue variables ; cet ulcère a une couleur rouge chair, une apparence finement granuleuse, un aspect velouté ; il saigne parfois facilement et sécrète un liquide séreux, quelquefois gommeux, contenant une petite quantité de cellules de pus. Ici encore la sclérose dépasse peu à peu les limites de l'ulcération.

La compression que le tissu scléreux exerce sur les capillaires de la région empêche le sang d'y pénétrer : ce tissu crie sous le couteau comme un cartilage, et se coupe sans presque saigner. Cette anémie locale par compression explique peut-être aussi pourquoi le tissu sclérosé ne disparaît pas par suppuration, mais suit la voie traînante de la dégénérescence graisseuse et de la résorption, ou, d'autres fois, se mortifie couche par couche, de dehors en dedans. Les actions extérieures locales, frottements, cautérisations, etc., peuvent activer ce sphacèle. Il s'y ajoute alors une véritable fonte purulente, et il en peut résulter des dégâts étendus. La gangrène peut détruire une partie plus ou moins considérable du tissu sclérosé, le creuser à son centre et n'en laisser parfois qu'une coque indurée, qui, après élimination des parties mortifiées et production d'une cicatrice, donne à cette dernière une dureté caractéristique. Ce processus diffère essentiellement de celui du chancre mou, où le sphacèle moléculaire détruit des tissus normaux, tandis que l'ulcère syphilitique initial désagrège un néoplasme préexistant.

La cicatrisation de l'ulcère induré est très-lente : alors même qu'elle est achevée, elle n'est pas toujours définitive ; la cicatrice scléreuse est exposée à se rouvrir, tant que le tissu n'a pas recouvré, par résorption, sa souplesse normale.

Quand l'induration a disparu, l'atrophie laisse à son centre une dépression ombiliquée, dont l'importance séméiologique est capitale.

Histologiquement, la sclérose initiale est constituée par une abondante infiltration de cellules sans caractères spéciaux. Cette infiltration envahit à la fois les papilles de la peau et le tissu cellulaire sous-cutané ; elle est plus prononcée au voisinage des vaisseaux sanguins, dont la tunique adventice est souvent infiltrée elle-même. La lumière de ces vaisseaux est ordinairement rétrécie, parfois tout à fait oblitérée. D'accord avec Ziegler, nous pensons qu'on peut expliquer l'induration par la persistance des fibres du tissu conjonctif au milieu de l'infiltration cellulaire. Les cellules sont en général petites ; quelques-unes sont plus grosses, d'aspect épithélial, ou renferment des noyaux multiples. Lorsque l'accident primitif évolue sans ulcération, il laisse après lui une tache brune de pigment, qui reprendra plus tard une coloration absolument normale. S'il s'ulcère, il restera une cicatrice.

Siège et forme de l'induration huntérienne.

Il n'est pas un point du tégument, chez un individu indemne de syphilis, où l'induration de Hunter ne puisse se produire. Mais si aucune région n'y est absolument réfractaire, aucune n'y est particulièrement disposée. Toutefois, son siège ordinaire est la région génitale des deux sexes : chez l'homme, le feuillet interne du prépuce et le sillon, le gland, le frein, le fourreau ; chez la femme, c'est le bord des lèvres vulvaires, les commissures, le prépuce du clitoris. Sur les muqueuses, l'induration est généralement moins marquée et quelquefois à peine appréciable. Il en résulte que chez la femme, où l'infection se produit le plus souvent à l'entrée du vagin et au niveau du vestibule, on observe très-rarement une induration prononcée. La sclérose s'accuse d'une façon plus marquée au niveau du col, où le speculum seul permet de la constater. Au lieu de venir s'appliquer mollement à l'orifice du speculum comme il le fait à l'état normal, le col induré jaillit en quelque sorte dans la cavité de l'instrument, à cause de l'élasticité que lui donne la sclérose. Si l'on appuie le speculum sur l'induration ou si l'on exerce une pression sur l'organe avec une tige de bois, le tissu fibro-plastique qu'il renferme apparaît à travers la muqueuse avec une transparence nacrée.

L'induration huntérienne peut se produire sur la conjonctive oculaire, sur la muqueuse des narines, sur la peau des joues et du menton : le virus est transporté dans ces diverses régions par les doigts, les ongles ou les baisers. Les indurations des lèvres, de la pointe de la langue chez les deux sexes ont pour origine les baisers, les rapports sexuels anormaux, le transport par les objets de table, par la pipe, etc. Les scléroses des lèvres s'arrêtent ordinairement au niveau de la bordure cutanée et atteignent rarement la face muqueuse. On rencontre fréquemment l'accident primitif au niveau du mamelon, où il est apporté par l'allaitement. Un siège non moins ordinaire est le doigt. La sclérose initiale est presque toujours unique. Mais on observe exceptionnellement des indurations multiples quand plusieurs inoculations se sont produites simultanément.

La forme de l'induration varie suivant les caractères de la région et suivant la profondeur de l'inoculation. Plus le virus a pénétré avant dans les tissus, plus l'induration est prononcée ; plus la région est spongieuse, plus l'induration sera diffuse. Si le virus a atteint les couches profondes de la peau, il se forme des indurations arrondies ou hémisphériques d'une dureté fibreuse. La porte d'entrée n'était-elle au contraire qu'une lésion de la couche épidermique, une érosion, une excoriation superficielle, l'induration prend la forme d'une plaque mince, de consistance cartilagineuse ; elle donne au doigt qui la comprime transversalement la sensation d'une feuille de parchemin enchassée dans les tissus (chancre parcheminé de Ricord) ; cette forme d'induration ne s'observe guère qu'au niveau du feuillet interne du prépuce et rappelle, dans cette région, l'aspect du cartilage tarse renversé. L'induration parcheminée se distingue par la rapidité de sa disparition.

Parfois le prépuce en phimosis est transformé en un entonnoir rigide, d'une dureté cartilagineuse. Dans le cas d'étroitesse congénitale du prépuce, le coït amène fréquemment, au niveau du limbe, des fissures qui s'inoculent et deviennent indurées. Il se produit alors sur cet orifice un anneau dur, qui détermine un phimosis complet, jusqu'à ce que l'induration soit résorbée.

Si le virus pénètre dans un follicule sébacé, ce qui arrive aisément quand une inflammation acnéique a dépouillé ce dernier de son épithélium, l'induration prend la forme d'un cylindre vertical. Si plusieurs glandes sébacées voisines sont atteintes simultanément, comme c'est le cas souvent dans le sillon balano-préputial, la fusion des indurations isolées forme un bourrelet qui entoure le gland comme d'une couronne. Si les deux lèvres du méat, chez l'homme, sont le siège de la sclérose, l'orifice prend la forme d'une ouverture rigide, béante, de consistance cartilagineuse et d'aspect infundibuliforme.

Action combinée du virus syphilitique et du virus chancreux.

Tout aussi bien qu'un sujet peut simultanément ou successivement présenter les deux lésions en deux points différents, un chancre mou par exemple de la région génitale et un ulcère syphilitique à la lèvre ; de même il se peut que les deux virus soient inoculés au même point, soit en même temps, soit l'un après l'autre. En pareil cas, rien n'empêche les deux contages de développer, *in loco*, chacun son activité particulière ; en d'autres termes, on verra survenir, au même lieu, un chancre mou et une induration primitive. Si les deux virus ont agi à la même époque, le chancre simple sera déjà très-avancé dans son évolution le jour où l'induration se manifestera. Ordinairement, cette dernière ne paraît que vers le dix-huit ou vingtième jour de l'existence du chancre. Si le contact du virus syphilitique a précédé l'inoculation

du chancre mou, l'induration se montre peu de temps après l'apparition de ce dernier.

Lorsqu'on inocule un chancre mou sur une induration syphilitique,
il détermine sur ce terrain anormal les mêmes modifications que sur
la peau ou sur une muqueuse saine. Ainsi, le nodule syphilitique peut
devenir le siège d'un chancre superficiel ou d'un chancre profond,
phagédénique. Dans le dernier cas, le phagédénisme détruit plus ou
moins complètement l'induration ; le chancre est alors entouré des
tissus indurés évidés par lui, comme d'une sorte de coque rigide.
Mais si l'induration est déjà très-étendue quand le chancre prend
naissance, le phagédénisme ne détruira que les parties voisines de
l'ulcération, tandis que l'induration se développera à la périphérie, du
côté des tissus sains. Dans les deux cas, la cicatrisation est très-lente,
ce qui est dû, croyons-nous, à ce que l'induration s'oppose à la rétraction cicatricielle de la peau. La réparation se fait par néoformation :
il se produit des fibrilles de tissu conjonctif qui comblent la perte
de substance, tandis que le reste de l'induration entoure la cicatrice actuelle d'un bourrelet saillant, en forme d'anneau dur et habituellement desquamant. Le traitement spécifique favorise la résorption
de l'exsudat fibro-plastique, rend possible le retrait de la peau et hâte
la cicatrisation.

Inoculabilité de l'ulcère induré.

Nous avons précédemment indiqué que l'inoculation pratiquée avec
le liquide d'un foyer d'infection syphilitique, surtout s'il provient
d'une sclérose suppurée ou d'une papule, produit, chez le porteur ou
chez un sujet également syphilitique, des pustules ou des ulcérations.
Donc l'inoculation positive d'une ulcération à son porteur ne permet
pas d'éliminer, par ce fait même, la nature syphilitique de l'accident.
L'emploi des inoculations comme moyen de diagnostic a d'autant
moins de valeur, que le pus d'origine non vénérienne engendre lui-
même, chez les syphilitiques, des ulcérations inoculables en séries.
L'auto-inoculation des foyers syphilitiques doit être signalée au point de
vue thérapeutique ; elle montre que, pour éviter la multiplication des
lésions, on doit isoler avec soin les scléroses suppurées et les papules.

Signification, durée, marche et diagnostic différentiel
de la sclérose initiale.

La sclérose initiale nettement caractérisée possède une importance
diagnostique et pronostique considérable. Au moment où elle se pro-

duit, elle est déjà l'expression de la syphilis commençante ; tant qu'elle persiste, le malade reste sous le coup de la diathèse. Ce n'est que lorsque, avec les accidents consécutifs, la sclérose a complètement disparu, que la guérison peut être considérée comme acquise.

Si l'on abandonne à elle-même une induration cutanée, elle devient le siège d'une desquamation et d'une hyperémie incessantes. Le re-. vêtement épidermique, continuellement renouvelé, acquiert une coloration particulière brune et luisante. Il n'est pas rare que le nodule se ramollisse à sa surface, après une desquamation prolongée, ce qui fait croire au malade, si un coït a eu lieu à ce moment, qu'il s'est produit une nouvelle infection. Ces exulcérations consécutives peuvent débuter soit au centre, soit sur les bords du nodule, rester superficielles ou gagner la profondeur, se produire simultanément en plusieurs points, s'étendre rapidement et simuler le phagédénisme, mais un phagédénisme qui détruit le nodule sans atteindre les tissus sains, et qui s'arrêtera d'autant plus facilement qu'on évitera avec plus de soin les pansements irritants et les cautérisations.

La sclérose subit quelquefois, mais rarement, un ramollissement spécial : il se produit, au centre du noyau, un liquide jaunâtre d'aspect purulent ou sanieux, qui bientôt, comme le contenu d'un abcès, se vide à l'extérieur par une ou plusieurs ouvertures. Les parois dures que le ramollissement a respectées à la périphérie du nodule disparaissent par résorption.

Il n'est pas rare de voir, sans nouvelle infection, une seconde induration survenir dans le voisinage immédiat de la première.

Le volume et l'étendue de l'induration n'ont aucune signification pronostique au point de vue de la gravité future de la syphilis. Les indurations limitées et récentes cèdent habituellement plus vite au traitement que les indurations volumineuses et anciennes.

Quand paraissent la fièvre d'éruption et les syphilides, l'induration diminue ordinairement très-vite, ou disparaît complètement en laissant derrière elle une pigmentation sombre et cuivrée qui n'a pas, au point de vue du pronostic, une moindre importance que l'induration elle-même. Tant que cette tache pigmentaire n'est pas complètement résorbée, la diathèse n'est pas éteinte, alors même que toute manifestation cutanée ou muqueuse aurait complètement disparu, ou que ces accidents, prévenus dès l'apparition de l'induration par un traitement mercuriel hâtif, ne se seraient jamais manifestés.

L'expérience nous apprend que fréquemment une induration plus ou moins complètement disparue peut, au bout d'un temps variable, reprendre son volume primitif : il s'agit là d'une repullulation du tissu sclérosé ; cette récidive présente une importance considérable, en ce sens qu'elle indique le caractère rebelle de la maladie et annonce l'éruption prochaine d'une syphilide (*chancre redux*).

Nous n'avons jamais vu l'induration disparaître en moins de quatre-vingt-dix jours, alors même que le malade était soumis au traitement mercuriel dès l'apparition de la sclérose. Fréquemment, elle persiste huit à neuf mois et même davantage.

Au point de vue du diagnostic différentiel, la sclérose initiale peut être facilement confondue avec l'épithéliôme. L'examen microscopique renseignera mieux que tout autre signe sur la nature de la lésion ; mais le clinicien exercé saura toujours distinguer l'ulcération continuellement envahissante que produit l'infiltrat cancéreux, de la lésion à surface rosée, veloutée, qui représente l'induration syphilitique en voie d'ulcération. Nous avons suffisamment insisté plus haut sur les caractères distinctifs du chancre mou et de l'induration huntérienne.

Nous avons souvent observé, chez des enfants circoncis suivant le rite hébraïque orthodoxe, des indurations dans le lambeau conservé du prépuce et même sur le gland : ces indurations en voie de ramollissement provoquaient un gonflement considérable des ganglions, quelquefois même leur suppuration, sans qu'une observation prolongée des petits malades nous ait jamais révélé des accidents syphilitiques ultérieurs. Il nous semble que ces sortes d'indurations sont le résultat du mode opératoire grossier mis en usage, notamment de l'arrachement du feuillet préputial interne.

Immunité après une première infection.

Comme la plupart des maladies infectieuses (scarlatine, rougeole, etc.) s'observent rarement deux fois chez le même individu, on a supposé qu'il devait en être de même pour la syphilis. En fait, il est exceptionnel d'observer une seconde infection syphilitique. Les inoculations expérimentales, pratiquées pour confirmer cette donnée, enseignent que, chez un individu encore en puissance de la diathèse, on peut impunément inoculer le virus syphilitique, sans produire une induration. Le résultat de ces expériences amena Ricord à établir le dogme de l'*unicité de la syphilis ;* pour lui, quiconque a été ou est syphilitique, c'est-à-dire quiconque a présenté une induration huntérienne, ne peut plus jamais en contracter une seconde, ou, en d'autres termes, devient réfractaire à l'infection. Ricord expliquait la loi ainsi établie par lui, en disant que l'infection produite était définitive, et que notre thérapeutique pouvait supprimer les manifestations de la maladie constitutionnelle à tout jamais acquise, mais non pas supprimer la maladie elle-même.

Cette doctrine n'a pas, disons-le, la portée générale que lui attribuait Ricord ; H. Zeissl et d'autres observateurs ont rapporté des cas d'infection réitérée. La reproduction de la syphilis chez un individu antérieurement infecté démontre que celui-ci était complètement guéri de son affection première. On peut, des données précédentes, déduire, comme le fait Diday, les trois corollaires importants que voici :

1° La syphilis peut guérir radicalement ;

2° Le temps nécessaire pour la guérison définitive est au moins de vingt-deux mois ;

3° La meilleure garantie d'une guérison solide est une seconde infection.

Le traitement d'une réinfection syphilitique ne diffère pas du traitement de l'infection première.

Affections de l'appareil lymphatique causées par la syphilis au début.

Si l'on explore, au voisinage d'une induration huntérienne, les régions où existent des ganglions superficiels, on constate que quelques-uns, et souvent la plupart d'entre eux, sont tuméfiés et offrent la même consistance dure que le nodule huntérien lui-même. Ces ganglions, durant les premiers jours, peuvent être légèrement douloureux, mais deviennent bientôt insensibles, même aux pressions les plus fortes : on les désigne pour cette raison sous le nom d'adénopathies, de bubons *indolents*. Cette augmentation de volume des glandes survient sans réaction inflammatoire appréciable, en quelque sorte froidement. Au début, la tuméfaction est peu considérable et les ganglions conservent encore un peu de mobilité ; mais bientôt le gonflement augmente, et les glandes paraissent fixées dans les couches sous-jacentes. La peau qui les recouvre reste généralement intacte et se laisse soulever en pli. Habituellement, plusieurs ganglions voisins sont atteints, mais ils restent toujours isolés et ne se fusionnent qu'exceptionnellement en une tumeur commune.

Ces bubons indolents ne surviennent en général que lorsque l'accident primitif est déjà en voie de ramollissement. Si nous tenons compte de ce fait, que le bubon indolent se produit toujours du même côté que la lésion primitive, nous sommes autorisés à admettre que c'est bien là un bubon d'absorption, et non une manifestation constitutionnelle. Suivant Auspitz, la propagation du virus, à partir de son point d'entrée jusqu'au sein de l'économie, n'a pas lieu par les lymphatiques, et la tuméfaction successive de tous les ganglions de l'organisme n'est nullement l'expression de ce prétendu trajet du virus. Il considère l'adénite indolente du pli de l'aine comme un phénomène purement local d'absorption de voisinage ; les vaisseaux sanguins sont pour lui la véritable voie de pénétration du virus. Ainsi, l'adénopathie généralisée qui s'observe dans la syphilis serait déjà l'expression d'une infection organique accomplie.

Les altérations anatomiques consistent dans l'accroissement hyperplasique de tous les éléments constitutifs de la glande, sans excepter la capsule d'enveloppe, qui paraît plus ou moins épaissie. Il se produit dans la suite une dégénérescence graisseuse ou amyloïde du ganglion.

Les tuméfactions indolentes des glandes lymphatiques ont une forme tantôt ronde, tantôt ovale, et acquièrent en général le volume d'une noisette ou d'une noix. Chez les individus scrofuleux, tuberculeux ou maladifs, elles atteignent assez rapidement, sous l'influence de poussées inflammatoires plus ou moins répétées, des dimensions considérables, et constituent, en se fusionnant entre elles, des masses qui dépassent parfois le volume du poing. Ces adénopathies énormes ont depuis longtemps reçu la dénomination de *bubons strumeux*. Elles représentent habituellement une tumeur lobulée, bosselée, comme étranglée en certains points.

Ainsi que nous l'avons établi au début, l'accident local retentit toujours sur les ganglions les plus voisins. Le ganglion épitrochléen seul peut exceptionnellement rester normal, dans les cas d'ulcération des doigts, alors que les ganglions axillaires ou jugulaires sont atteints. Comme, la plupart du temps, l'infection syphilitique a pour siège la région génitale, l'adénite qui la suit immédiatement et constamment portera sur les ganglions inguino-cruraux. En général, le gonflement se limite aux ganglions superficiels de la région ; les glandes profondes ne prennent part à la tuméfaction que s'il existe quelque complication constitutionnelle, scrofule, tuberculose, rachitisme, ou à la suite de suppurations locales. Un grand nombre de ganglions inguinaux ou fémoranx sont généralement atteints à la fois. ·

L'adénopathie due à une lésion génitale siège ordinairement du même côté que celle-ci. Dans le cas où l'induration existe sur la ligne médiane, par exemple sur le frein ou à la commissure inférieure de la vulve, l'adénopathie inguinale est bilatérale.

En dépit du traitement spécifique, ces bubons indolents restent souvent stationnaires pendant trois ou quatre mois; il leur faut quelquefois des années pour disparaître par résorption ou pour subir la transformation crétacée. La résorption se fait par voie de dégénérescence graisseuse.

Les bubons indolents ne suppurent presque jamais : encore ne le font-ils que sous l'influence de complications constitutionnelles ou

locales. La scrofule et la tuberculose déterminent très-fréquemment
la fonte purulente ou la transformation caséeuse de l'adénopathie
syphilitique. C'est surtout par sa marche ultérieure que l'adénite
strumeuse se distingue des ganglions syphilitiques, généralement
petits et indolents. La peau qui recouvre les ganglions scrofuleux
adhère rapidement aux tumeurs sous-jacentes, rougit et devient
douloureuse à la moindre pression; mais, malgré la présence de
signes évidents d'inflammation, la suppuration peut se faire indéfiniment attendre et la résorption elle-même résiste fréquemment aux
traitements les plus énergiques. A la fin, quelques parties de la
tumeur, de la grosseur d'une noisette ou d'une noix, subissent un
ramollissement fongueux et deviennent vaguement fluctuantes. Si
l'on ponctionne en ces points, on ne donne issue qu'à une faible
quantité d'un fluide glutineux, mêlé à beaucoup de sérum. L'ouverture prématurée de ces adénites amène la fonte rapide, mais
incomplète, de la tumeur : ce qui disparaît, c'est le tissu sous-
cutané et inter-glandulaire, tandis que le parenchyme hypertrophié
des glandes résiste. Il en résulte, sous la peau ou entre les lobules
glandulaires, la production de trajets sinueux. Si l'on incise au bistouri les portions de peau décollées, il se forme souvent, sur les bords
de la plaie, une couche de tissu conjonctif jeune, d'où partent des
brides étendues en forme de pont d'une lèvre à l'autre de l'incision.
Ce tissu nouveau subit très-vite la destruction moléculaire, ainsi que
le tissu conjonctif sous-jacent qui sépare les ganglions tuméfiés : l'ulcère s'agrandit, se recouvre d'une couche jaune lardacée, et l'on voit
paraître, au fond, les ganglions dénudés, comme disséqués, dépouillés
plus ou moins de leur enveloppe, et présentant parfois le volume d'une
noix. Le ramollissement et l'infiltration purulente étendent la désorganisation aux glandes saines et au tissu cellulaire du voisinage; il se
produit de nouveaux foyers inflammatoires dirigés dans le sens des
fibres du tissu conjonctif, ou suivant un trajet irrégulier; ces foyers
subissent à leur tour la fonte moléculaire et creusent dans la tumeur
de nouvelles cavités. Le tissu conjonctif qui entoure ces anfractuosités
se sclérose, les parois des trajets fistuleux se tapissent peu à peu
d'une membrane dite pyogénique, qui en réalité ne sécrète pas de pus,
mais peut tout au plus subir elle-même la fonte moléculaire. Le pus,
la sérosité purulente séjournent dans ces trajets, et, si on ne leur donne
pas issue à temps, produisent de nouveaux foyers inflammatoires.

Parmi les causes locales qui peuvent déterminer la suppuration des
bubons indolents, même chez les individus bien constitués, nous devons signaler l'existence de foyers purulents situés dans des régions
directement reliées, par la voie lymphatique, avec le siège de l'adénopathie. Telles sont les papules humides ulcérées, les éruptions pustu-

leuses, les ulcérations, les panaris, que ces lésions soient syphilitiques ou non, mais, avant tout, les chancres, et quelquefois la blennorrhagie. Si le pus de l'une quelconque de ces lésions est conduit par
les lymphatiques dans les ganglions syphilitiques, on voit survenir,
dans ces tumeurs à marche indolente, tous les phénomènes inflammatoires propres aux bubons aigus.

Les inoculations pratiquées au porteur avec le liquide d'un bubon
indolent donneront un résultat positif, même dans les cas où la suppuration n'est pas le fait d'un chancre mou coïncidant ; le résultat en
question n'est alors qu'une lésion irritative, comme l'inoculation
d'un pus quelconque en produit presque toujours chez les syphilitiques.

Le pronostic du bubon induré qui accompagne la sclérose huntérienne doit être examiné à deux points de vue : quelle signification
offre-t-il par rapport à l'affection générale ? Quelles sont les altérations qui peuvent se produire localement, dans les glandes malades
ou dans leur voisinage ?

L'induration de Hunter n'acquiert son entière valeur diagnostique
et pronostique qu'après l'apparition de la sclérose ganglionnaire : en
d'autres termes, nous ne sommes autorisés qu'à partir de ce moment à
considérer l'induration circonscrite en question comme l'expression
de l'infection syphilitique, et à prédire l'apparition prochaine de nouvelles manifestations spécifiques dans d'autres tissus.

Quant au pronostic local, la plupart des bubons indurés, chez un
individu de bonne constitution, et avec un traitement convenable, se
résorbent ou se crétifient dans l'espace de quatre à cinq mois.

Il en va tout autrement avec les adénites strumo-syphilitiques.
Elles sont l'expression fâcheuse d'une complication déplorable pour
l'avenir du malade, de l'association de la syphilis à la scrofule ou à
la tuberculose : or, la syphilis réveille et développe ces deux diathèses,
et celles-ci, à leur tour, exercent la plus désastreuse action sur l'évolution et la récidive des accidents syphilitiques. Les allures torpides
de la scrofule et de la tuberculose se reconnaissent immédiatement
dans la marche traînante du bubon strumeux. Il survit ordinairement
à tous les autres accidents de la première phase de la syphilis. Dans
les cas les plus favorables, la résorption exige cinq à six mois ; encore
est-elle rarement complète : la plus grande partie de la glande affec-
tée subit la transformation crétacée. Les bubons strumeux fluctuants
peuvent encore se résorber, à condition que le ramollissement ne
soit pas dû à la pénétration du pus d'un chancre mou. Il n'est pas
rare cependant de voir ces adénites s'ouvrir ; il en sort une petite
quantité de sérosité, de pus, et le reste de la tumeur diminue alors
rapidement. Le résultat est infiniment plus défavorable si l'ouverture

est faite prématurément, et il en résulte parfois des altérations profondes. Il peut en effet se produire des trajets ulcéreux qui, dans le cas d'adénite inguinale ou crurale, s'étendent depuis le ligament de Poupart jusqu'au sommet du triangle inguinal par en bas, et jusqu'au voisinage de l'ombilic par en haut. Le pus fuse quelquefois dans le canal inguinal, suit le cordon et descend dans le scrotum. Il peut, après avoir perforé le fascia lata et la gaine des vaisseaux, arriver jusqu'au creux poplité, ou remonter par le canal crural jusque dans la cavité pelvienne. Le marasme et la cachexie, la péritonite mortelle, la pyohémie, sont les conséquences fréquentes de pareils accidents. Il peut enfin arriver que la gangrène survienne, détruise des vaisseaux profonds, volumineux, difficiles à lier, l'épigastrique, l'iliaque elle-même, et qu'il en résulte des hémorrhagies mortelles. La cicatrisation des bubons strumeux inguinaux peut laisser après elle une infirmité grave et définitive : il se produit une cicatrice rétractile, étendue en forme de pont de la région inguinale à la partie antérieure de la cuisse, et qui fixe le membre inférieur dans une position vicieuse de flexion sur le tronc, empêchant ainsi la station et la marche.

Induration et gonflement des lymphatiques périphériques.

Il est possible, dans quelques cas, de suivre en quelque sorte, par les altérations qu'il produit au passage, le trajet du virus dans les lymphatiques, entre l'induration huntérienne et le siège de l'adénopathie. Sans réaction, sans phénomènes inflammatoires, il se développe dans ces vaisseaux un processus qui transforme les lymphatiques malades en cordons indolents, mobiles, d'une dureté calleuse, et variant, comme volume, de la grosseur d'une plume de corbeau à celle d'une plume d'oie. Ces cordons n'ont pas toujours un calibre uniforme dans toute leur étendue, mais présentent fréquemment des renflements nodulaires variant du volume d'un grain de chènevis à celui d'une petite noisette, et échelonnés suivant l'axe du vaisseau. La peau est ordinairement intacte. Ce n'est qu'après plusieurs semaines, que le tégument correspondant aux nodules indurés devient le siège d'une légère desquamation furfuracée et d'une rougeur à peine apparente. La production de ces phénomènes coïncide ordinairement avec l'apparition d'une syphilide.

L'induration indolente des vaisseaux lymphatiques apparaît en même temps que l'adénopathie et a la même signification qu'elle. Les altérations que nous avons décrites dans les cellules des ganglions surviennent également dans la cavité des lymphatiques. Dans la plupart des cas, l'adénopathie est moindre quand il existe une induration des vaisseaux. L'infarctus qui produit l'épaisissement de ces derniers disparaît toujours par résorption. S'il existe plusieurs renflements nodulaires, celui qui disparaît le premier est ordinairement celui qui siège le plus loin du point d'infection, et qui est en même temps le plus récent. La suppuration et l'ouverture de ces nodules lymphatiques est absolument exceptionnelle.

Le siège ordinaire de cette lymphite est le dos du pénis, quelquefois une de ses parties latérales, le prépuce, le voisinage du frein ; dans cette dernière région, les cordons indurés sont seulement beaucoup plus courts. Nous n'avons jamais constaté cette affection dans d'autres régions. Chez la femme, elle est d'une excessive rareté.

Diathèse syphilitique.

Dès que l'induration est produite au point d'inoculation, dès que les bubons indolents sont formés, on est autorisé à admettre que l'empoisonnement du sang est accompli, puisque le sujet, porteur de semblables lésions locales, peut subir impunément des inoculations réitérées de virus syphilitique, sans contracter une nouvelle induration ; et pourtant, durant cette période, le malade n'éprouve, pendant un temps plus ou moins long, aucun accident apparent ; aucun des symptômes consécutifs qui se développeront peu à peu dans les différents organes n'est encore appréciable à notre observation. Ce temps d'arrêt dans l'évolution des phénomènes constitutionnels a reçu le nom de seconde période d'incubation. Pour expliquer ce répit entre la formation de l'induration, de l'adénopathie indolente et l'apparition des accidents constitutionnels, on est réduit à admettre que le virus syphilitique sommeille pour un temps dans l'organisme, mais se réveille bientôt avec une nouvelle énergie. Cette hypothèse est jusqu'à un certain point confirmée par ce fait que, même dans les périodes ultérieures, la maladie paraît souvent s'éteindre par intervalles (périodes latentes).

Nous pensons que, dans la syphilis, le système lymphatique joue un rôle prépondérant, et que le virus est amené par cette voie dans le torrent sanguin ; par suite des échanges incessants qui se font entre le sang et la lymphe, le virus syphilitique produit dans la masse sanguine une altération spécifique continue ; mais nos sens ne nous permettent pas de constater cette modification du sang. Aussi bien que l'on attribue à une altération morbide de la lymphe les lésions des vaisseaux et des ganglions lymphatiques, sans qu'il soit possible de démontrer dans ce liquide aucune modification apparente, de même nous nous croyons en droit d'expliquer les différentes lésions des tissus par une altération du liquide sanguin ; et, de même que les modifications de la lymphe doivent précéder les lésions des vaisseaux et des ganglions, de même le sang doit avoir subi déjà une altération dans sa composition, avant que celle-ci ne se manifeste dans les différents tissus par des signes appréciables.

Ce changement de composition du milieu sanguin, non démontrable anatomiquement, mais parfaitement admissible en principe, a reçu le nom de diathèse syphilitique ; c'est ainsi qu'on désigne aussi la période latente qui sépare l'époque de l'infection et celle de la dyscrasie syphilitique confirmée.

Altérations anatomiques du sang chez les syphilitiques.

Quand l'induration de Hunter existe depuis huit à dix semaines, il survient peu à peu des phénomènes qui trahissent indéniablement certains changements survenus dans la composition du liquide sanguin. Les téguments du malade perdent leur couleur et leur éclat, et prennent peu à peu la coloration cireuse et grisâtre que produit la chloro-anémie. En même temps, il se produit chez la plupart un amaigrissement général. Ni la chimie ni le microscope n'ont découvert jusqu'à présent dans le sang des syphilitiques aucune altération spéciale.

Nous ne refusons pas d'admettre que les altérations du sang commencent aussitôt que l'absorption du virus est produite ; mais nous croyons que, dans les premiers jours de la maladie, la démonstration matérielle de cette altération est aussi impossible pour la syphilis que pour la plupart des maladies contagieuses. Les modifications microscopiques constatées chez les syphilitiques nous obligent à admettre que, dans tous les cas, les éléments nutritifs, l'albumine du sang par exemple, ont subi une altération quelconque. Le sang ainsi modifié exerce sur les ganglions lymphatiques une irritation excessive qui détermine leur hypertrophie. Par une sorte de réaction en sens inverse, les ganglions malades agissent à leur tour sur le liquide sanguin, soit que l'activité cellulaire de la glande énormément exagérée mette dans le sang une quantité anormale de globules blancs, soit que l'ischémie survenue dans les glandes lymphatiques diminue la production des globules sanguins. Mais ni la leucémie, ni l'olighémie, ni la chlorhémie ne sont les causes de la maladie primitive du sang, elles n'en sont que les expressions anatomiques.

Fièvre d'éruption de la syphilis.

Les premières manifestations de la syphilis générale sont ordinairement annoncées par un mouvement fébrile assez analogue à celui qui précède les affections catarrho-rhumatismales. Les malades se plaignent de chaleur, d'agitation, de malaise, d'insommie, de courbature des membres, d'inappétence. Quelques-uns accusent une faim dévorante. L'expression des traits devient sombre, le visage est pâle et amaigri, les yeux enfoncés et battus. Le malade est tourmenté de douleurs vagues, rhumatoïdes, intermittentes, qui siègent tantôt dans la tête, tantôt dans les épaules, dans d'autres articulations ou dans les masses musculaires; d'autres fois, ce sont des névralgies localisées, par exemple celle du sous-orbitaire. Fréquemment on constate des souffles cardiaques. La fréquence du pouls dépasse parfois 110, et souvent on observe de notables élévations de température. Il survient des sueurs nocturnes et l'urine laisse déposer un sédiment très-abondant d'urates et d'urérythrine.

La fièvre d'éruption coïncide ordinairement avec l'apparition des premiers phénomènes généraux, mais elle peut revenir plus tard, quand il se fait des poussées nouvelles ou quand des récidives surviennent. Elle atteint ordinairement son acmé dans l'espace de vingt-quatre à quarante-huit heures; ensuite la rémission arrive comme dans les exanthèmes aigus.

Quant à l'influence du traitement sur la marche de la température, les frictions d'onguent gris produisent, immédiatement après leur application, une légère augmentation de chaleur, et souvent, plus tard, un abaissement anormal. Le traitement iodé ne semble pas, au début, modifier la température; ultérieurement, le médicament augmente la chaleur, qui revient à son degré normal après quelque temps de médication.

Epoque d'apparition des accidents généraux.

Les accidents consécutifs ne se montrent jamais avant la huitième semaine à partir de l'infection. L'influence du traitement peut retarder l'éclosion de la syphilis, mais non pas l'empêcher. Nous ne possédons aucun moyen d'enrayer la maladie dans les premières semaines de son existence ni de l'étouffer dans son germe. D'autre part, certaines influences novices, émotions violentes, excès *in Baccho et Venere,* marches forcées, voyages de nuit, peuvent hâter l'apparition des accidents généraux.

Foyers de localisation de la syphilis.

Tous les tissus peuvent être atteints par la syphilis. Pourtant, l'affection manifeste une prédilection marquée pour la peau. Elle s'attaque ensuite de préférence à certaines régions muqueuses, fosses nasales, pharynx, cavité buccale, larynx, œsophage, rectum, vagin, utérus, urèthre ; puis au périoste, à la moelle osseuse, au tissu osseux lui-même, surtout à certains os plats ou longs, au périchondre, à quelques cartilages (cloison du nez et larynx), à certaines membranes séreuses, au périmysium, à l'iris. Parmi les membranes fibreuses, elle atteint quelquefois l'albuginée du testicule et la sclérotique. Enfin, elle frappe très-souvent le tissu cellulaire sous-cutané et sous-muqueux ; moins fréquemment, le foie, la rate, les reins, le cœur, les poumons, le cerveau et certaines paires nerveuses, les vaisseaux sanguins et l'intestin.

Cachexie syphilitique.

Quand la syphilis a frappé des organes importants, l'économie, profondément atteinte, subit forcément une déchéance qui peut conduire le sujet à la cachexie et au marasme : tel est particulièrement le cas lorsque, par suite de la dégénérescence amyloïde des reins, il survient de l'albuminurie ou des hématuries. Les conditions individuelles, vie déréglée, complication d'autres maladies, goutte, tuberculose, scorbut, traitement intempestif, peuvent hâter cette issue funeste [1].

Combinaison de la syphilis et d'affections concomitantes.

Les maladies aiguës ont sur la syphilis une influence très-marquée, surtout dans sa première période. Les syphilides maculo-papuleuses de la peau et des muqueuses disparaissent très-rapidement quand une affection aiguë survient, pour renaître aussitôt que celle-ci est dispa-

---

[1] Un élément d'aggravation de la syphilis sur lequel Fournier a particulièrement appelé l'attention est l'empoisonnement palustre. Soit que l'impaludisme préexiste à la syphilis, soit qu'il survienne pendant l'évolution de cette dernière, il lui imprime un caractère de gravité extrême ; de la combinaison des deux intoxications résultent des syphilides tuberculo-ulcéreuses étendues, des lésions osseuses et une détérioration profonde de la santé générale aboutissant rapidement à la cachexie. *(Note du traducteur.)*

rue. Les syphilides sèches ou ulcéreuses de la peau, les plaques mu-
•queuses, les lésions osseuses, sont au contraire très-peu influencées par
les maladies générales.

Non seulement la syphilis permet aux maladies chroniques d'évo-
luer avec elle, mais encore elle les provoque, surtout quand il s'a-
git d'affections consomptives, tuberculose, scorbut. L'association de
la syphilis à la goutte leur imprime à toutes deux un caractère plus
rebelle.

La syphilis a sur la gestation une influence désastreuse : l'avortement ou l'accouchement prématuré en sont les conséquences ordinaires. D'autre part, la guérison de la syphilis est empêchée par la
grossesse, qui entrave l'action des médicaments spécifiques.

Quant à l'influence de la syphilis sur la cicatrisation, notons que
les plaies simples guérissent chez les syphilitiques aussi régulièrement que chez les sujets sains. Cependant, lorsqu'on incise une cicatrice syphilitique récente, il se produit quelquefois une ulcération. La
consolidation des fractures est parfois ralentie par la syphilis. Les
irritants mécaniques et chimiques peuvent déterminer, chez les syphilitiques, des lésions spécifiques dont la nature correspond à la période
dans laquelle le sujet se trouve actuellement. Les cautérisations
pratiquées chez un individu porteur d'une syphilis manifeste ou latente sont incapables de produire des lésions dont l'apparence seule
suffise à affirmer l'existence de la syphilis (cautérisation révélatrice
de Tarnowsky).

Succession des accidents ; périodes de la syphilis.

La syphilis est assujettie à une certaine régularité, non-seulement
dans la façon dont elle atteint successivement les différents systèmes,
mais encore dans l'évolution isolée de chacune de ses manifestations
locales et dans leurs métamorphoses.

Elle frappe en premier lieu l'appareil lymphatique ganglionnaire,
la peau et ses dépendances, enfin les muqueuses. Les altérations du
périoste, des os, du tissu sous-cutané et sous-muqueux surviennent
plus tardivement. Les lésions viscérales ne se montrent que dans une
période très-avancée. En observant cette succession presque mathé-
matique des phénomènes, Ricord les a divisés en trois groupes, et a
décrit une période primitive secondaire et tertiaire. A la période primitive, il rattache la sclérose et l'adénopathie indolente ; à la période
secondaire, les affections superficielles de la peau et des muqueuses ;
à la période tertiaire, les altérations du tissu conjonctif sous-cutané et

sous-muqueux, celles du squelette, des membranes séreuses et fibreuses, enfin les lésions des parenchymes.

Une subdivision aussi absolue ne correspond pas à la réalité des faits. Il survient par exemple très-fréquemment, dans les premiers temps de la syphilis, des affections osseuses ; et, d'autre part, l'ozène syphilitique coïncide souvent avec les éruptions cutanées, que Ricord rattache à la seconde période. Aussi nous paraît-il préférable d'accepter la division, proposée par H. Zeissl, en période des papules humides ou condylomateuses, et période des tumeurs gommeuses ; l'apparition des premiers noyaux gommeux dans la peau ou dans d'autres organes implique presque toujours la disparition définitive des papules humides. On peut rattacher la première phase à l'existence d'un processus irritatif, la seconde à un travail de formation néoplasique. Le premier groupe embrasse les affections du système lymphatique, de la peau et de ses annexes, de certaines régions muqueuses et de l'iris. Le second comprend les altérations du tissu conjonctif sous-cutané et sous-muqueux, celles des membranes fibreuses, des os, des cartilages, des muscles et des viscères.

Développement, marche, durée et mortalité de la syphilis constitutionnelle.

L'évolution de la syphilis n'est pas continue : on observe des périodes de guérison apparente, que suit invariablement l'apparition de phénomènes nouveaux et ordinairement plus intenses que les premiers. Ces intermèdes peuvent se prolonger pendant des mois ou des années. Si l'on examine avec soin les malades, durant ces périodes latentes, on découvre toujours quelques vestiges de la syphilis encore existante, mais actuellement dissimulée : c'est le gonflement des ganglions, l'aspect trouble et épaissi de l'épithélium en quelque point d'une muqueuse ; ce sont, d'autres fois, les cicatrices brunes et pigmentées qui persistent sur la peau, le gonflement des os, etc. La succession plus ou moins précipitée des phénomènes, l'évolution et la disparition plus ou moins rapide de chacun d'eux, sont sujettes à d'infinies variétés ; elles dépendent en grande partie des dispositions congénitales ou acquises du sujet, de son âge, parfois aussi de diverses circonstances extérieures et occasionnelles. La loi de la *pars minoris resistentiæ* joue un rôle dominant dans les localisations de la syphilis.

Les phénomènes de la première période manifestent habituellement une certaine acuité ; les symptômes de la syphilis ancienne (phase gommeuse) ont une marche plus lente. Dans certains cas, les différentes phases se succèdent coup sur coup, tandis que, dans d'autres, des mois, des années se passent, avant qu'une nouvelle éruption ne surgisse et qu'on ne voie éclater quelques accidents graves, réveils tardifs d'une affection dès longtemps oubliée.

Les éruptions sèches des premières périodes disparaissent ordinairement par résorption; les ulcérations ne surviennent que dans les phases plus avancées. La durée, comme l'évolution de la syphilis, est profondément modifiée par les conditions individuelles, l'âge, le genre de vie et les différentes complications. Si la marche naturelle de l'affection n'est pas troublée par le traitement, il peut se produire, après un temps plus ou moins long, une guérison spontanée complète; mais c'est aussi chez les malades non traités que se développent les formes les plus graves. La médication exerce sur la marche et la durée de la syphilis une influence capitale. Les malades qui ont été mercurialisés de très-bonne heure, avant l'apparition des phénomènes généraux, sont plus souvent atteints de manifestations graves (syphilis cérébrale ou viscérale); chez eux, les récidives sont plus fréquentes que chez les sujets qui n'ont pas pris de mercure, ou qui ne l'ont pris qu'associé à l'iodure, et très-tardivement. La guérison peut être obtenue à toutes les périodes, mais elle est plus rapide et plus radicale quand l'affection est récente. Dans les cas très-favorables, mais ceux-là sont rares, elle est acquise en 3 à 4 mois. Le plus souvent elle exige deux ou trois ans, et davantage. Quand les conditions sont défavorables et le traitement insuffisant, la maladie traîne pendant des années avec des alternatives de mieux et de pire, jusqu'à ce qu'enfin des lésions anatomiques ou fonctionnelles survenant dans des organes importants viennent produire les paralysies, la cachexie et déterminer parfois une terminaison funeste.

La mort est rarement causée directement[1] par la syphilis; elle succède à la gangrène, à des hémorrhagies provenant de branches artérielles inaccessibles, à des nécroses de la voûte du crâne. Quelquefois la suffocation causée par une hémorrhagie dans les ventricules de Morgagni, la tuméfaction des cordes vocales (laryngo-sténose syphilitique), entraînent une terminaison rapide. Dans d'autres cas non moins exceptionnels, les malades succombent à l'albuminurie brightique, aux lésions syphilitiques du foie, des centres nerveux, du myocarde, au marasme ou à la tuberculose engendrée soit directement par la syphilis, soit par un traitement mercuriel inconsidéré.

---

[1] On ne saurait pourtant nier qu'aux limites extrêmes de l'existence, chez les enfants et les vieillards, la mort ne soit fréquemment la conséquence directe de la syphilis et non le fait de complications. Il arrive même que les sujets, ainsi prédisposés par leur âge, succombent à la cachexie sans avoir présenté aucune localisation organique appréciable.   (*Note du traducteur.*)

Développement des adénopathies tardives ou multiples.

Environ cinq à six semaines après l'apparition de l'adénopathie primitive qui se montre au voisinage immédiat de l'induration, on observe le gonflement d'autres masses ganglionnaires dans les régions les plus différentes. Voici, selon nous, quelle est l'explication pathogénique de ce fait : le virus est absorbé par les vaisseaux lymphatiques et provoque, comme premier effet, la formation des bubons indolents. Ces ganglions atteints hâtivement ne retiennent pas, comme ferait un filtre, la matière contagieuse : celle-ci est emportée par la lymphe dans les autres ganglions et dans les différents tissus. Les régions ganglionnaires où le gonflement est le plus marqué et le plus fréquent sont celles du cou, le bord postérieur de l'apophyse mastoïde et du sterno-mastoïdien, les amas jugulaires, sous-claviculaires, axillaires, les ganglions inguinaux qui avaient échappé à l'adénite primitive, les ganglions épitrochléen et sous-maxillaire. On trouve, à l'autopsie, des gonflements multiples des ganglions rétro-sternaux, bronchiques, abdominaux et pelviens.

Ces adénopathies acquièrent le volume d'un pois, d'un haricot ou d'une noisette, se développent presque toujours froidement et restent indolentes. Mais, aussi bien que les bubons indolents primitifs, elles peuvent, chez les sujets scrofuleux ou tuberculeux, acquérir un volume considérable, ou, par l'absorption de pus provenant des foyers voisins, suppurer, au moins partiellement.

L'adénite multiple accompagne d'une façon plus ou moins constante les autres manifestations de la syphilis et subit des oscillations parallèles à celles de la maladie elle-même. Dans les cas douteux, elle fournit des indices précieux sur la nature et le caractère de lésions observées dans d'autres organes ; elle est même souvent, dans les formes latentes, où toute autre manifestation a momentanément disparu, le seul indice annonçant que la diathèse syphilitique n'est pas complètement éteinte.

L'adénopathie syphilitique n'atteint jamais, chez les individus sains, un volume égal à celui des adénites scrofuleuses. Elle présente une forme régulière, tandis que ces dernières sont bosselées et inégales. Les adénites syphilitiques rétrocèdent et disparaissent constamment, quand les conditions sont favorables, ou subissent la dégénérescence graisseuse, calcaire ou amyloïde. Les hyperplasies ganglionnaires de nature scrofuleuse s'enflamment sous le moindre prétexte, et suppurent en plusieurs points. Le pus qu'elles contiennent devient épais, graisseux, calcaire ou caséeux ; enfin elles s'ouvrent en plusieurs placcs, et il se forme des ulcères torpides à bords livides et décollés, qui fournissent une sécrétion tantôt liquide et visqueuse, tantôt caséeuse et épaisse, et qui laissent après eux une cicatrice déprimée et rayonnée.

AFFECTIONS SYPHILITIQUES DE LA PEAU

Syphilides.

La peau est le tissu sur lequel la syphilis provoque les manifestations les plus précoces et les plus fréquentes. Alibert a groupé ces diverses lésions sous la dénomination commune de *syphilides*. Les éruptions syphilitiques de la peau, comme toutes les lésions syphilitiques, consistent essentiellement dans la production d'inflammations circonscrites à marche lente, et dans la prolifération limitée du tissu conjonctif. Il se fait, au point affecté, une multiplication des noyaux et une abondante formation cellulaire. Ces noyaux et ces cellules sont résorbés ou se transforment en globules de pus, ou bien encore se changent en cellules et en fibres du tissu conjonctif. Ces phénomènes anatomiques correspondent aux éruptions sèches ou humides. Les éruptions sèches ont la forme de macules, de papules, de nodules ou de tubercules ; parmi les éruptions humides se placent les vésicules, les pustules et les croûtes. Or, toutes ces formes élémentaires sont réalisées par les maladies les plus diverses, les plus étrangères à la syphilis. Il n'y a donc pas de forme éruptive essentielle à cette affection : elle ne fait qu'imiter les formes les plus variables, les plus vulgaires des maladies cutanées.

L'analogie parfaite des syphilides avec les autres affections de la peau, la diversité infinie et l'extrême variabilité de leur forme rendent particulièrement difficile le diagnostic de ces éruptions. Elles offrent pourtant certains caractères particuliers qui peuvent guider le diagnostic ; ce sont :

1° *La délimitation précise de chaque élément éruptif.*

Il n'est pas jusqu'à la zone d'inflammation périphérique qui ne se termine par des contours nets, au lieu de se fondre insensiblement dans la coloration normale de la peau voisine.

2° *La couleur particulière de quelques éruptions syphilitiques.*

La rougeur de la macule, de la papule, de l'auréole inflammatoire, du nodule, et, dans une certaine mesure, de la cicatrice syphilitique, ne présentent pas cette nuance fraîche et rosée des lésions vulgaires correspondantes, mais une couleur flétrie, éteinte, tirant plutôt sur le brun, et rappelant un peu l'aspect de la chair de jambon ou du cuivre terni. Cependant ces particularités de teintes ne sont pas également accentuées dans toutes les phases de l'éruption. Quand une syphilide est récente, et quand la syphilis est jeune, l'éruption éclôt rapidement, reste superficielle et sa rougeur est vive. Au contraire, les formes anciennes ont un développement traînant; plus elles s'éloignent du moment de l'infection, plus elles pénètrent profondément dans les couches cutanées, plus aussi la coloration des éléments éruptifs devient brune et cuivrée. Après leur régression, ces éruptions laissent à leur suite des pigmentations rouge-brun ou brun foncé qui peu à peu prennent une teinte bleuâtre ou gris de plomb. Les cicatrices qui succèdent aux ulcérations syphilitiques offrent aussi, au début de leur existence, cette coloration brune. Plus la cicatrice vieillit, plus elle devient solide et blanche. Tant qu'une cicatrice présente cette teinte brunâtre, on doit craindre de la voir se rouvrir, et l'on peut être sûr que la diathèse n'est pas éteinte. Cette coloration cuivrée est due, d'après nous, à la structure anatomique même des éléments : elle a pour cause des télangiectasies locales, comme dans l'acné rosacea : la stase capillaire qui en résulte amène la transsudation des matières colorantes du sang. La simple hyperémie des capillaires de la peau produit une coloration rosée, la dilatation plus ou moins variqueuse des vaisseaux donne une teinte variant du brun pâle au brun foncé, enfin le brun mat correspond à la transsudation des matières colorantes. Chez les individus mal nourris, débilités, spécalement chez les femmes, le sang peut même transsuder en nature et produire, dans les régions déclives, de petites taches ou des saillies pétéchiales violacées de la grosseur d'une lentille. C'est ainsi que la déclivité dans les membres inférieurs favorise la stase passive et la transsudation des matières colorantes du sang.

3° *La localisation des éruptions syphilitiques.*

Il existe pour les syphilides certains sièges préférés; tels sont : la ligne qui sépare le cuir chevelu du front ou de la nuque, la surface du cuir chevelu lui-même, les sillons des ailes du nez, les commissures des lèvres, l'ombilic, le pourtour de l'anus. On les observe fréquemment, chez les deux sexes, sur la peau des régions génitales et dans leur voisinage, notamment au niveau des plis inguinaux et génito-cruraux, enfin dans les espaces inter-digitaux des orteils, à la paume de la main et à la plante du pied. Certaines formes ont une prédilection marquée pour des régions déterminées. Ainsi les érup-

tions papuleuses s'observent surtout à la racine du nez, sur la peau
du front qui correspond au sinus frontal, sur le cuir chevelu, dans les
régions scapulo-claviculaire, sternale et tibiale ; tandis que les éruptions érythémateuses ne se recontrent jamais au visage, au dos de la
main ou au pied, ni dans la région sternale. Enfin, certaines éruptions
éprouvent dans leur développement, comme les végétaux, des modifications en rapport avec la nature du terrain qui les porte. Dans
les régions pourvues d'une couche graisseuse épaisse et de glandes
sébacées volumineuses, dont la sécrétion est encore activée par des
frottements continus (plis inter-fessiers), il se développe de mons-
trueuses papules humides. Si au contraire les glandes sébacées font
complètement défaut (régions palmaire et plantaire), les papules s'é-
lèvent à peine au-dessus du niveau de la peau. Les follicules sébacés
et pileux semblent favoriser notablement la production de certaines
formes éruptives : ainsi les syphilides impétigineuses surviennent de
préférence dans la barbe et dans le cuir chevelu. Les pustules d'ecthyma se développent volontiers dans le cuir chevelu et sur les
jambes.

4° *L'abondance et le groupement de l'éruption.*

Les éruptions syphilitiques précoces forment des foyers abondants
et uniformément distribués. Plus la maladie est ancienne, plus les
foyers éruptifs deviennent profonds, mais en même temps ils se font
moins nombreux, se concentrent par groupes dans les régions qu'ils
préfèrent, et se rangent là en lignes courbes ou arrondies.

5° *Le polymorphisme des syphilides.*

L'existence simultanée de macules, de papules, de pustules, sous
leurs aspects les plus variés, et que la marche lente de la syphilis
permet de rencontrer ensemble à toutes leurs périodes de développement, les modifications qui, suivant leur siége, transforment et
rendent méconnaissables les éléments primitifs de l'éruption, tous ces
caractères impriment aux affections syphilitiques de la peau un cachet
de polymorphisme tellement extraordinaire, que ce signe est pour
nous un des meilleurs éléments de diagnostic entre les syphilides et
les affections vulgaires de la peau.

6° *Les caractères des squames et des croûtes.*

Les syphilides ne forment jamais de squames aussi épaisses que les
autres dermatoses. Ces squames n'ont jamais la couleur vive et argen-
tée qu'elles offrent, par exemple, dans le psoriaris vulgaire ; elles sont
toujours d'un jaune sale ou d'un blanc grisâtre (psor. syph. nigricans
de Cazenave). Les squames des papules syphilitiques résultent de la
desquamation d'un épiderme vieilli, mortifié, tandis que celles du

psoriasis vulgaire sont formées par un épiderme enflammé, mais de formation récente. La couleur plus foncée est due à la présence du pigment qui, nous l'avons vu, transsude en plus grande abondance dans les inflammations de nature syphilitique. Les pustules syphilitiques forment des croûtes beaucoup plus épaisses que les lésions communes d'égale étendue, ce qui s'explique par la marche essentiellement lente de l'éruption. La suppuration prolongée, en même temps qu'elle fournit des éléments plus abondants à la formation de la croûte, l'imbibe et la maintient dans un état d'humidité constant, qui permet son accroissement indéfini. Au contraire, les éruptions pustuleuses vulgaires se développent beaucoup plus rapidement et se dessèchent plus vite dans toute leur épaisseur; il en résulte que la croûte se racornit et adhère aux tissus sous-jacents, tandis que la croûte des pustules syphilitiques semble nager dans le pus. Les croûtes syphilitiques, restant longtemps adhérentes et molles, sont exposées au contact de toutes les impuretés du dehors, et acquièrent ainsi la couleur sale qui les caractérise.

7° *La forme particulière des ulcérations syphilitiques.*

On considère comme caractéristique de ce genre d'ulcérations la disposition en forme de rein ou de fer à cheval; et l'on décrit à l'ulcère un bord concave, qui correspond d'ordinaire à la région en voie de réparation, et un bord convexe, où l'ulcération continue à s'étendre. Cette disposition n'est pourtant pas constante dans les ulcères spécifiques, et s'observe d'autre part dans des ulcérations d'origine différente (lupus scrofuleux). Ces ulcérations à contours arrondis succèdent le plus souvent aux syphilides tuberculeuses groupées (faux lupus syphilitique), aux pustules de rupia et d'ecthyma, enfin à la réouverture d'ulcérations déjà cicatrisées.

8° *La démangeaison que produisent les syphilides.*

On admet généralement que les syphilides ne déterminent ni prurit, ni douleur. Mais ce signe négatif est loin d'être constant. Les papules humides des régions ano-génitales produisent une démangeaison violente, qui sollicite un grattage énergique, et qui peut se transformer en une douleur cuisante, lorsque les papules viennent à s'exulcérer (anus et espaces inter-digitaux des orteils). Les syphilides papuleuses et tuberculeuses, durant leur phase de desquamation, les petites croûtes qui se produisent dans les cheveux et dans la barbe, occasionnent aussi des démangeaisons.

9° *L'odeur spéciale* exhalée par la peau et par la sueur, que certains auteurs ont attribuée aux syphilitiques, n'est pas le fait immédiat de la maladie; elle est due à la présence des produits altérés et putréfiés des papules humides, qui se mélangent au sébum, à la sueur, au pus des pustules, au liquide des ulcères cutanés ou osseux; la fétidité de l'haleine est souvent causée par la stomatite mercurielle.

Comme toutes ces particularités morphologiques n'ont qu'une valeur séméiologique relative, il faut, pour assurer le diagnostic, tenir compte des accidents observés dans les autres organes concurremment avec les syphilides. Ces symptômes concomitants sont les adénopathies, l'alopécie, les maladies des ongles, des muqueuses, du squelette, de l'iris, etc. Nous ne saurions trop insister d'ailleurs sur cette règle toujours nécessaire que, pour reconnaître une syphilis, il ne faut pas s'en tenir à la constatation d'un symptôme isolé, mais faire en quelque sorte la somme et apprécier la résultante de tous les phénomènes observés.

NOMENCLATURE ET CLASSIFICATION DES SYPHILIDES

Adoptant comme base de classification, à l'exemple de Biett et de Bassereau, le principe de Willan, fondé sur la forme élémentaire des lésions éruptives, nous établirons parmi les syphilides les divisions que voici :

1° Forme érythémateuse.

    a). Erythème maculeux.

    b). Erythème saillant ou papuleux.

2° Forme papuleuse.

    a). Syphilide papulo-lenticulaire.

    b). Syphilide papulo-miliaire.

    c). Psoriasis palmaire et plantaire.

    d). Papules humides.

3° Forme pustuleuse.

    a). Syphilide pustuleuse acnéique.

    b). Syphilide impétigineuse.

    c). Syphilide varicelloïde.

    d). Syphilide ecthymateuse.

    e). Rupia.

4° Forme tuberculeuse.

    a). Tubercules cutanés superficiels.

    b). Tubercules cutanés profonds.

I. — Erythème syphilitique maculeux et papuleux. Roséole syphilitique. Macules syphilitiques.

On désigne sous le nom d'*érythème syphilitique* une forme d'éruption caractérisée par la présence de foyers inflammatoires arrondis, nettement circonscrits, superficiels et en forme de taches, variant de la largeur d'une lentille à celle d'un pois et au delà. Elles sont d'un rouge vif lorsqu'elles surviennent avec une certaine acuité, mais ne conservent cette coloration que 24 à 48 heures : en vieillissant, elles deviennent pâles ou brunâtres, et, plus tard, gris plombé. La coloration disparaît incomplètement sous la pression du doigt.

L'érythème syphilitique est constitué tantôt par des macules plates et sans saillie (*érythème maculeux* ou *roséole syphilitique*); tantôt par de petites saillies papuleuses (*érythème papuleux*). La dernière variété n'est autre chose qu'un dérivé de la première, car on la voit coïncider avec celle-ci dans les formes plus aiguës de l'éruption (*érythème maculo-papuleux*). Toutes deux sont le résultat d'une inflammation circonscrite siégeant dans le corps papillaire, mais les follicules sébacés et pileux éprouvent aussi des modifications anatomiques évidentes. Biesiadecki considère la macule syphilitique comme une hyperémie circonscrite des vaisseaux capillaires, aboutissant tantôt à des hémorrhagies, tantôt à des transsudations sanguines suivies de dépôts pigmentaires. Les vaisseaux des papilles et du chorion ont leurs parois infiltrées et entourées de noyaux et de cellules jeunes.

Le siège le plus fréquent des syphilides érythémateuses est le tronc, notamment les parois latérales de la poitrine, les flancs et la paroi abdominale. Le cou, la région sternale et le visage sont plus rarement envahis. Cependant le front, au niveau de la limite des cheveux, présente souvent une éruption confluente; sur les membres, on ne rencontre guère l'érythème qu'à la face antérieure du bras et à la face interne de la cuisse. Il est plus rare qu'il atteigne les avant-bras et les jambes jusqu'au poignet et au cou-de-pied : en pareil cas, on trouve en même temps, à la paume de la main et à la plante du pied, des efflorescences érythémateuses isolées, variant du volume d'un grain de chènevis à celui d'une lentille (psoriasis palmaire et plantaire). Dans la région génitale, on ne rencontre l'érythème que sur le gland. S'il existe en même temps une balano-blennorrhée, les macules ou les saillies papuleuses se transforment en érosions circonscrites d'un rouge vif, humides ou saignantes, qui peuvent être prises pour des chancres superficiels.

L'apparition de l'érythème syphilitique s'annonce ordinairement par la fièvre d'éruption que nous avons décrite. Plus cette fièvre est intense, plus l'éruption sera confluente et étendue. Si la fièvre manque ou si l'on administre, dès l'apparition de l'induration, les mercuriaux ou les purgatifs drastiques, l'éruption sera lente et discrète. Après des excès, des fatigues, des voyages de nuit, des émotions morales dépressives, l'éruption peut envahir en vingt-quatre heures toute la surface cutanée. La lenteur d'apparition est la règle; mais, en comparaison des autres syphilides, celle-ci est encore la plus rapide, comme elle est la plus précoce. La saison, l'âge du malade, le sexe n'ont aucune influence sur son développement. Cependant les conditions de température sont à considérer, en ce sens que la chaleur rend l'éruption moins apparente, tandis que le froid la fait trancher plus nettement sur la pâleur générale des téguments. Exceptionnellement, la syphilide érythémateuse peut avoir une durée très-fugitive (*Roseola syphilitica evanida* des anciens). En général, quand aucune influence thérapeutique ne vient la troubler, elle persiste pendant des semaines, parfois pendant des mois, sans aucune modification. Quoique le traitement mercuriel puisse faire disparaître l'érythème syphilitique en l'espace de quinze jours en moyenne, il n'est pas rare de constater, pendant et malgré le traitement spécifique, une transformation des éléments éruptifs, et d'assister à la production de papules desquamantes et de pustules. L'érythème syphilitique peut, dans certains cas, se transformer en lésions éruptives d'une autre forme, si rapidement, qu'il échappe complètement à l'observation, tandis que, d'autres fois, la syphilis s'exprime pendant toute sa durée par des éruptions érythémateuses : ce fait n'est dû ni à la concentration, ni à l'activité plus ou moins grande du virus, ni à la nature du foyer d'infection, ni à l'âge du malade, ni à la saison de l'année, mais aux conditions individuelles du sujet infecté. L'érythème syphilitique disparaît toujours par résorption, en laissant après lui des taches pigmentaires d'un brun grisâtre (*lentigo ou éphélides syphilitiques* des anciens auteurs). Il est aussi fréquent dans la syphilis congénitale que dans la syphilis acquise.

L'érythème récidivé est constitué par des taches beaucoup plus étendues (3 à 4 millimètres) que celles de l'éruption primitive; parfois ces taches se réunissent en groupes annulaires. Elles se localisent surtout sur la paroi abdominale et la partie inférieure de la poitrine, plus rarement sur le dos. Les récidives qui se manifestent sous forme d'érythème suivent ordinairement de près la précédente éruption; pourtant nous avons eu l'occasion d'observer une de ces récidives un an après la disparition de la première syphilide. Tant que l'induration huntérienne et les vestiges pigmentaires de la première éruption n'ont pas disparu, une nouvelle poussée reste imminente. La récidive sur-

vient sans prodromes et marche toujours avec lenteur. Plus souvent
que le primitif, l'érythème récidivé s'accompagne de psoriasis palmaire et plantaire. Il est rare de ne pas voir coïncider avec l'érythème
syphilitique d'autres éruptions dans les régions réfractaires à ce
dernier, par exemple au cuir chevelu, au visage. Ainsi, chez des
malades qui n'ont encore été soumis à aucun traitement mercuriel,
vers la 3ᵉ ou la 4ᵉ semaine de l'érythème syphilitique, on trouve
souvent, sur le cuir chevelu, une grande quantité de petites croûtes
irrégulièrement distribuées, variant de la grosseur d'un grain de
millet à celle d'un grain de chènevis, compactes et solidement adhérentes à l'épiderme; parfois aussi ce sont des lamelles furfuracées
nombreuses, jaunâtres ou blanches, qui se détachent facilement et
sont l'expression d'une hypersécrétion sébacée (séborrhée sèche con-
gestive). On rencontre, dans les sillons naso-labiaux, de semblables
lamelles de sébum solidement fixées sur une surface rouge. Il n'est
pas moins fréquent d'observer, dans la barbe, des croûtes impétigineuses surmontant de petites papules. A la nuque, au niveau de la
ligne de démarcation du cuir chevelu, et parfois en quelques points
du tronc, on trouve, quelques semaines après le début de l'érythème,
des papules lenticulaires très-nettes, à leurs différentes phases de
développement. Il est plus rare d'observer, en même temps que l'érythème, l'apparition du psoriasis palmaire ou plantaire.

Chez les sujets obèses, il se forme, dans les régions génitales
externes, surtout dans le pli génito-crural et au pourtour de l'anus,
une sorte d'intertrigo qui prépare l'apparition de papules humides
confluentes. D'après notre expérience, la moitié environ des sujets
atteints d'érythème syphilitique présenteraient en même temps des
papules humides dans les régions génitales externes.

Au niveau des commissures labiales, siègent souvent des exsudats
diphthéroïdes qui, du côté de la muqueuse, se transforment en plaques
opalines (*plaques muqueuses* des Français). On trouve aussi la muqueuse des amygdales, du voile du palais et de la luette, colorée en
rouge violet et parsemée de taches laiteuses. Les cheveux subissent
également des troubles de nutrition : ils perdent leur brillant et tombent par places.

Il est beaucoup plus rare d'observer, conjointement avec l'érythème
syphilitique, des périostoses légères de la crête du tibia, du crâne, etc.
Dans quelques cas, on constate sur le tronc des pustules varicelloïdes.
L'existence de pustules acnéiformes ou ecthymateuses sur la peau des
jambes est loin d'être exceptionnelle. Enfin, chez les malades atteints
de roséole, les ganglions accessibles au toucher présentent un gonflement plus ou moins considérable.

L'érythème syphilitique est, parmi toutes les syphilides, celle qu'on peut considérer comme la moins grave : elle disparaît rapidement et ne laisse après elle aucune trace persistante. Les accidents concomitants sont aussi moins tenaces et plus bénins. Quand la syphilis, après une période prolongée de guérison apparente, renaît sous forme d'érythème, c'est encore un pronostic heureux, car on en peut conclure que l'organisme, dans ce cas, n'offre aucune disposition à réaliser des manifestations spécifiques plus graves.

Au point de vue du diagnostic différentiel, l'érythème syphilitique a beaucoup d'analogie avec d'autres éruptions d'une nature différente, avec la rougeole, la roséole, la scarlatine, l'éruption typhique. Mais ces éruptions à cycles déterminés se distinguent par les phénomènes fébriles intenses qui survivent même à l'apparition de l'exanthème, par l'élévation de la température et l'hyperémie uniforme de la peau, par leur siège, par la présence de phénomènes catarrhaux concomitants (rougeole, roséole), par l'angine intense qui accompagne la scarlatine, par la tuméfaction de la rate qui se produit dans le typhus, enfin par la marche et l'ensemble de l'affection.

La ressemblance de l'érythème syphilitique avec l'urticaire ou roséole balsamique est une des causes qui permirent autrefois d'identifier le virus syphilitique et celui de la blennorrhagie (Cazenave). Mais la roséole balsamique n'apparaît que chez les malades qui, atteints de blennorrhagie, ont absorbé du copahu, du cubèbe ou de la térébenthine ; elle disparaît, si l'on supprime ces médicaments, dans l'espace de huit à dix jours, sans laisser après elle aucune pigmentation. Elle s'accompagne, à son début, d'une sensation prurigineuse et brûlante très-pénible. Les plaques éruptives, rouge sombre ou rose pâle, ont la largeur d'un pois et se réunissent en groupes dans les régions soumises à des pressions continues, où elles forment des amas papuleux et œdémateux qui donnent au toucher une sensation de chaleur très-appréciable. La roséole basalmique est constamment liée à l'existence de troubles gastriques. Enfin, la réaction de l'urine, traitée par un acide minérale fort, fournira au besoin, comme nous l'avons indiqué, un élément de diagnostic assez sûr pour différencier les deux exanthèmes.

Dans des cas très-rares, l'usage des mercuriaux à l'intérieur détermine une éruption qui peut être confondue avec l'érythème syphilitique. L'érythème mercuriel ne produit pas de taches disséminées, mais une éruption confluente, qui donne à de larges surfaces cutanées une coloration uniforme d'un rouge vif. Il se localise, comme nous avons pu l'observer dans un cas particulier, surtout à la face antérieure de l'avant-bras, à la jambe et sur le tronc. Il détermine une sensation de picotement, et disparaît aussitôt qu'on cesse l'emploi du médicament. L'érythème syphilitique récidivé, groupé en cercles, offre une grande ressemblance avec l'érythème circiné ou annulaire. La marche aiguë et fébrile de ce dernier, sa localisation presque exclusive sur le dos des mains et des pieds, sa rapide disparition, sont autant de données importantes pour le diagnostic.

Les résidus pigmentaires des syphilides érythémateuses ou papuleuses disparues, aussi bien d'ailleurs que toutes les pigmentations laissées par les anciens foyers d'inflammation syphilitique, peuvent être confondus avec le pityriasis versicolor. Ce dernier pourtant s'en distingue par des signes assez nets : les taches brunes du pityriasis versicolor sont dues à l'accumulation en certains points de cellules épidermiques fortement pigmentées, tandis que la pigmentation des syphilides siège dans le réseau de Malpighi. Il en résulte que les premières peuvent être grattées avec l'ongle, ou détachées par les bains et les frottements, ce qui est impossible pour les autres. Les taches de pityriasis versicolor se fusionnent au bout d'un certain temps en plaques de la largeur d'une assiette, irrégulièrement circonscrites, ce qui n'arrive jamais pour les syphilides. Si l'on tient compte enfin de la constatation au microscope, dans les furfurs du pityriasis versicolor, des spores et du mycelium du microsporon furfur, on évitera sûrement toute erreur de diagnostic.

II. — Syphilide papuleuse.

La syphilide papuleuse est caractérisée par l'existence de saillies dont les dimensions varient depuis la grosseur d'une graine de pavot jusqu'à celle d'une lentille ; ces papules sont indolentes, de forme plan-convexe, quelquefois pyramidales ou acuminées. Suivant leur siège, leur période d'évolution ou de régression, elles constituent de petits nodules plus ou moins secs, tantôt luisants et unis, tantôt couverts de squames ; dans quelques régions seulement, on observe des papules à base plus large, dont la surface épidermique ramollie et macérée laisse suinter un peu de liquide. A leur début, elles présentent une coloration d'un rouge vif, qui, plus tard, passe au rouge brunâtre. Quand elle a subi la desquamation, la papule devient luisante et violacée ; puis, à mesure que la résorption avance, la coloration passe au jaune sale ou au gris plombé. La papule entièrement développée prend sous la pression du doigt une couleur jaunâtre.

Ces lésions débutent par des taches brunâtres plus ou moins larges, qui, progressivement, deviennent saillantes au-dessus du niveau de la peau. Suivant leur grandeur, on décrit des papules miliaires ou lenticulaires. A la paume de la main ou à la plante du pied, les papules restent toujours peu développées (psoriasis palmaire et plantaire), tandis qu'autour des organes génitaux, elles acquièrent souvent un accroissement monstrueux (papules humides).

La lésion anatomique consiste en une infiltration de cellules autour des follicules et dans les papilles. La forme péri-folliculaire se rencontre surtout dans les parties abondamment pourvues d'éléments pilo-sébacés, par exemple dans les régions péri-anale et génitale, dans le creux de l'aisselle, enfin sur les points ou le cuir chevelu confine au front et à la nuque.

Les syphilides papuleuses procèdent ordinairement de la syphilis acquise, très-rarement de la syphilis congénitale.

Quand le sujet n'a pas été, dès l'apparition de l'induration, traité par les mercuriaux ou les purgatifs drastiques, les syphilides papuleuses suivent de quelques jours l'érythème syphilitique, auquel elles succèdent souvent directement : leur date d'apparition correspond donc à la onzième ou à la douzième semaine de l'infection. Mais si le malade a subi, dès le début, un traitement spécifique, les manifestations de la syphilis peuvent, comme nous l'avons vu, être indéfiniment retardées. Les papules qui se développent alors sont habituellement peu nombreuses et disposées en forme de cercles, de segments annulaires ou ellipsoïdes.

Les papules volumineuses, aussi bien que les plus petites, peuvent, si elles n'ont subi aucune modification anatomique, se résorber entièrement, surtout sous l'influence du traitement; elles laissent à leur niveau des dépressions grisâtres, violacées ou presque noires, qui peu à peu se comblent et disparaissent.

Si au contraire l'affection n'est pas traitée, quelquefois même en dépit de tout traitement, les papules subissent, avant de se résorber, des transformations anatomiques remarquables. Leur revêtement épidermique se soulève en forme de pellicule sèche et grisâtre, qui constitue une véritable squame. Celle-ci tombe et se renouvelle jusqu'à ce que la saillie papuleuse arrive à être de niveau avec la surface cutanée. Les papules, dépouillées de leurs squames, présentent une couleur violacée, un luisant gommeux, et sont entourées d'une collerette blanchâtre d'épiderme décollé. Ce soulèvement épidermique ne se produit pas toujours par dessèchement ; il peut aussi se faire par imbibition. Du douzième au quinzième jour, la papule est le siège d'un épanchement séreux au-dessous de son revêtement épithélial : il en résulte une vésicule plus ou moins volumineuse, dont le contenu se résorbe rapidement ou s'épaissit par évaporation, formant avec la couche d'épiderme soulevé une petite croûtelle mince qui bientôt se détache et tombe. Ce processus est rare dans les papules lenticulaires, et se montre d'une manière si fugitive dans les papules humides, que la plupart des auteurs le passent sous silence. Les pa-

pules miliaires, surtout quand elles ont une marche aiguë, se transforment souvent en petites pustules.

A. *Syphilide papulo-lenticulaire.* — L'apparition de la syphilide
papuleuse lenticulaire est généralement précédée de fièvre plus ou
moins vive. Pourtant l'éruption se montre au début très-discrète; son
apparition est successive et s'étend dans les diverses régions avec une
apparence de régularité anatomique, de sorte qu'il s'écoule au moins
huit à dix jours avant que tout le tronc ne soit envahi. Les premières
papules se montrent sous forme d'éminences peu saillantes, grosses
comme des lentilles, d'une couleur rouge sombre, à la nuque et au
front, le long de la ligne qui limite le cuir chevelu (couronne de Vénus).
Tandis que les papules de ces régions parcourent leurs phases d'évolution ou déjà montrent quelques signes de métamorphose régressive, il apparaît sur le tronc, notamment sur le dos, les parties
latérales de la poitrine et quelquefois la paroi abdominale, d'autres
papules analogues. Elles sont en général disséminées assez uniformément. Ce n'est que dans les régions scapulaires et sacrée, dans le
pli génito-crural, qu'elles se montrent plus confluentes. Elles sont
moins développées et beaucoup plus rares aux membres supérieurs,
dont elles occupent presque exclusivement la face interne. Au pli du
coude et au poignet, elles sont plus nombreuses, et parfois confluentes. Aux membres inférieurs, l'éruption se localise de préférence
à la face interne de la cuisse, plus rarement aux faces externe et postérieure. A la jambe, on ne les observe guère que dans le creux
poplité, où l'on n'en trouve que deux ou trois à la fois. Elles sont exceptionnelles sur le dos de la main et du pied. Enfin elles se montrent
très-rarement à la face, où elles n'ont jamais la forme de papules
disséminées, mais se réunissent toujours en lignes arrondies, notamment dans le sillon mentonnier.

Malgré son début aigu, la syphilide papuleuse lenticulaire a toujours une marche lente. Lorsque nul traitement ne vient les modifier,
les papules restent longtemps stationnaires ou desquament à plusieurs reprises. Après ces desquamations, les saillies deviennent
d'un brun plus jaune, s'aplatissent et disparaissent par résorption. Le
point où elles siégeaient reste marqué pendant des mois par une
tache pigmentaire d'une couleur brun cuivré ou gris bleuâtre.

La durée de l'éruption dépend naturellement, comme celle de toutes
les syphilides, du genre de vie du malade et du traitement employé.
En l'absence de toute intervention thérapeutique, la desquamation
survient au bout de quinze jours en certains points, tandis que, dans
d'autres, se produisent de nouvelles éruptions. Cette disparition des
éruptions anciennes, jointe à l'apparition de nouvelles papules, peut
se prolonger assez longtemps. Toutefois, les dernières venues ne sont

pas aussi nombreuses et se localisent à certaines régions, en affectant la forme de cercles et de segments circulaires ou ellipsoïdes. Un traitement mercuriel convenable fait disparaître l'éruption au bout de deux à trois mois, en moyenne. Le traitement iodé amène aussi la guérison, mais d'ordinaire avec un peu plus de lenteur.

Entre les papules lenticulaires à leurs différentes phases, on trouve des saillies miliaires en plein développement ou en voie de régression, ainsi que des éruptions érythémateuses. On rencontre aussi, en quelques points, des pustules d'acné et d'ecthyma, surtout à la jambe. On observe également, dans les régions palmaire et plantaire, des traces de psoriasis ; enfin des papules humides se voient fréquemment alors, à leurs sièges d'élection. L'alopécie et les affections des ongles s'observent, concurremment avec les syphilides papuleuses, beaucoup plus souvent que dans les syphilides érythémateuses, et avec des caractères beaucoup plus tenaces ; il en est de même des croûtes de la barbe et du cuir chevelu.

Quant aux affections des autres tissus, les adénites concomitantes sont déjà plus marquées, et l'on observe bien plus souvent, surtout avec les syphilides papuleuses récidivées, les lésions des muqueuses et le gonflement des amygdales. L'iritis syphilitique coïncide presque toujours avec une éruption papuleuse. Les lésions du squelette sont analogues à celles qui accompagnent parfois les syphilides érythémateuses.

Une syphilis qui semblait guérie peut manifester son retour, après des années, sous forme de syphilide papuleuse. Cette forme récidivée se distingue de l'éruption primitive par certains caractères : elle est limitée à deux ou trois régions, où elle forme des lignes courbes et régulières ; de plus, on ne trouve, à côté des papules, aucune éruption d'une autre forme.

B. *Syphilide à petites papules. Syphilide papuleuse miliaire.* — Cette forme d'éruption doit son nom au petit volume de ses éléments, qui dépassent à peine la grosseur d'un grain de millet. Son début ordinaire est brusque. Dans l'espace de vingt-quatre à quarante-huit heures, des surfaces étendues sont couvertes d'une éruption confluente. Cette acuité de forme peut aussi s'exprimer par ce fait que les papules, à peine apparues, prennent une apparence conique, acuminée, et qu'il se forme à leur sommet une vésicule ou une pustule. Les papules miliaires siègent surtout au visage et au dos. A la paume des mains, à la plante du pied, dans le pli génito-crural et inter-fessier, au pourtour des organes génitaux, elles se modifient par le fait du terrain, comme le font les papules lenticulaires (psoriasis plantaire et palmaire, papules humides).

Quoique la syphilide papuleuse miliaire ait un début aigu, elle

revêt au bout de quelques jours, surtout quand elle a subi la métamorphose vésiculeuse, une marche traînante. Les petites squames croûteuses, formées par le dessèchement du contenu des vésicules, tombent
peu à peu et laissent de petites dépressions grosses comme des pointes
d'épingle, pigmentées, violacées et d'aspect cicatriciel, qui correspondent à l'orifice des follicules pileux et sébacés, et disparaissent au
bout de quelques semaines, sans laisser de traces. Quelquefois, il se
développe une papule lenticulaire au niveau du point pigmenté qu'a
laissé la papule miliaire disparue.

Le stade vésiculeux de la syphilide papuleuse miliaire ne dure que
quelques jours ; les papules coniques qui supportent la vésicule persistent plusieurs semaines, souvent plusieurs mois, selon l'état général
et le genre de vie du malade, suivant aussi le traitement qu'on
institue.

L'éruption miliaire se termine, comme la forme lenticulaire, après
une phase de desquamation plus ou moins abondante, quelquefois
même sans desquamation, par résorption et sans laisser de cicatrices.

Cette forme est fréquemment associée à des taches érythémateuses
et à des papules lenticulaires sèches ou humides.

Les lésions concomitantes des autres tissus sont tout à fait analogues
à celles qui accompagnent la forme lenticulaire. Seule, l'alopécie est
beaucoup plus intense.

La syphilide papuleuse miliaire est une variété plus rare que la
forme lenticulaire, et on l'observe plus fréquemment chez la femme
que chez l'homme.

Les retours de la syphilis sous cette forme sont peu communs ; les
éruptions qui lui succèdent sont ordinairement de nature pustuleuse.
Les syphilides miliaires récidivées sont tantôt réunies en groupes
compacts, tantôt constituées par des papules desquamantes ali-
gnées en courbes régulières. Elles se rencontrent surtout au front,
à la nuque, aux environs de l'omoplate ou à la face interne des
membres.

La forme papuleuse indique une syphilis plus grave que la forme
érythémateuse : les accidents concomitants sont en effet, dans le premier cas, plus intenses et plus rebelles. Au point de vue local, le
pronostic est favorable, en ce sens que les syphilides papuleuses ne
laissent sur la peau aucun stigmate persistant.

La syphilide papuleuse desquamante, que certains auteurs considèrent comme une lésion particulière, sous le nom de *psoriasis syphilitique*, peut être aisément confondue avec la forme *punctata* ou
guttata du psoriasis vulgaire. Les signes différentiels sont les suivants :
dans le psoriasis syphilitique, la squame est constituée par le soulè-

vement d'une lamelle épidermique mince et jaunàtre ; la papule psoria-
sique vulgaire est couverte d'un amas de squames blanches, qui, par
le grattage, se détachent comme de petites lamelles de son : cet amas
squameux est argenté, pénètre profondément dans le réseau muqueux,
tandis que, dans la syphilide papuleuse, l'écaille n'est formée que
par l'épiderme vieilli et détaché de la papule. La surface sous-jacente
est d'un brun clair dans le psoriasis syphilitique ; dans le psoriasis
vulgaire, la coloration reste normale ou devient violacée, notamment
aux membres inférieurs. Les papules du psoriasis syphilitique ne sont
jamais aussi confluentes que celles de l'éruption vulgaire (psoriasis
vulgaire diffus) ; elles représentent tout au plus, lorsqu'elles surviennent comme récidive, quelques anneaux ou segments annulaires, dans
chacun desquels on peut reconnaître le contour des papules isolées.

Le psoriasis vulgaire se montre au cuir chevelu et sur le pavillon
de l'oreille, tandis que la syphilide papuleuse desquamante n'occupe
jamais ces régions. Comme siège général, le psoriasis commun se
rencontre surtout sur les membres, du côté de l'extension, spécialement au niveau de l'olécrane et de la rotule, tandis que le psoriasis
syphilitique atteint plutôt la face interne des membres, et ne s'observe
presque jamais au niveau du coude et du genou, non plus que sur le
dos de la main et du pied. La forme inveterata du psoriasis vulgaire
produit un épaississement circonscrit de la peau dans les régions desquamantes ; la syphilide papuleuse n'épaissit presque jamais le derme.
Enfin, tandis que cette dernière affection est presque toujours associée
à une chute abondante des cheveux, on n'observe pas d'alopécie
notable avec le psoriasis vulgaire, même quand il a envahi le cuir
chevelu.

La syphilide papuleuse miliaire présente avec la gale certaines ana-
logies qui ont engagé Plenk à lui donner le nom de *gale vénérienne*.
Le prurit excessif de la gale, les excoriations produites par le grattage,
mais, avant tout, la découverte des acares et de leurs sillons, feront
disparaître toute hésitation.

La ressemblance du lichen des scrofuleux avec la syphilide à petites
papules a fait, dans ces derniers temps, donner à celle-ci le nom de
lichen syphilitique, que l'on divise, suivant la disposition de l'éruption,
en *lichen disséminé* et *lichen en corymbes*. Les petits nodules du lichen
scrofuleux contrastent à peine, par leur coloration, avec le reste de
la peau, et disparaissent rapidement avec un traitement anti-scrofu-
leux, sans laisser ni pigmentations, ni cicatrices, tandis que la syphilide à petites papules creuse dans la peau des dépressions violacées
qui persistent longtemps après elle.

Les formes récidivées de la syphilide à petites papules peuvent être
confondues avec l'herpes circiné, et Ricord a même donné à cette

forme le nom d'*herpès syphilitique circiné*. Mais la confusion sera impossible, si l'on considère l'évolution extrêmement rapide des vésicules d'herpès, qui ne persistent guère plus d'un jour, se dessèchent aussitôt en lamelles minces, et constituent un anneau desquamant fermé ou incomplet, plus ou moins étendu, et reposant sur un fond rouge pâle. La présence de spores et de mycelium trichophytiques, enfin la guérison rapide de l'éruption par l'application locale de la potasse, caractérisent suffisamment l'herpès circiné vulgaire.

C. *Syphilide papuleuse ou desquamante de la paume des mains et de la plante des pieds (psoriasis palmaire et plantaire). Lésions diffuses de l'épiderme palmaire et plantaire (syphilide cornée).* — Le psoriasis syphilitique palmaire et plantaire n'est, anatomiquement, qu'une éruption papuleuse modifiée : les papules sont comme avortées, et la lésion dominante est un épaississement diffus de l'épiderme, qui s'exfolie d'une façon incessante. La syphilis produit aussi une affection palmaire où les papules font complètement défaut et où tout se borne à une transformation cornée de la couche épidermique.

Le psoriasis des régions palmaire et plantaire débute par l'apparition de taches arrondies d'un rouge pâle, à peine saillantes, variant de la dimension d'une lentille à celle d'un pois. Peu à peu, ces éléments prennent une coloration rouge brun. Dès que leur régression commence, la couche épidermique s'épaissit, soit seulement au centre de la papule, soit sur toute sa surface ; il en résulte des durillons ou des callosités, tantôt punctiformes, tantôt lamelleuses, qui se détachent peu à peu spontanément du centre à la circonférence, ou sont arrachées par le malade. Ces squames épaisses ne sont autre chose que des lamelles d'épiderme flétri et mortifié. L'ablation de ces callosités laisse à nu une surface rouge vif, lenticulaire, luisante, amincie et entourée d'une collerette d'épiderme décollé, tandis que le revêtement de la partie centrale présente une très-grande minceur. Dans quelques cas, l'épaississement corné est limité au centre de la papule et ne dépasse pas le volume d'une graine de pavot : quand il s'est détaché, la papule représente une saillie au milieu de laquelle on découvre une lacune épidermique large à peine comme une tête d'épingle. Les éruptions précédentes ne sont pas toujours arrondies, car les régions qui nous occupent ne possèdent pas de follicules sébacés ou pileux dont la configuration détermine la forme circulaire des éléments éruptifs : l'agrégation des cellules inflammatoires peut donc se faire en couches diffuses et sans obstacle entre le réseau de Malpighi et l'épiderme ; il se peut aussi que l'adhérence intime de la peau aux aponévroses sous-jacentes, l'épaisseur et l'inextensibilité de l'épiderme dans ces régions, contribuent à déterminer la forme de ces infiltrations en nappe.

On observe, au début, quatre ou cinq papules suivies bientôt d'autres plus nombreuses, qui, d'abord très-discrètes, deviennent peu à peu confluentes, et finissent par couvrir toute la région, y compris la face palmaire des doigts, d'une éruption érythémato-papuleuse continue : les éléments, naguère isolés, se fusionnent, et constituent, spécialement au niveau des sillons palmaires et à la face antérieure des doigts, des foyers linéaires d'épaississement ou d'exfoliation épidermique.

Presque toujours, la paume des mains et la plante des pieds sont atteints en même temps ; parfois pourtant l'affection occupe les mains seulement, beaucoup plus rarement une main et un pied.

Le psoriasis palmaire et plantaire guérit parfois sans traitement ; mais presque toujours l'éruption s'étend ou récidive indéfiniment sur place ; les papules deviennent confluentes, perdent leur forme arrondie ; les couches d'épiderme altéré s'accumulent, s'exfolient en lames de plus en plus épaisses, et produisent, notamment au niveau des sillons, de larges fissures (rhagades syphilitiques), qui rendent les mouvements très-douloureux et laissent parfois écouler un peu de sang.

Tant qu'il n'existe que de simples taches lenticulaires, le traitement mercuriel peut amener leur résorption en quinze à vingt jours. Mais si l'épiderme a déjà subi un épaississement calleux accompagné de desquamation, l'affection se prolonge pendant des mois, parfois des années, et peut passer, à bon droit, pour une des manifestations les plus tenaces de la syphilis. Cette forme récidive avec une remarquable persistance, souvent après des années. Elle est fréquemment, avec l'alopécie et le gonflement ganglionnaire, le seul signe des retours offensifs de la diathèse.

On observe, dans quelques cas rares, une lésion syphilitique des régions palmaire et plantaire qui, par opposition avec la forme maculo-papuleuse, a reçu le nom de *psoriasis diffus* ou *corné*. Elle consiste en une transformation cornée diffuse, uniforme et surabondante, des couches épidermiques superficielles, qui prennent la raideur et la couleur blanc mat d'un fin brocart d'argent.

Le psoriasis palmaire et plantaire coexiste presque toujours avec de l'érythème maculo-papuleux ou des éruptions papuleuses, surtout avec leurs formes récidivées, plus rarement avec des syphilides acnéiques ou varicelloïdes. Il s'accompagne le plus souvent d'alopécie et d'onyxis. Il n'est pas rare de voir les formes graves se compliquer de lymphangite, qui commence au niveau du poignet et se prolonge le long de la face interne de l'avant-bras.

Quoique l'affection résiste souvent avec opiniâtreté à toute espèce de traitement, son existence est pourtant, dans un sens, un présage heureux ; car elle exclut, dans une certaine mesure, l'imminence de l'apparition et du ramollissement d'exsudats spécifiques dans les organes importants, tels que l'iris, le périoste ou le tissu osseux.

Le psoriasis syphilitique palmaire et plantaire peut être confondu avec le psoriasis simple et l'eczéma de ces régions.

Le psoriasis vulgaire produit des plaques plus larges, mais plus disséminées. La chute de l'épiderme laisse voir un derme violacé, tandis que le psoriasis spécifique réalise encore là cette coloration cuivrée habituelle aux lésions syphilitiques. Les squames du psoriasis vulgaire sont plus grosses, plus adhérentes, elles sont formées par une accumulation de cellules épidermiques dégénérées. Celles du psoriasis syphilitique ne sont que des lames d'épiderme épaissi. Les squames du psoriasis vulgaire sont plus saillantes vers le milieu; celles du sporiasis syphilitique sont au contraire déprimées au centre. Le psoriasis commun palmaire et plantaire coexiste toujours avec des éruptions analogues dans d'autres régions; le psoriasis syphilitique est isolé ou accompagné de manifestations syphilitiques de nature différente.

L'eczéma palmaire débute par de petites vésicules hyalines, disséminées ou agminées, dont le contenu se résorbe ou s'évapore et laisse après lui de petites plaques d'épiderme épaissi, parcheminé, de la grosseur d'une tête d'épingle. Quand les éléments sont confluents, ils forment une lame épidermique peu adhérente, jaune, épaisse et d'étendue variable. Si l'exsudation se renouvelle à plusieurs reprises, elle amène un tel épaississement de l'épiderme, que sa consistance et sa coloration lui donnent l'apparence d'une couenne parcheminée et momifiée. Si l'on pique ou si l'on gratte une vésicule récente d'eczéma, on en voit sortir un liquide gommeux. Si l'on détache une lamelle épidermique, on aperçoit sur sa face profonde l'empreinte des anciennes vésicules, et l'on constate sur la peau elle-même une couche mince et délicate d'épiderme récent, dont la teinte varie du rose au rouge foncé, et qui, au bout de quelques jours, devient à son tour le siège d'une nouvelle poussée vésiculeuse. On voit assez combien cette affection diffère du psoriasis syphilitique. De plus, ce dernier siège plutôt à la partie moyenne de la région palmaire, tandis que l'eczéma correspond surtout aux bords latéraux. L'eczéma palmaire étend ses vésicules jusqu'aux faces inter-digitales et au dos des doigts, que le psoriasis syphilitique respecte toujours. Enfin, aucune forme d'eczéma ne produit un prurit aussi vif que l'eczéma palmaire et plantaire, alors que, dans le psoriasis syphilitique de même siège, les démangeaisons font totalement défaut. Souvent les causes professionnelles serviront à éclairer le diagnostic : tel est le cas pour l'eczéma des laveuses (*psoriasis of the washer women*) et pour l'eczéma des boulangers (*scabies pistorum*).

D. *Papules humides ou condylômes. Pustules plates*, etc. — La papule humide n'est autre chose qu'une papule sèche modifiée par le terrain. Si l'on examine un sujet porteur d'une syphilide papuleuse récente, de préférence une femme pourvue d'un certain embonpoint et peu soigneuse de sa personne, on découvre ordinairement, à la face interne des cuisses, un petit nombre de papules peu développées et recouvertes de squames sèches. Mais plus l'éruption papuleuse se rapproche de la racine du membre et de la région génitale, plus ses éléments se montrent volumineux, saillants et tuméfiés, plus ils sécrètent en abondance un fluide visqueux, facilement altérable, et d'une odeur repoussante.

La papule humide débute par une tache grosse comme une lentille, d'une couleur rouge sombre, de plus en plus saillante à la surface de la peau, et tout à fait identique à une papule sèche ; mais, tandis que cette dernière se recouvre d'une squame, l'épiderme de la papule humide est soulevé par macération et se transforme en une membrane grisâtre, ramollie et peu adhérente : si on l'enlève, on trouve, au-dessous, la surface rouge clair de la papule. Si ces papules dépouilléée d'épiderme restent exposées aux frottements, à la macération que leur font subir les liquides de la région, il se produit à la surface une couche diphthéroïde formée de débris moléculaires, qui donne à la lésion un aspect grisâtre, inégal et tomenteux. Si l'on détache cette membrane, on trouve au-dessous une surface saignante. Peu à peu, la destruction moléculaire gagne en profondeur, si bien que la saillie papuleuse primitive n'est plus représentée que par un enduit pseudo-membraneux grisâtre. Si le travail de désorganisation continue encore, il se fait des ulcérations d'un gris sale, superficielles ou profondes. La fusion de plusieurs papules en voie de destruction, l'envahissement progressif de la peau environnante par le processus ulcéreux, font perdre au foyer inflammatoire de la papule primitive sa forme arrondie ; il se produit des ulcères diversement conformés, polygonaux ou allongés en forme de fissures. Cependant, toutes ces exulcérations ne déterminent à l'ordinaire que des pertes de substance très-superficielles.

Les papules humides présentent parfois un autre genre de transformation : au lieu de subir la destruction moléculaire, les cellules nouvelles du foyer inflammatoire peuvent aboutir à la formation de fibres du tissu conjonctif. En pareil cas, la papule acquiert le volume d'un pois ou d'un haricot, et s'étrangle à sa base, tandis que sa surface hémisphérique prend un aspect inégal et lobulé. Plus tard, ces saillies lobulaires se couvrent de villosités conjonctives, dont les extrémités se ramifient en filaments minces, comme on l'observe dans certaines verrues.

Il arrive parfois que, dans une papule exulcérée, la destruction moléculaire s'arrête, la couche diphthéroïde disparaît en partie, et il se forme, à la surface de la papule, des faisceaux conjonctifs coniques qui se couvrent d'épiderme et constituent de véritables végétations.

La description précédente nous montre donc plusieurs phases distinctes dans le développement des papules humides :

1° Papule intacte ;

2° Soulèvement et chute du revêtement épidermique (pustule plate) ;

3° Phase diphthéroïde ;

4° Phase de néoformation conjonctive (syphilide végétante, condyloma latum).

Toutefois, une papule donnée ne parcourt pas nécessairement toutes ces phases : dans chaque période, la guérison peut survenir.

La papule syphilitique sèche est due, suivant nous, à une infiltration de cellules dans les papilles cutanées ; la papule humide, surtout celle qui siège sur le bord des lèvres vulvaires et au pourtour de l'anus, à une affection des follicules sébacés. On voit parfois des papules humides naître sur des cicatrices, notamment sur des cicatrices de chancres mous, et même à la surface ulcérée d'un chancre.

Les papules humides siègent le plus souvent dans les régions abondamment pourvues de follicules pileux et sébacés ou sillonnées de plis profonds, dans les points où deux surfaces cutanées sont continuellement adossées et où la température se trouve, par ce fait, toujours élevée. Parmi ces régions privilégiées, citons les plis inguinaux et génito-cruraux, la peau recouverte par un sein lourd et pendant, le périnée, le mont de Vénus, le pli inter-fessier, les grandes lèvres, le creux axillaire, les plis inter-digitaux et les faces latérales des orteils, l'ombilic. Plus la couche adipeuse est développée, plus la peau est irritée par le sébum, la sueur ou d'autres éléments, et plus les papules humides se développent rapides et abondantes. Outre les régions précédemment énumérées, il faut encore signaler, comme siège ordinaire des papules humides, le mamelon chez les nourrices, les lèvres et leurs commissures chez les fumeurs, les joueurs d'instruments à vent, quelquefois les sillons des narines, le conduit auditif externe et très-exceptionnellement les sillons unguéaux. Elles occupent de préférence, et souvent en très-grand nombre, le pourtour des orifices naturels, à la limite de la peau et des muqueuses.

Les papules humides siégeant aux organes génitaux et à l'anus produisent ordinairement des démangeaisons vives, et, lorsqu'elles s'ulcèrent, des douleurs intenses et des troubles fonctionnels. Les papules exulcérées de l'anus rendent les selles extrêmement douloureuses ; celles qui siègent entre les orteils rendent la marche difficile.

Sur le mamelon des nourrices ou sur les lèvres du nouveau-né, elles mettent obstacle à l'allaitement. Les liquides altérés des papules humides n'ont pas seulement pour effet de transformer, par leur contact irritant, les papules du voisinage; ils produisent, sur toute la surface cutanée voisine, de l'érythème et de l'intertrigo. La présence de papules humides abondantes et ulcérées sur les grandes lèvres peut amener un gonflement considérable de ces organes. L'absorption des sécrétions sanieuses fournies par les papules humides des régions génitales transforme souvent en adénite aiguë, et parfois suppurée, les adénopathies inguinales indolentes. Quand deux surfaces cutanées sont en contact habituel, et que l'une d'elles devient le siège de papules humides, l'autre surface présentera bientôt une éruption analogue, si l'on n'a pas pris soin d'isoler les deux surfaces au moyen d'une couche de coton ou de tout autre pansement. Il ne faut pas voir dans ce fait une inoculation spontanée, mais seulement le résultat d'une action irritante s'exerçant sur une partie prédisposée : c'est une sorte d'empreinte de la lésion primitive. La cause qui a fait éclore les papules sur l'une des surfaces fait sentir également son influence sur la seconde, et cette influence latente sera mise en action dès que les sécrétions morbides viendront stimuler son énergie.

Malgré leur début aigu et inflammatoire, les papules cutanées humides prennent bientôt, comme toutes les syphilides, une marche chronique. Le soulèvement et la disparition de la couche épidermique s'achève ordinairement en quelques jours. Le stade diphthéroïde peut se prolonger pendant des semaines et souvent pendant des mois, s'il est abandonné sans traitement à sa marche naturelle. Avec une thérapeutique interne et locale bien conduite, les papules humides disparaissent assez rapidement.

Les parties respectées par l'ulcération se résorbent, tandis que les saillies végétantes, si on ne les a pas détruites par la cautérisation ou par l'instrument tranchant, s'atrophient peu à peu ou se sphacèlent. Au moment où la résorption commence, la sécrétion se tarit et la papule devient sèche. Quand les papules humides sont réunies en groupe, celles du milieu disparaissent ordinairement les premières, et les éléments survivants de la périphérie forment alors une circonférence ou une ligne courbe. Les papules non ulcérées laissent après leur complète résorption une tache cuivrée de même étendue qu'elles. S'il existe une exulcération, elle laisse une cicatrice très-superficielle, rouge sombre, dont la coloration ne disparaît qu'après un traitement prolongé, ou qui persiste indéfiniment sous forme de tache dépigmentée.

La papule humide est un des types de syphilides les plus communs, surtout chez la femme. Elle est ordinairement le prélude de l'appari-

tion ou de la recrudescence d'autres éruptions. La syphilis héréditaire
la produit aussi bien que la syphilis acquise, et aucune syphilide n'est
plus sujette à retour. Les papules humides récidivées peuvent occuper
le même siège que les papules primitives : mais elles sont ordinairement moins nombreuses, surtout si l'époque de l'infection est ancienne;
elles sécrètent moins, sont moins prurigineuses, moins douloureuses
et se développent avec plus de lenteur. Les papules humides sont
assez souvent, surtout dans les poussées récidivantes, l'unique manifestation cutanée de la syphilis. Mais elles coexistent d'ordinaire avec
des syphilides maculeuses, papuleuses ou pustuleuses. Les lésions des
autres tissus qui s'observent en même temps qu'elles ne diffèrent pas
de celles qui accompagnent les papules sèches.

Les papules humides confluentes, entourées d'intertrigo, peuvent
être prises pour un eczéma rubrum; mais, dans ce dernier, la surface
dénudée n'a pas la couleur gris sale et l'aspect tomenteux qui caractérise les papules recouvertes de leur détritus moléculaire. La sécrétion
de l'eczéma est beaucoup plus abondante et les démangeaisons plus
vives que dans les papules humides. L'eczéma guérit de la phériphérie
au centre ; les papules humides confluentes disparaissent du centre à
la périphérie. Dans l'eczéma, on trouve, à la circonférence extrême de
la région malade, des vésicules récentes ou les lamelles desséchées
qu'elles ont laissées à leur place. Enfin, au pourtour des placards
papuleux confluents, on reconnaît souvent des papules isolées, exulcérées ou intactes.

Les papules humides isolées peuvent être confondues avec des
chancres mous diphthéritiques. Mais le résultat moins rapide de l'inoculation au porteur, s'il s'agit d'une papule, mieux encore la marche
ultérieure de la lésion, trancheront la difficulté.

Notons, en terminant, que l'orifice externe, végétant, d'une fistule
rectale, peut être confondu avec une papule humide.

III. — Syphilides pustuleuses.

On comprend sous ce nom un groupe d'éruptions produites par la
syphilis et caractérisées par des pustules (dans l'acception indiquée par
Willan). Ces pustules procèdent elles-mêmes d'éléments papuleux. On
distingue plusieurs variétés d'éruptions pustuleuses, suivant le mode
de suppuration des papules primitives. Si le sommet seul se ramollit,
les pustules ainsi formées rappellent exactement la forme de l'acné
ou de la variole vulgaire. Le foyer papuleux subit-il dans toute son
épaisseur la transformation purulente, sans que le chorion soit atteint

plus profondément, l'éruption prend la forme impétigineuse. Enfin, si la suppuration détruit plus ou moins le chorion, elle donne naissance à l'ecthyma ou au rupia. La forme la plus commune est l'ecthyma ; l'impétigo est moins fréquent, l'acné plus rare encore ; enfin la varicelle et le rupia syphilitiques sont les variétés les plus exceptionnelles.

Les syphilides pustuleuses sont aux syphilides sèches dans la proportion de sept à dix. Elles se produisent plus tardivement, et sont toujours d'un pronostic fàcheux au point de vue de l'état général et de l'avenir de la diathèse : elles témoignent, en effet, d'une constitution débilitée et donnent à redouter qu'il ne survienne également des foyers de ramollissement dans les autres tissus.

Les affections concomitantes sont à peu près les mêmes que dans les formes précédentes : toutefois, on constate, en coïncidence avec les syphilides pustuleuses, une plus grande variété de manifestations éruptives : à côté des pustules à leurs différentes phases, on observe, sur la peau, des macules, des papules, des squames et même des ulcérations. La sclérose du testicule, les péri-onyxis suppurés sont aussi plus fréquemment associés aux syphilides pustuleuses, et le gonflement ganglionnaire est plus prononcé qu'avec les syphilides sèches.

A. *Syphilide acnéique.* — L'acné syphilitique est constituée par de petites pustules ordinairement acuminées, plus rarement sphériques, surmontant des saillies papuleuses qui varient du volume d'un grain de chènevis à celui d'une lentille ; ces pustules se dessèchent plus tard sous forme de croûtes jaunâtres ou brunes. L'acné syphilitique a, comme l'acné vulgaire, son siège anatomique dans le follicule pilo-sébacé. Elle siège le plus ordinairement au cuir chevelu et au front, quelquefois dans les régions scapulaires et lombo-sacrées, tandis que la poitrine et l'abdomen sont très-rarement atteints, les membres plus exceptionnellement encore.

De toutes les formes de syphilides pustuleuses, l'acné est celle dont l'apparition est la plus précoce et la marche la plus rapide.

Elle peut cependant revètir des caractères subaigus ou chroniques : dans le premier cas, l'apparition de l'éruption est précédée, durant deux à quatre jours, d'un mouvement fébrile assez intense, avec des exacerbations vespérales. Au niveau des régions précédemment indiquées, se produisent alors de petites éminences rouge vif, d'autant plus régulières et plus volumineuses, que l'éruption a été plus aiguë (*acne syphilitica disseminata*). Dans la forme chronique, l'éruption se développe peu à peu, par poussées, discrètement, et se dispose en groupes (*acne syphylitica conferta*). La dernière forme indique toujours une éruption de récidive. Plus le début est aigu, plus rapide sera la fonte purulente au sommet des papules. Ces dernières deviennent moins luisantes, plus brunes, tandis qu'à leur sommet se montre

un point pustuleux gros comme une tête d'épingle, plus ou moins
acuminé et assez fortement tendu. Le contenu de cette pustule est en
partie résorbé ou se dessèche en une croûtelle mince, qui se détache
au bout de quelque temps, tandis que la base papuleuse persiste sous
forme d'une élévation luisante et subit d'ordinaire plusieurs desquamations successives. Sur quelques boutons d'acné, il se produit, après
la chute de la croûte, une nouvelle pustule plus plate que la première,
qui embrasse toute la surface de la papule et qui se dessèche en croûte
à son tour. La chute des croûtes d'acné laisse après elle une petite
dépression cicatricielle, à peine grande comme une tête d'épingle, et
qui bientôt s'efface complètement. Le dessèchement de la pustule et
la formation de la croûte exigent souvent trois à quatre semaines et
plus.

Une fois établie, l'acné prend la forme torpide propre à toutes les
syphilides : de nouvelles éruptions surgissent au milieu des anciennes,
et, si le traitement est insuffisant, les pustules d'acné se transforment en
ecthyma. L'acné syphilitique peut résister pendant six à huit semaines
au traitement le mieux conduit.

L'acné disséminée s'accompagne ordinairement d'érythème maculeux ou papuleux et de syphilides papuleuses. La forme récidivée,
l'acné conferta ou gyrata s'associe plus souvent à de l'ecthyma ou à
des tubercules. Les plaques muqueuses de la bouche, des amygdales
et des piliers coïncident presque toujours avec cette forme éruptive,
souvent aussi les gonflements osseux.

L'acné annonce une syphilis plus grave que les papules ou l'érythème. Le pronostic local est pourtant favorable encore, car elle ne
laisse à la peau aucune cicatrice persistante. La variété *disseminata*
disparaît plus vite que la forme *conferta* ou *gyrata*.

La forme disséminée pourrait être aisément confondue avec l'acné
disséminée vulgaire. Mais, dans l'acné syphilitique, la pustule n'occupe que le sommet du piédestal papuleux qui la porte, tandis que,
dans l'acné vulgaire, la suppuration descend jusque dans l'épaisseur
de la peau. L'acné vulgaire est un furoncle folliculaire en miniature,
dont la pression fait sortir un petit bouchon de pus, ce qui ne se produit pas dans l'acné syphilitique. Les croûtes de l'acné vulgaire se
forment plus rapidement, sont plus épaisses, plus compactes, comme
enchâssées dans la peau, et très-adhérentes. Celles de l'acné syphilitique sont molles et adhèrent peu. Les pustules de l'acné vulgaire
sont entourées d'un halo rouge vif à contours indécis, tandis que la
base papuleuse de la pustule d'acné syphilitique est nettement circonscrite et d'un rouge cuivré. L'acné vulgaire laisse après elle des
cicatrices indélébiles allongées, ovales; l'acné syphilitique ne produit
que de petites dépressions infundibuliformes, qui disparaissent sans

laisser de traces. L'acné syphilitique peut se transformer en une papule desquamante, ce qui n'arrive jamais dans l'acné vulgaire. L'acné commune n'atteint en général que les régions supérieures du corps; l'acné syphilitique se montre aussi sur les membres inférieurs.

B. *Varicelle syphilitique.* — La varicelle syphilitique est formée de pustules hémisphériques, entourées au début d'une zone cuivrée, déprimées plus tard à leur sommet, et variant du volume d'une lentille à celui d'un pois. Le pus qu'elles contiennent s'épaissit peu à peu et la pustule ressemble alors à un bouton de varicelle. Presque constamment, ces pustules siègent dans les follicules sébacés, mais elles se rencontrent parfois dans des régions où ces glandes font défaut, à la paume de la main et à la plante du pied. Elles se montrent dans la syphilis congénitale aussi bien que dans la syphilis acquise. Nous distinguons en conséquence une forme propre à l'adulte et une autre particulière au nouveau-né.

La *varicelle syphilitique des adultes* peut se présenter sous forme disséminée ou sous forme confluente.

La forme *disséminée* survient parfois même avant la cicatrisation de l'ulcération huntérienne, mais plus souvent au moment où l'induration primitive a disparu, après que l'érythème syphilitique s'est effacé, ou en même temps que ce dernier. Elle débute par l'apparition de taches arrondies, d'un rouge foncé, qui, en vingt-quatre heures, se transforment en pustules hémisphériques entourées d'une auréole érythémateuse. La résorption partielle du contenu purulent dans. les deux premiers jours fait perdre à ces pustules leur forme sphérique; elles s'aplatissent et deviennent ombiliquées. Leur enveloppe s'affaisse et se transforme enfin en une croûte mince, qui laisse, après sa chute, une dépression pigmentée brune ou violacée.

Quelquefois, après que l'ombilication s'est produite, les pustules s'élargissent en envahissant le halo primitif, tandis qu'une nouvelle zone d'érythème se forme au pourtour. La durée de l'éruption est de six à huit semaines et plus. En général, le nombre des pustules est limité. La plupart siègent au visage, au front, çà et là sur les faces de flexion des membres, quelquefois aussi sur le tronc. La durée totale est de deux à huit mois, et résulte d'une série de poussées successives.

La forme *confluente* des adultes, ou *pemphigus syphilitique des adultes*, est constituée par des soulèvements épidermiques du volume d'un pois, de forme aplatie, remplis d'un pus jaune verdâtre très-fluide et entourés d'une zone de réaction rouge sombre : ces éléments isolés se fusionnent peu à peu. Cette forme est si rare, que H. Zeissl, sur 30,000 syphilitiques, ne l'a observée qu'une fois : elle siégeait, dans ce cas, à la face palmaire des deux mains, à la face dorsale de plusieurs doigts et aux deux régions olécrâniennes.

La forme disséminée s'associe le plus souvent à l'érythème maculeux ou papuleux ; il s'y joint ordinairement des pustules d'impétigo, dans la barbe, les sourcils ou le cuir chevelu. Cette éruption présente, comme toutes les syphilides suppurées, un pronostic assez sombre. Elle a pourtant moins de gravité que l'impétigo, l'ecthyma et le rupia, car elle guérit sans laisser de cicatrices. Nous n'avons jamais vu cette éruption récidiver sous la même forme ; il n'en est pas ainsi pour la forme confluente.

La syphilide varicelloïde peut être confondue avec la varicelle vulgaire ou avec la varioloïde ; mais la fièvre d'éruption de la varicelle syphilitique n'atteint jamais le même degré que dans ces exanthèmes, et disparaît quand l'éruption est faite, tandis qu'elle persiste dans la varioloïde. Dans la varicelle syphilitique, non seulement la peau ne présente ni chaleur, ni rougeur, mais elle offre parfois une pâleur anémique. Le nombre des pustules, dans la varicelle syphilitique, est généralement moindre que dans la varioloïde, qui, d'autre part, ne dispose pas ses groupes éruptifs en figures arrondies. Les pustules ne sont pas si tendues et ne se dessèchent jamais aussi rapidement dans la varicelle syphilitique que dans la varioloïde et surtout dans la varicelle vulgaire. Enfin, dans la varicelle syphilitique, l'éruption se prolonge beaucoup plus longtemps.

Les pustules de la morve se reconnaissent à leur volume plus considérable, à la réaction plus intense qu'elles produisent autour d'elles, à leur contenu enfin, qui est ordinairement formé d'un pus sanguinolent : le diagnostic de la morve sera encore aidé par la fièvre intense, le délire, l'état soporeux, les accidents de décubitus, la sécrétion sanieuse des fosses nasales et la rapidité de la terminaison funeste.

C. *Impétigo syphilitique*. — Cette éruption dépend de la production, autour des follicules, d'un exsudat qui subit très-rapidement la liquéfaction purulente, et soulève l'épiderme sous forme de pustules aplaties à contours irréguliers, d'une couleur verdâtre ou jaune sale.

Le développement de l'impétigo comprend un stade papuleux ou stade de crudité, qui ne dure guère plus de trois ou quatre jours, et un stade de suppuration.

Le stade papuleux est marqué par la production d'infiltrats arrondis, d'un rouge sombre, et à peine saillants. La fonte purulente de l'infiltrat soulève la couche épidermique et détermine la formation d'éléments pustuleux aplatis, mous, arrondis, entourés d'un halo rouge sombre à limites nettement tranchées. Bientôt la couche épidermique, macérée, se déchire, et l'on voit apparaître un liquide visqueux, purulent, d'un jaune sale, qui se dessèche en croûtes aplaties ou en forme de stalactites.

Si l'on enlève la croûte, on met à découvert une surface rougeàtre et saignante, avec un enduit purulent de mauvais aspect, qui se recouvre bientôt d'une croûte nouvelle, moins épaisse toutefois que la précédente. Au-dessous de cette croûte, l'épiderme se reforme lentement, et, quand la croûte est détachée, on trouve, au-dessous d'elle, une tache rouge cuivrée, légèrement déprimée, qui peu à peu, quelquefois très-lentement, devient lisse et disparaît entièrement. Parfois pourtant la surface ulcérée se recouvre, sous la croûte, de saillies verruqueuses et végétantes, mûriformes ou framboisées, qui ne sont autre chose que des granulations bourgeonnantes dues à ce que les cellules nouvelles, au lieu de subir la fonte purulente et de disparaître, se sont organisées en éléments fusiformes et en fibrilles conjonctives. Les Français donnent à cette forme le nom d'*impétigo à base élevée*, mais nous préférons la dénomination de *Framboesia* ou *Myrmekia syphilitica*. Ces végétations verruqueuses sont peu à peu résorbées, et laissent à leur place des pigmentations persistantes violacées ou rouge cuivre.

L'impétigo syphilitique se développe de préférence dans les régions pileuses ou à peau fine, au cuir chevelu, très-souvent dans la barbe, à l'angle des lèvres, à l'orifice des narines, dans les sillons naso-labiaux, dans le creux de l'aisselle, sur le scrotum, plus rarement sur le tronc ou sur les membres. Les croûtes d'impétigo des commissures labiales se continuent toujours sur la muqueuse, sous forme de plaques muqueuses. Dans la barbe et le cuir chevelu, elles laissent ordinairement après elles des plaques d'alopécie. Comme dans toutes les formes de syphilides, l'impétigo qui survient peu après l'infection est plus disséminé ; si la syphilis est ancienne, l'éruption se montre plus confluente, et uniformément groupée dans une région circonscrite.

Dans les formes *confluentes*, il se produit des croûtes continues d'un brun noir, minces et molles, adhérant très-faiblement à la surface cutanée exulcérée et légèrement épaissie. Peu à peu, la sécrétion du pus se tarit au-dessous de la croûte, celle-ci devient plus compacte, plus adhérente, et se déprime à son centre, tandis qu'à la périphérie, de nouvelles pustules et de nouvelles croûtes se développent, comme les premières, dans une direction serpigineuse. Si ces croûtes cohérentes persistent longtemps, la fonte purulente creuse plus profondément la peau, et il se forme, au pourtour de la croûte, des sillons ulcéreux superficiels, arrondis ou sinueux. Quand l'épiderme s'est reformé, il reste une cicatrice mince, violacée ou cuivrée, qui desquame pendant longtemps et s'efface peu à peu. Cette forme est rare : on ne l'observe guère ailleurs qu'aux régions génitales, à la face dorsale de l'avant-bras et à la jambe, parfois aussi sur la peau de l'abdomen et du dos.

L'impétigo syphilitique *disséminé* persiste ordinairement plusieurs mois ; la forme *confluente*, une année et plus. La première variété coexiste avec les syphilides précoces, érythème maculeux et papuleux, syphilides papuleuses desquamantes, varicelle syphilitique. L'impétigo confluent se rencontre avec les syphilides tardives, ecthyma et rupia.

L'impétigo disséminé est encore une forme relativement bénigne : sauf l'alopécie limitée du cuir chevelu et de la barbe, il ne laisse après lui aucune difformité. La forme confluente au contraire, surtout celle que viennent compliquer des ulcérations serpigineuses, est toujours d'un pronostic fâcheux, non-seulement au point de vue des altérations locales de la peau, mais aussi parce qu'elle annonce une forme opiniâtre de la maladie et une atteinte profonde portée à l'organisme, atteinte s'exprimant par de l'albuminurie et par l'aspect cachectique du malade.

On peut confondre l'impétigo syphilitique avec l'impétigo vulgaire, mais, dans le premier, les croûtes se forment plus lentement, restent plus longtemps molles, et se détachent plus facilement de la surface suppurante. La croûte de l'impétigo vulgaire est plus dure, plus cassante et plus adhérente, l'auréole érythémateuse disparaît quand la pustule se dessèche, tandis que, dans l'impétigo syphilitique, le halo périphérique persiste après la formation de la croûte. De plus, les croûtes de l'impétigo vulgaire sont entourées d'une bordure de squames blanchâtres, qui n'existent pas dans l'impétigo syphilitique. Les néoformations conjonctives sous les croûtes de l'impétigo vulgaire sont absolument exceptionnelles, et, quand elles se produisent, elles subissent une résorption rapide, tandis que celles de l'impétigo elevata syphilitique, peuvent persister longtemps après la chute des croûtes, et ne disparaissent que par destruction moléculaire[1].

L'impétigo syphilitique peut également être confondu avec la folliculite de la barbe ou *sycosis pustuleux*. Mais le sycosis entame beaucoup plus profondément la peau, et ses lésions s'entourent d'une infiltration qui fait absolument défaut dans celles de l'impétigo syphilitique. Dans ce dernier, les poils tombent rapidement et ne repoussent pas après la guérison, *alopécie areata ;* dans le sycosis, les poils ne tombent pas, ou tombent très-tard, et, si la guérison s'obtient rapidement, ils repoussent sans altération. Le sycosis n'existe que dans la barbe, dans les sourcils et dans les cils ; l'impétigo syphilitique siège presque toujours en même temps dans le cuir chevelu.

Souvent, au niveau des lignes qui séparent le cuir chevelu du front,

---

[1] Le résultat positif des inoculations pratiquées par M. Grancher permet de supposer que l'impétigo vulgaire est une affection microbienne dont le parasite, quoique distinct du bacille tuberculum, établirait pourtant une sorte de parenté entre le simple impétigo et les tuberculoses locales de la peau.

et la barbe des joues et des oreilles, l'impétigo syphilitique empiète un peu sur les parties glabres, et forme, à ce niveau, des pustules confluentes dont l'aspect rappelle l'*eczéma rubrum* ou *impétigineux*. Mais ce dernier, à sa périphérie, se termine par dégradation insensible, tandis que les pustules d'impétigo syphilitique sont limitées par des bords tranchés. De plus, la sécrétion de l'eczéma est beaucoup plus fluide que celle de l'impétigo. L'eczéma forme une croûte adhérente, semblable à une solution de sucre candi desséché, tandis que la syphilide impétigineuse produit des croûtes d'un vert sale, molles et peu adhérentes.

D. *Ecthyma syphilitique.* — Cette éruption est constituée par des pustules variant de la grosseur d'une lentille à celle d'un haricot. La surface qui les supporte, ainsi que l'auréole qui les entoure, sont le siège d'une certaine induration inflammatoire; elles contiennent d'ordinaire un pus sanguinolent.

Les pustules d'ecthyma sont quelquefois disséminées et d'égal volume; ou bien elles se réunissent en groupes, dans chacun desquels de petites pustules entourent une pustule plus grosse. Elles se rencontrent partout, mais leur siège préféré est la jambe ou le cuir chevelu.

La pustule d'ecthyma peut se développer de deux façons : tantôt il apparaît une tache injectée et rouge sombre, sur laquelle, au bout de 24 à 48 heures, se montre une pustule bientôt entourée d'une zone d'induration, *ecthyma superficiel.* Tantôt la simple injection cutanée du début fait place à une infiltration profonde, sur laquelle se développe la pustule, *ecthyma profond.*

Au début, les pustules contiennent un liquide fluide et séreux, qui bientôt s'épaissit et devient purulent : le pus est presque toujours mélangé de sang. A mesure que la pustule se développe, son pourtour devient plus rouge et plus infiltré. L'enveloppe présente l'aspect flétri et macéré qu'ont toutes les éruptions syphilitiques pustuleuses. Après quelques jours d'existence, la pustule s'affaisse à son centre, et se dessèche sous forme de croûte d'un brun rouillé ou noirâtre : la suppuration, continuant au-dessous, augmente incessamment l'épaisseur de la croûte, qui, au début du moins, est assez peu adhérente. Au-dessous de la croûte, on trouve une ulcération plus ou moins profonde, suivant l'épaisseur de l'infiltration, avec des bords à pic et une couche adhérente et grisâtre de détritus moléculaire; cette ulcération gagne lentement les tissus voisins, et s'accroît à la fois vers la profondeur et vers la périphérie.

Dans l'*ecthyma profond*, la croûte est plus épaisse, comme enchassée dans l'ulcère, dont elle dépasse quelquefois les bords; ou bien elle en laisse à découvert la périphérie, et paraît alors entourée d'un sillon ulcéreux. Quand l'ulcération s'étend par les bords, la croûte est déprimée à son centre, là où la suppuration a débuté.

Quand la réaction périphérique a disparu, l'ulcération se couvre de bourgeons, la croûte devient plus compacte, et tombe, en laissant après elle une cicatrice brune et déprimée, qui subit d'ordinaire une desquamation longtemps persistante, et prend à la fin une coloration blanchâtre plus claire que celle de la peau saine. Dans l'ecthyma superficiel, on trouve quelquefois, après la chute de la croûte, une infiltration cutanée formant une saillie papuleuse légèrement exulcérée à sa surface.

Après avoir débuté avec une certaine acuité, l'éruption prend ensuite une marche traînante, et le halo rouge vif, qui entourait chaque pustule au début, prend une teinte brune ou cuivrée.

L'ecthyma ne se montre jamais que cinq ou six mois après l'infection. L'éruption s'annonce par une fièvre vive, et lorsque l'ecthyma profond persiste longtemps, il survient des accès hectiques à forme rémittente.

L'ecthyma syphilitique coexiste ordinairement avec l'érythème maculeux et papuleux, les papules desquamantes, les autres formes de syphilides pustuleuses, telles que l'acné et l'impétigo. L'onyxis, la chute des cheveux, les plaques muqueuses, les ulcérations des amygdales et du pharynx, l'iritis suppurée l'accompagnent assez fréquemment, et il n'est pas rare d'observer avec lui l'orchite syphilitique.

Les pustules peuvent persister durant des semaines sans se dessécher, et, malgré le traitement le plus parfait, on voit souvent l'ecthyma syphilitique se prolonger ou récidiver pendant plus d'un an.

Au point de vue général, aussi bien que localement, l'ecthyma est d'un pronostic plus grave que les syphilides jusqu'ici décrites : il laisse après lui des stigmates indélébiles et récidive très-fréquemment. Il indique, d'autre part, une incontestable tendance de la diathèse à déposer, dans tous les tissus, des exsudats voués au ramollissement.

On peut facilement confondre cette éruption avec l'*ecthyma vulgaire cachectique;* mais ce dernier débute plutôt comme un furoncle ou comme un nodule d'érythème noueux; il est plus douloureux; la zone de réaction est mal limitée, plutôt violacée que cuivrée, elle présente à sa circonférence une coloration verte ou bleuâtre; la tendance à la suppuration est moins marquée et plus superficielle; les nodules, d'aspect furonculeux, se ramollissent, se perforent, et laissent écouler un pus séreux mêlé de sang. L'ecthyma cachectique ne se montre guère ailleurs qu'aux jambes, et n'atteint que les alcooliques, les sujets débilités et les scorbutiques.

E. *Rupia syphilitique.* — Le *rupia* (ῥύπος, sordes) est constitué

par des croûtes d'aspect sale, brun de rouille, rugueuses, recouvrant
une ulcération cutanée plus ou moins profonde, entourées d'une bordure pustuleuse et d'une zone d'inflammation violacée.

Le rupia se montre à peu près à la même époque que l'ecthyma;
il s'accompagne toujours, à son apparition, de phénomènes fébriles.

La lésion élémentaire consiste en un foyer inflammatoire papuleux,
de la grosseur d'un pois ou d'un haricot, d'un rouge livide, qui, dans
l'espace de vingt-quatre à quarante-huit heures, se change en une
pustule flétrie, remplie d'un pus séreux et trouble, quelquefois sanguinolent; au bout de deux à trois jours, cette pustule s'affaisse à son
centre et se dessèche. A mesure que la croûte se forme, il se produit à
sa circonférence un nouvel anneau pustuleux, qui se dessèche également et qui s'entoure lui-même d'une nouvelle zone de réaction. Ces
poussées successives peuvent donner à la croûte de rupia un diamètre
de deux à quatre centimètres. La croûte est inégale, plus épaisse à
son centre, amincie vers les bords, ce qui lui donne l'aspect d'une
bouse de vache ou d'une écaille d'huître.

Si l'on arrache cette croûte, on trouve au-dessous d'elle une surface
ulcéreuse rougeâtre, atonique, avec des bords à pic légèrement décollés et livides : le pus qui s'en écoule est fluide et sanieux.

La réparation des ulcères de rupia suit la même marche que celle
des ulcérations ecthymateuses. Cependant il n'est pas rare de voir un
ulcère de rupia cicatriser seulement un segment de sa surface, pendant que l'ulcération progresse dans le sens opposé : il en résulte un
ulcère en forme de faucille ou en forme de rein.

Les pustules de rupia peuvent être nombreuses et ne pas dépasser
le volume d'un haricot, ou très-rares, et atteindre dès lors l'étendue
d'une pièce de cinq francs. La première variété peut couvrir d'une
abondante éruption tout le tronc ou les membres, tandis que les
grosses pustules dépassent rarement le nombre de quatre ou cinq
et siègent le plus ordinairement sur les membres, du côté de l'extension.

La durée moyenne du rupia est de deux à trois mois.

Les accidents concomitants sont les mêmes que pour l'ecthyma; mais
le rupia paraît s'accompagner plus fréquemment d'ulcérations profondes dans le pharynx, de carie et de cette déchéance organique ordinairement liée à des phénomènes d'albuminurie, d'hématurie ou à
des accidents scorbutiques. Le pronostic est donc encore plus grave
que celui de l'ecthyma. Parmi les cas de syphilis mortelle, ce sont les
malades atteints de rupia qui fournissent le contingent le plus nombreux. Le rupia est toujours un produit de la syphilis acquise : nous
ne l'avons jamais observé chez des enfants atteints de syphilis congénitale.

IV. — Syphilide tuberculeuse. Nodules syphilitiques de la peau et du tissu cellulaire sous-cutané (gommes). Syphilomes de Wagner.

La *syphilide tuberculeuse* est due à une néoformation morbide dans l'épaisseur de la peau ou dans le tissu cellulaire sous-cutané, déterminant l'apparition de tumeurs hémisphériques à la surface du tégument. Nous pouvons donc distinguer des tubercules cutanés superficiels et profonds : les *superficiels* sont plus petits, de la grosseur d'un petit pois; les *profonds* atteignent le volume d'un haricot ou d'une noisette. La première forme mérite aussi le nom de syphilide *à petits tubercules*, la seconde celui de syphilide *à gros tubercules*.

Les tubercules superficiels prennent naissance soit dans une aréole de la couche profonde du derme, soit dans un ou plusieurs follicules cutanés voisins, et se développent comme les furoncles, mais d'une façon plus lente et moins douloureuse. Ce n'est que lorsque le foyer inflammatoire a atteint le volume d'une lentille, que la surface cutanée correspondante devient hyperémique, et que le malade éprouve en ce point une légère douleur exagérée par la pression. Si le tubercule continue à s'accroître, il se produit une tache rouge sombre, large comme un pois, qui peu à peu se soulève en un nodule hémisphérique de même couleur et de pareille étendue.

Les tubercules profonds naissent dans la couche sous-cutanée, où il se forme une nodosité mobile, grosse comme un grain de menu plomb, légèrement douloureuse à la pression. A mesure que ce noyau s'accroît, la peau qui le recouvre rougit peu à peu, se soude au nodule, et forme, en s'unissant à lui, une tumeur qui, après des mois et parfois des années, atteint le volume d'un haricot ou d'une noisette.

Le syphilide à petits tubercules atteint son complet développement d'une façon plus rapide. Parfois on n'observe que de petits nodules; d'autres fois il n'existe que de gros tubercules sous-cutanés; mais, dans la plupart des cas, les deux variétés se rencontrent en même temps.

Les tubercules complètement développés sont ordinairement hémisphériques, quelquefois coniques, et, dans quelques cas, aplatis. Leur couleur et leur consistance varient suivant leur âge et leur phase de développement. Au début de leur période d'état, ils ont une couleur brune ou cuivrée; leur surface est lisse et luisante, leur consistance dure. Plus les tubercules vieillissent et se rapprochent de leur période régressive, plus ils deviennent pâles. Quand la résorption commence, leur couleur devient plus foncée; dès qu'elle est achevée,

ils laissent à leur place une tache grisàtre, qui persiste assez longtemps. Si l'ulcération d'un tubercule se prépare, il devient violacé,
mou et pâteux, et présente parfois une fluctuation manifeste.

Histologiquement, les tubercules de la peau et ceux du tissu cellulaire sous-cutané ou *gommes*, ont un développement exactement semblable. D'après les recherches de Wagner, le nodule syphilitique, qu'il
considère comme un néoplasme, se présente à son début sous forme
d'une masse d'un gris rougeâtre, molle, homogène, sèche, fournis-
sant en petite quantité un suc muqueux, clair ou trouble. Tantôt le
néoplasme constitue une masse de volume variable, arrondie ou de
forme irrégulière, et nettement délimitée ; tantôt il forme une infiltration diffuse plus ou moins étendue ; tantôt enfin il existe à la fois de
l'infiltration et des nodules enchâssés dans son épaisseur. Les éléments essentiels de cette néoformation sont des cellules et des noyaux
analogues à ceux qu'on rencontre dans l'induration de Hunter et dans
les autres foyers d'inflammation syphilitique. Ces éléments sont tantôt isolés, tantôt réunis dans les lacunes du tissu conjonctif; ils
n'ont aucun caractère essentiel et distinctif. A mesure que le nodule
vieillit, les cellules deviennent plus rares et le tissu conjonctif prédomine. Au bout d'un temps plus ou moins long, le néoplasme se résorbe
ou s'ulcère ; parfois il subit simultanément ces deux transformations.
La métamorphose la plus fréquente est la simple atrophie graisseuse
des cellules et des noyaux. Ces altérations commencent toujours par
le centre, qui est la portion la plus ancienne du néoplasme, et s'étendent de là vers la périphérie.

D'après Virchow, les nodules syphilitiques ont la plus grande analogie avec le tissu de granulation jeune ; leur évolution ne diffère du
processus ordinaire d'ulcération et de suppuration, que par l'absence
de pus louable et crémeux et par la formation d'une masse ramollie,
visqueuse et gluante (*gommeuse*). Ces masses glutineuses, analogues
à de la synovie, ont fait donner aux nodules syphilitiques le nom de
gommes. Wagner a proposé la dénomination de *syphilômes*.

L'aspect des gommes varie suivant la façon dont la métamorphose
se produit. Si le nodule subit la résorption graisseuse, il devient plus
pâle, plus plat, et la couche d'épiderme qui le recouvre commence à
desquamer. Après quelque temps de desquamation, le nodule disparaît complètement, en laissant une légère dépression qui correspond à
une atrophie circonscrite de la peau. Le point déprimé conserve longtemps une coloration violacée, qui finalement s'efface aussi, et laisse
après elle une tache dépigmentée d'un blanc mât et d'aspect cicatri-
triciel. La résorption n'a lieu que dans les cas particulièrement favorables et chez les sujets de parfaite constitution. Si les conditions sont
moins bonnes, si l'état général est mauvais, le nodule subit à son

centre un ramollissement qui se manifeste de façon différente, selon
que la tumeur est intra ou sous-cutanée.

Si le nodule est dans l'épaisseur de la peau, il se produit, sous la
couche épidermique luisante qui le recouvre, une faible quantité d'un
liquide séreux, qui peu à peu se coagule et s'unit à l'épiderme soulevé, pour former une croûte. Le nodule perd ainsi sa forme sphérique, et s'aplatit. Si on enlève la croûte, on trouve la surface du
nodule encore plus luisante qu'auparavant : elle laisse suinter le
même liquide visqueux, qui se dessèche en une nouvelle croûte mince,
sous laquelle l'exulcération s'étend peu à peu; il se produit de la
sorte une perte de substance qui pénètre dans la peau et correspond
à l'étendue du nodule primitif. Tant que dure la fonte du noyau, la
croûte reste molle et peu adhérente. Mais bientôt, le bourgeonnement
commence à la surface de l'ulcère, la croûte devient plus compacte,
plus adhérente; à la fin, elle tombe et laisse une cicatrice d'un brun
sombre, pigmentée et déprimée.

Si l'on suit cette fonte moléculaire sur un nodule sous-cutané, les
phénomènes sont un peu différents : la peau rougit, adhère plus
intimement au nodule, et se soude avec lui pour former une
tumeur inflammatoire de volume variable; cette tumeur, d'abord
résistante, devient peu à peu pâteuse et bientôt fluctuante. La peau
qui la recouvre finit par prendre une teinte violacée, s'amincir et
se perforer en un ou plusieurs points, suivant que la tumeur est
formée d'un ou de plusieurs nodules réunis. Ces orifices laissent écouler un liquide séro-purulent. Si la tumeur est formée d'un nodule
isolé, l'ouverture s'agrandit rapidement; il se creuse une ulcération
profonde pénétrant jusqu'à la base de l'ancien nodule, avec des bords
à pic légèrement décollés et une surface sanieuse. Il n'existe au pourtour aucune trace de réaction. Si les perforations sont multiples, les
ponts cutanés qui les séparent se sphacèlent peu à peu, et il en résulte
un ulcère étendu, dont le bord est formé par une peau violacée et décol-
lée. Le pus se dessèche en croûtes plus ou moins épaisses, d'un jaune
verdâtre ou colorées en brun par du sang, molles et très-peu adhérentes. Dans les tubercules superficiels ulcérés, les bords de la croûte
dépassent un peu l'étendue de la tumeur. Au contraire, dans les
nodules profonds, la croûte est comme enchâssée entre les bords
abrupts de l'ulcération, et enfoncée au-dessous du niveau de la peau.
Quand l'ulcère commence à bourgeonner, la croûte devient plus consistante et plus adhérente. La réparation se fait rarement par rétraction concentrique des bords, mais presque exclusivement par formation d'un tissu de cicatrice. En général, l'ulcère reproduit la forme
arrondie du nodule qui lui a donné naissance, et conserve cette forme
jusqu'à sa cicatrisation. Mais il arrive parfois que, dans un point de

la circonférence, le travail ulcéreux dépasse les limites de la courbe, tandis que, d'autre part, la cicatrisation survient en des points récemment ulcérés. C'est ainsi qu'un ulcère, primitivement arrondi, peut prendre une apparence réniforme ou une marche serpigineuse. Ces ulcérations serpigineuses sont habituellement de longue durée et largement envahissantes. On doit savoir toutefois que la disposition réniforme n'est pas toujours liée à la marche serpigineuse de l'ulcère : il arrive, en effet, que des nodules voisins, disposés en demi-cercle, se ramollissent et se fusionnent en une ulcération commune, disposée en fer à cheval. La cicatrice est amincie, déprimée, violacée ou cuivrée, dure au toucher et desquamante. Ce n'est qu'après un traitement convenable et prolongé, qu'elle devient peu à peu plus pâle et plus molle, que la desquamation cesse, et que la cicatrice fait sur la peau du voisinage une tache blanchâtre par atrophie pigmentaire. La couche superficielle qui remplace l'épiderme normal est plissée et ridée comme si elle était beaucoup trop large pour la surface qu'elle recouvre. Les cicatrices gommeuses, au lieu d'être déprimées, sont quelquefois saillantes, d'aspect chéloïdal, mais ne tardent pas alors à subir un nouveau ramollissement. D'une façon générale, la cicatrice d'un nodule syphilitique ulcéré n'est définitive que lorsqu'elle cesse de desquamer, lorsqu'elle ne présente plus ni coloration ni dureté anormales.

La syphilide tuberculeuse peut occuper toutes les régions de la peau, mais elle siège le plus souvent au visage, surtout au front, à l'extrémité du nez et aux lèvres. Sur le tronc, les nodules se fixent surtout dans la région scapulaire; on les observe fréquemment au voisinage des jointures; sur les membres, du côté de l'extension; au niveau des articulations sterno et acromio-claviculaires. Aux jambes ils siègent le plus souvent à la face antéro-interne du tibia. Nous les avons observés parfois même à la paume des mains et sur le pavillon de l'oreille. Ordinairement, l'éruption se limite à l'une des régions précédentes, ou en occupe deux ou trois simultanément. Mais il est très-rare qu'elle soit absolument généralisée; encore, dans ce cas, les tubercules apparaissent d'une façon successive.

Les groupes éruptifs forment des ovales, des cercles ou des segments circulaires qui se développent de la manière suivante : il apparaît, en un point, soit un nodule isolé, remarquable par son volume, soit plusieurs saillies agminées. Dès que ces éléments commencent à disparaître, soit par desquamation, soit par résorption, de nouveaux tubercules se développent à leur périphérie. Ces derniers peuvent disparaître à leur tour, et s'entourer de saillies nouvelles, formant ainsi des cercles de plus en plus étendus. Les nodules qui concourent à ces formations excentriques successives sont plus ou moins serrés les uns contre les autres, ou se fusionnent si intimement, que leurs saillies indi-

viduelles ne sont plus reconnaissables. Parfois les éléments tuberculeux, surtout ceux de la face, sont tellement rapprochés, qu'ils forment
une sorte de tumeur en grappe (*syphilis racemiformis* des anciens).
Les tumeurs résultant de la fusion de nombreux tubercules réunis
en une masse commune ont reçu le nom de *lupus syphilitique hypertrophique*. Les tubercules ulcérés, aussi bien que les tubercules secs,
se réunissent généralement en groupes et se disposent suivant des
courbes régulières. Les nodules ramollis fusionnés en une ulcération
commune sont souvent appelés *lupus syphilitique ulcéreux*. On désigne sous le nom de *lupus serpigineux* les groupes tuberculeux demi-
circulaires dans lesquels l'ulcération s'étend constamment par la circonférence, en même temps que la cicatrisation se produit vers le
centre. Mais ce mot de lupus doit être réservé au lupus vulgaire.
Quant aux affections que nous venons de décrire, il faut les désigner
sous le nom de *syphilides tuberculeuses ulcérées*.

De toutes les syphilides, la variété tuberculeuse est la plus lente et
la plus rebelle. Malgré le traitement mercuriel et iodé, on voit non
seulement de nouveaux tubercules envahir les différentes régions,
mais encore renaitre dans les points où ils paraissaient guéris. La
syphilide tuberculeuse la plus précoce que nous ayons vue s'est montrée quatre mois après l'infection; la plus tardive, vingt ans. Quelques
auteurs ont même rencontré cette forme au bout de trente ou quarante ans.

La forme tuberculeuse est de beaucoup la variété la plus rare que
nous ayons observée.

Comme cette syphilide est l'expression d'une phase avancée du
mal, elle n'est presque jamais associée à aucune manifestation syphilitique précoce. Tout au plus arrive-t-il d'observer avec elle quelques
ulcérations d'ecthyma ou de rupia; les papules humides font à peu
près constamment défaut. Les complications les plus fréquentes de la
syphilide tuberculeuse sont l'orchite syphilitique, les lésions étendues
du périoste, les ulcérations et les déformations du nez et du pharynx,
les affections du foie et du cerveau.

Le tubercule syphilitique ou la gomme trahit toujours une maladie
en plein développement : elle est comme l'expression définitive du
processus. D'ailleurs, ce produit morbide ne se dépose pas seulement
dans la peau ou dans les muqueuses, mais encore dans la plupart des
tissus et des organes. La constatation d'une gomme cutanée est un
indice anatomique précieux pour éclairer la nature des affections concomitantes des viscères, du cerveau ou des nerfs. L'existence d'une
syphilide tuberculeuse assombrit d'autant plus le pronostic, que cette
manifestation récidive parfois après des années de guérison apparente.
Quand les gommes de la peau s'ulcèrent, il faut craindre de voir

se ramollir aussi les foyers gommeux plus profonds, ceux du périoste, par exemple, dont la fonte entraînera la carie et la nécrose des régions osseuses sous-jacentes.

Les gommes ulcérées déterminent parfois avec une terrifiante rapidité les dégâts les plus irréparables et les difformités les plus hideuses : c'est ainsi qu'on voit disparaître l'une des ailes du nez, une partie de la paupière ou de la lèvre. Enfin, des cicatrices profondes restent comme un vestige ineffaçable de la lésion disparue.

La seule syphilide qu'on puisse confondre avec la forme tuberculeuse, est l'éruption papulo-lenticulaire : cette erreur, sans importance au point de vue du traitement, en aurait une immense pour le pronostic. Le petit volume des papules, leur siège, leur complète indolence, leur confluence relative et leur précocité plus grande, l'existence simultanée de papules humides et de plaques muqueuses, enfin l'ensemble de leur marche, donnent des éléments plus que suffisants pour distinguer ces deux expressions diverses d'une même maladie générale.

Parmi les affections non syphilitiques de la peau, il n'est guère que le *molluscum sébacé* et *fibreux*, l'*acné rosacée tuberculeuse*, le *rhinosclérome*, le *lupus vulgaire*, et surtout le *cancer* de la peau, qui puissent donner lieu à confusion. Le molluscum se distingue par l'étranglement de sa base et son aspect souvent pédiculé. Mais la forme sessile elle-même présente des caractères assez spéciaux pour que toute erreur soit impossible : dépression cupuliforme au sommet, mollesse pâteuse, présence dans la cavité d'une substance grasse épaisse qu'on peut faire sortir par expression, après avoir ponctionné la petite tumeur. Le molluscum fibreux se reconnaît à sa consistance compacte, à son indolence, à sa durée indéfinie.

Les tubercules d'acné rosacée se distinguent des tubercules syphilitiques de la face et du nez par l'aspect moins lisse et moins luisant de leur surface, qui est presque toujours un peu rugueuse. On ne trouve pas, au pourtour des tubercules syphilitiques, les dilatations capillaires de l'acné rosacea, et leur coloration brune est nettement limitée, tandis que la teinte rouge de l'acné se fond insensiblement avec la couleur normale du tégument. La peau qui entoure les tubercules syphilitiques ne présente pas cet épaississement si prononcé dans l'acné rosacea ; enfin les tubercules syphilitiques se ramollissent souvent, en détruisant parfois une partie du nez, ce qui ne survient jamais dans l'acné rosacée tuberculeuse.

L'affection pour laquelle le diagnostic différentiel offre le plus de difficultés est la néoplasie décrite par Hébra sous le nom de rhinosclérome : elle présente, comme caractères communs avec la syphilide tuberculeuse, sa tendance à détruire les parties molles du nez et du voile palatin, ainsi que sa marche très-lente. L'absence de manifestations syphilitiques antérieures ou actuelles, la consistance ligneuse de l'induration, l'imperméabilité des fosses nasales, la destruction progressive et lente des parties molles du nez sans lésions du squelette, l'impuissance du traitement spécifique, enfin l'origine traumatique souvent accusée par les malades, suffiront pour affirmer le rhinosclérome.

Le lupus vulgaire se distingue des syphilides tuberculeuses confluentes et ulcérées, en tenant compte des signes pathogéniques et morphologiques suivants : le lupus vulgaire se développe le plus souvent avant l'époque de la puberté, tandis que la syphilide tuberculeuse est d'ordinaire une maladie de l'âge mûr ou de la vieillesse. La fonte des tubercules syphilitiques est beaucoup plus rapide que celle des nodules lupeux. Le lupus s'entoure d'une zone de réaction très-marquée, dont la couleur se fond insensiblement avec celle de la peau saine ; parfois même, il provoque à sa périphérie une tuméfaction œdémateuse ou phlegmoneuse.

Les tubercules syphilitiques confluents et les ulcérations qui succèdent à leur ramollissement sont dépourvus d'auréole inflammatoire, ou n'en présentent qu'une très-étroite, à bords nettement limités. Les tubercules et les ulcérations du lupus vulgaire sont insensibles au toucher, tandis que la pression exercée sur la région atteinte de syphilide tuberculeuse produit une assez vive douleur. Le lupus vulgaire respecte en général le squelette du nez ; les gommes de cet organe se révèlent souvent par un ozène dû à des lésions osseuses. Le lupus vulgaire guérit avec des cicatrices rétractiles, le tubercule syphilitique avec des cicatrices déprimées. Il est très-difficile de distinguer le lupus des lésions hérédo-syphilitiques tuberculo-ulcéreuses. Les seules indications qui puissent guider le diagnostic en pareil cas, sont la marche de la lésion, le résultat du traitement et surtout ce fait que, dans la syphilis héréditaire, le voile du palais est généralement ulcéré ou soudé à la paroi postérieure du pharynx.

Les tubercules syphilitiques, uniformément disséminés, présentent une grande ressemblance avec le cancer multiple de la peau et le sarcôme mélanique. Pourtant le cancer et les nodules sarcomateux n'ont jamais la forme sphérique des tubercules syphilitiques, mais présentent un aspect plus aplati. Ils se rencontrent en très-grand nombre sur le tronc, et ne se trouvent qu'à l'état isolé sur les membres et sur la face. Leur coloration est plutôt violacée ou brunâtre, ce qui donne à la peau un aspect marbré très-particulier. La résorption des nodules cancéreux ou sarcomateux ne s'observe jamais ; leur ouverture ne se voit que très-rarement, car d'ordinaire il se produit auparavant des foyers nombreux de généralisation dans les viscères, et l'empoisonnement général met fin aux jours du malade. Au point de vue anatomique, le cancer multiple est constitué par de petits fongus médullaires d'une coloration blanche ou complètement noire (cancer mélanique), ou simplement mouchetée de noir. Le sarcôme mélanique est dû à une néoformation fibreuse imparfaite, abondamment pourvue de pigment brun.

Syphilide pigmentaire.

Les éruptions syphilitiques, notamment les gommes, les syphilides pustuleuses et l'accident primitif, laissent habituellement après elles une pigmentation intense et persistante. Après la guérison complète de la syphilis, ces pigmentations s'effacent et font quelquefois place à une atrophie pigmentaire définitive. Quant aux syphilides s'exprimant d'emblée par une pigmentation de la peau, nous n'en avons jamais observé aucun exemple[1].

AFFECTIONS DU SYSTÈME PILEUX

La syphilis, comme beaucoup d'affections fébriles, exerce son action sur le cuir chevelu, et produit une alopécie plus ou moins marquée, généralement temporaire, mais parfois aussi, définitive. Les cheveux malades perdent leur éclat et tombent en grand nombre. La chevelure s'éclaircit et laisse voir la peau de la région. Ce n'est qu'au bout d'un certain temps qu'on observe des plaques chauves plus ou moins étendues. Suivant le siège, les dimensions et le degré de l'alopécie, on distingue plusieurs formes : ainsi, celle qui commence sur le crâne porte le nom de *phalacrosis*, celle qui se produit à la nuque, celui d'*opistophalacrosis*. L'alopécie unilatérale est appelée *hémiphalacrosis*. Quand la chute des cheveux se produit en forme de ligne sinueuse, elle reçoit le nom d'*ophiasis*. La syphilis ne produit pas seulement la chute des cheveux, mais très-souvent aussi celle des sourcils, des cils, de la barbe, des poils de l'aisselle et des régions génitales. Voici par quel mécanisme s'accomplit cette chute des poils : les cellules et les noyaux, qui forment la pulpe du poil, se dessèchent,

---

[1] Cette éruption pigmentaire ne me paraît pourtant pas pouvoir être mise en doute. Elle n'est même pas une rareté pour qui veut la chercher. C'est surtout sur les faces antéro-latérales du cou, et plus ordinairement chez les femmes à peau blanche et fine, qu'on observe cette variété de syphilide sous forme de larges taches café au lait, rappelant par leur aspect le pityriasis versicolor.

et ce dernier meurt dans le follicule ; il tomberait, s'il n'était pas
retenu par sa gaîne radiculaire. Mais, à la fin, la gaîne, à son tour,
s'élimine sous forme de petites écailles, le poil perd son soutien
latéral et tombe, à moins qu'il ne se détache avec la gaîne elle-
même.

La chute des cheveux commence ordinairement quelques jours
après la fièvre d'éruption. Quand la syphilis est guérie, non seulement
la chute s'arrête, mais les cheveux repoussent rapidement. Si le traitement est insuffisant, l'alopécie peut se reproduire à plusieurs
reprises. Quand les cheveux reprennent leur croissance et leur apparence normales, on doit considérer ce fait comme d'un bon augure.
Le sexe, l'âge, la saison n'ont aucune influence sur la production de
l'alopécie syphilitique ; mais l'âge modifie notablement le degré
d'énergie avec laquelle les cheveux repoussent. Une réparation complète se produit beaucoup plus vite et plus sûrement chez un individu
jeune que chez un malade âgé. La chute des cheveux accompagne ou
précède ordinairement les syphilides précoces.

La syphilis produit aussi, par suppuration et destruction des follicules
pileux, des plaques d'alopécie circonscrite (alopécie areata). Cette
lésion résulte habituellement de syphilides impétigineuses confluentes
ou d'ulcérations profondes du cuir chevelu, de la barbe ou d'autres
régions. Au niveau de ces points cicatriciels, les poils ne repoussent
plus.

Pour distinguer l'alopécie syphilitique de l'alopécie vulgaire, prématurée ou sénile, on doit tenir compte des antécédents et de certains
phénomènes concomitants. Dans la calvitie commune, les cheveux ne
tombent que sur le sommet et à la région antérieure de la tête ; ils
persistent en arrière. La calvitie sénile se distingue par l'aspect poli
et luisant du cuir chevelu, dû à la disparition complète des follicules
pileux et sébacés. Dans l'alopécie syphilitique au contraire, ces éléments sont conservés, la sécrétion sébacée est même exagérée, et le
sébum, étendu sur les surfaces décalvées, leur prête un aspect furfu-
racé.

L'alopécie circonscrite déterminée par les syphilides suppurées peut
être confondue avec les plaques de l'herpès tonsurant *(phyto-alo-
pécie* de Gruby). Cette dernière affection toutefois se distingue par la
fragilité des cheveux malades, et, avant tout, par la présence du
parasite.

MALADIES DES ONGLES

Les ongles, dont la structure histologique est analogue à celle des poils, peuvent, comme ces derniers, être atteints par la syphilis. Tantôt la lésion primitive consiste dans l'inflammation et l'ulcération de la peau qui entoure l'ongle; les altérations ou la chute de l'ongle lui-même sont, dans ce cas, un phénomène secondaire (*péri-onyxis syphilitique*). Tantôt le tissu de l'ongle est primitivement altéré, sans que la peau voisine ait subi de modification apparente (onyxis *syphilitique*).

1° Le *péri-onyxis* syphilitique a pour siège soit la rainure de la racine (*péri-onyxis lunulaire*), soit les sillons latéraux (*péri-onyxis latéral*).

Le *péri-onyxis lunulaire* commence par une tuméfaction et une rougeur modérée de la peau avoisinant la racine de l'ongle et la lunule. Le gonflement produit peu à peu un bourrelet d'un rouge pâle, semi-lunaire, douloureux, qui recouvre plus ou moins la lunule. Ce bourrelet peut pâlir et disparaître par résorption; mais, le plus souvent, l'épiderme est soulevé par un liquide séro-purulent, quelquefois sanguinolent, et il se produit une bordure purulente, qui entoure la racine de l'ongle. Au bout d'un temps variable, l'abcès s'ouvre, et toute sa surface est remplacée par un ulcère qui détruit parfois la matrice de l'ongle et s'étend peu à peu le long des sillons latéraux. Au moment où la pustule se forme, l'ongle perd sa transparence, devient verdâtre, plus tard rugueux et cassant. Plus l'ulcération s'avance sur le lit unguéal, plus l'ongle se détache de sa surface d'implantation, jusqu'à ce qu'il finisse par tomber, ou qu'il soit macéré ou détruit par le liquide de l'ulcère. Dans la plupart des cas, l'ongle perdu est remplacé par un nouvel ongle, toujours, il est vrai, plus ou moins rabougri. La lésion qui, suivant nous, produit cette destruction de la matrice et du lit unguéal, n'est autre chose qu'une pustule d'ecthyma modifiée par son siège. Nous avons presque toujours observé les péri-onyxis ulcéreux en coïncidence avec des syphilides pustuleuses profondes, tandis que le péri-onyxis qui coexiste avec des syphilides sèches disparaît ordinairement par résorption.

Le *péri-onyxis latéral* s'observe en même temps que les syphilides papuleuses. Il se forme dans un des sillons latéraux une papule humide qui peu à peu s'étend au-dessous de l'ongle. A mesure qu'elle se propage sous la lame cornée, elle la soulève lentement, et l'énucléé pour ainsi dire. Ce soulèvement de l'ongle met obstacle à sa nutrition et entraîne de profonds changements de texture. Si la papule sous-unguéale s'ulcère, l'ongle lui-même se ramollit et s'élimine peu à peu. Le péri-onyxis syphilitique se développe aux doigts, mais de préférence aux orteils ; la pression de la chaussure semble favoriser sa production. Il n'atteint en général qu'un doigt ou qu'un orteil.

2° L'*onyxis syphilitique* présente plusieurs degrés. Dans la forme la plus légère, l'ongle perd sa couleur rosée et son aspect poli ; il se couvre de taches blanches semblables à des grains de semoule (*flores* ou *mendacia ungnium; lies* des Anglais) ; ces taches sont dues à la transformation cornée incomplète des cellules de l'ongle (Valentin), attribuable elle-même à une irritation de la matrice. Si le traitement général est rapide et efficace, les portions d'ongle nouvellement poussées ne présentent plus de taches, et cette région saine est séparée de la région altérée par une ligne blanche. Mais si l'affection générale persiste, l'ongle devient de plus en plus opaque, rugueux et friable, il se retrousse à son extrémité libre et se brise à ce niveau en petits éclats, tandis que sa racine se détache peu à peu de la matrice et qu'on voit, à la suite de l'ongle ancien, pousser un nouvel ongle, également altéré.

Cette forme d'onyxis que, pour la distinguer du péri-onyxis suppuré, nous pouvons appeler *onyxis sec*, se développe en même temps que le psoriasis syphilitique diffus palmaire et plantaire, étendu et ancien. Il atteint ordinairement tous les ongles, ceux des doigts comme ceux des orteils.

Nous ne ferons que signaler certaines affections non syphilitiques des ongles, qui pourraient prêter à la confusion. Comme nous ne pouvons indiquer un signe différentiel pathognomonique, nous nous bornons à rappeler que le diagnostic étiologique doit s'appuyer uniquement sur les antécédents et les phénomènes actuels. Les inflammations vulgaires des ongles sont d'origine locale ou dépendent d'une affection générale. C'est ainsi qu'on voit survenir un péri-onyxis latéral suppuré, notamment au gros orteil, lorsque la pression d'une chaussure trop étroite détermine l'incarnation du bord unguéal dans la peau du sillon latéral. L'eczéma des phalanges unguéales produit parfois, soit au doigt, soit aux orteils, un péri-onyxis aboutissant à la perte de l'ongle. La scrofule détermine fréquemment une sorte de renflement inflammatoire en massue de la dernière phalange ; mais cette tuméfaction se termine rarement par suppuration. Enfin, les lésions valvulaires s'accompagnent quelquefois (Wunderlich) d'onyxis sec désigné dans les auteurs sous le nom de *defoedatio* ou *scabrities unguium :* les ongles deviennent rugueux, opaques et cassants ; ils subissent, surtout à leur bord libre, qui est comme retroussé, un épaississement considérable, et prennent une couleur de moisissure de fromage (ongles caséeux).

AFFECTIONS SYPHILITIQUES DES MUQUEUSES

Les muqueuses sont, avec la peau, le terrain le plus favorable aux localisations de la syphilis. Celle-ci peut produire sur ces membranes trois formes de manifestations différentes :
1° L'érythème diffus ;
2° Les lésions papuleuses ;
3° Les nodules gommeux exulcérés.
Les éruptions pustuleuses ne se rencontrent jamais sur les muqueuses.

I. — Erythème syphilitique des muqueuses. Inflammation catarrhale d'origine syphilitique.

L'érythème syphilitique des muqueuses est caractérisé par une rougeur diffuse, nettement circonscrite, avec une nuance bleuâtre spéciale, et généralement très-étendue. Il peut disparaître et se reproduire sans déterminer aucune lésion de tissu, mais il provoque parfois un trouble laiteux de l'épithélium, qui se détache par places, en laissant à ce niveau de petites érosions.

Dans quelques régions, cet érythème ne s'accuse que par une sensation de sécheresse (érythème du voile du palais et de la paroi postérieure du pharynx). Dans d'autres points, l'affection entraîne des troubles sécrétoires, consistant, au début, dans une diminution de la quantité de mucus et déterminant un peu de sécheresse ; plus tard, la muqueuse sécrète un liquide purulent, et parfois se couvre d'ulcérations correspondant aux follicules (coryza syphilitique, blennorrhée syphilitique du vagin et du gland, ulcérations folliculaires des amygdales). L'érythème s'accompagne d'une tuméfaction très-modérée ; mais, dans quelques régions (luette, amygdales, petites lèvres), il existe du gonflement œdémateux. La tuméfaction peut déterminer, dans certains conduits muqueux, par exemple dans la trompe d'Eustache, dans le canal lacrymal et le canal nasal, enfin dans le larynx, une diminution de calibre qui entraîne des troubles fonctionnels graves, au point de vue du passage des larmes, de l'audition et de la phonation.

Le catarrhe syphilitique des muqueuses est un symptôme des premières périodes : aussi le trouve-t-on réuni aux accidents précoces de toute nature. Il peut être la seule manifestation de la maladie ; mais souvent il annonce l'apparition prochaine de papules muqueuses, d'infiltrats gommeux, ou bien coexiste avec ces lésions, ou encore survit à leur disparition. Certaines conditions extérieures ou internes favorisent son éclosion ; c'est ainsi que chez les fumeurs passionnés, chez les individus exposés aux rigueurs de la température, chez les malades sujets aux angines catarrhales simples, enfin chez les tuberculeux, le catarrhe syphilitique du pharynx apparaît avec beaucoup plus de fréquence. L'érythème vulvaire paraît être favorisé par l'abus du coït. Le phimosis congénital provoque l'apparition de la balanite, etc.

L'érythème, comme toutes les affections syphilitiques, est sujet à retour. La forme qui récidive le plus souvent est le catarrhe syphilitique de l'isthme du gosier. En général, quand il se produit une poussée nouvelle, l'érythème s'accompagne de foyers papuleux.

II. — Papules des muqueuses.

La papule muqueuse n'a pas toujours et partout la forme boutonneuse qu'ont les éruptions similaires de la peau. Elle est à peine saillante, à moins qu'elle ne siège sur une papille très-proéminente. par exemple sur les papilles gustatives, caliciformes de la base de la langue : elle revêt alors nettement le type papuleux. Les papules des muqueuses sont, comme celles de la peau, dues à l'infiltration de cellules dans les papilles ou dans le voisinage des follicules muqueux.

Il se forme sur la muqueuse une tache rouge, arrondie, de la largeur d'une lentille ou d'un pois, qui fait une saillie plus ou moins marquée et tranche par sa couleur plus foncée, si elle n'est pas confondue au milieu d'une plaque d'érythème.

Combattues durant leur période de formation par un traitement convenable et hâtif, les papules peuvent disparaître par résorption, sans laisser de traces. Mais, si on les abandonne à elles-mêmes et si la muqueuse malade est continuellement soumise à l'action de causes irritantes, l'épithélium devient le siège d'un trouble laiteux ou d'aspect nacré (*plaques opalines* des Français). On dirait des points touchés au nitrate d'argent. La portion d'épiderme qui a subi cette transformation nacrée peut se détacher ; la papule dénudée prend une apparence érosive, une teinte rouge vif, et saigne facilement.

Quand ces érosions sont confluentes, la surface est comme mouchetée de taches rouges, ainsi qu'on l'observe fréquemment à la face supérieure de la langue. A cette période encore, l'éruption peut disparaître totalement, ou subir de nouveaux progrès.

Parfois, mais rarement, les papules muqueuses, surtout sur la luette et la face inférieure de la langue, peuvent, comme les papules de la peau, prendre une apparence végétante et lobulée, produite par l'accroissement des papilles sous forme de saillies coniques et bourgeonnantes. Elles subissent très-fréquemment la fonte ulcéreuse, et se transforment alors en plaques grisâtres à surface rugueuse et tomenteuse (*aphthes syphilitiques* des anciens). Quand ces papules ulcérées sont très-rapprochées ou confluentes, la région prend un aspect diphthéroïde. Lorsqu'une papule couverte de détritus moléculaire siège en partie sur la muqueuse et en partie sur la peau (papule humide), le détritus se dessèche, sur la portion cutanée, en forme de croûte d'un brun sale, tandis qu'il conserve, sur la portion muqueuse toujours humide, son aspect de bouillie grisâtre. Ces papules *mi-parties* se rencontrent surtout aux commissures labiales, au bord des grandes lèvres, à l'anus, etc.

Plus la destruction de la papule se prolonge, plus les irritants extérieurs agissent sur elle, et plus l'ulcération pénètre dans la profondeur. Il se forme des rhagades linéaires arrondies ou sinueuses supportées par une surface indurée, et entourées parfois d'un bourrelet rougeâtre. Ces crevasses de la muqueuse se rencontrent fréquemment sur les bords de la langue, surtout s'ils sont soumis au contact irritant de quelque aspérité dentaire, ou bien chez les fumeurs; on les observe à l'anus, quand la défécation est difficile, et à la face supérieure de la langue dans les syphilis anciennes récidivées.

Le siège le plus ordinaire des papules est la muqueuse de la vulve, de la bouche et du pharynx. Dans la cavité bucco-pharyngienne, elles siègent ordinairement sur les amygdales, sur les lèvres, surtout au niveau des commissures, sur la luette, dans la loge amygdalienne. Viennent ensuite la pointe, les bords et la base de la langue, la muqueuse des joues, surtout au niveau des angles buccaux; parfois les cordes vocales, le sinus de Morgagni; très-rarement la paroi postérieure du pharynx et la trompe d'Eustache. On les observe par exception dans le vagin, sur le col, au niveau de l'orifice utérin, au méat, à l'orifice anal, sur le feuillet interne du prépuce, enfin dans les fosses nasales, surtout à l'orifice des narines et sur la portion cartilagineuse de la cloison. Dans ces différentes régions, les papules sont tantôt discrètes et tantôt confluentes.

Quoique les papules muqueuses débutent avec des signes d'inflammation aiguë, avec de la douleur, de l'érythème à leur pourtour, elles prennent pourtant très-vite une marche chronique, opposant pendant des mois une résistance opiniâtre au traitement local et général le mieux dirigé. Si parfois elles disparaissent très-vite, c'est pour se reproduire aussitôt. Dès que la résorption commence, le trouble et l'épaississement de l'épithélium s'effacent lentement; les papules ulcérées se dépouillent de leur détritus moléculaire et se recouvrent d'un épithélium nouveau un peu violacé. Dans les groupes de papules confluentes, la cicatrisation marche du centre à la périphérie. Les végétations qui recouvrent parfois les papules disparaissent par atrophie, et la lésion, même dans sa forme ulcérée, disparaît sans cicatrice appréciable.

Les papules ulcérées de la langue et des lèvres gênent la mastication et l'articulation des sons. Celles des amygdales rendent la déglutition douloureuse. Les papules de la trompe d'Eustache produisent des bourdonnements d'oreille et une surdité passagère. Les papules ulcérées des amygdales donnent à l'haleine une odeur fétide; celles de la bouche amènent une hypersécrétion salivaire. Les papules ulcérées des commissures labiales empêchent l'ouverture complète de la bouche. Chez les nourrissons, les papules des lèvres peuvent mettre obstacle à l'allaitement. Les papules de l'anus entravent la défécation et, comme celles de la vulve, rendent la marche douloureuse. Les papules ulcérées des lèvres buccales amènent parfois l'inflammation des glandes sous-maxillaires, celles de la vulve produisent de l'œdème des grandes lèvres et de l'adénite inguinale. Les papules muqueuses de la vulve, du vagin, de l'utérus et du méat déterminent dans ces cavités de légers écoulements. Les papules ulcérées du cartilage de la cloison peuvent en détruire le périchondre et produire un affaissement du nez (nez de mouton).

Les papules muqueuses coexistent d'ordinaire avec les éruptions papuleuses de la peau et les autres accidents contemporains de ces dernières. Elles coïncident souvent aussi avec les syphilides érythémateuses et pustuleuses, notamment avec l'impétigo confluent, mais sont, dans quelques cas, surtout dans les formes récidivées, les seules manifestations de la diathèse.

Les papules muqueuses sont des lésions de la syphilis congénitale aussi bien que de la syphilis acquise. Certaines causes extérieures favorisent leur développement : ainsi le défaut de propreté sollicite leur apparition sur les muqueuses génitales de la femme ou au niveau de l'anus. Les fumeurs obstinés, les joueurs d'instruments à vent, les souffleurs de verre, contractent aisément des papules de la langue et des lèvres, par le fait du contact irritant du tuyau de la pipe ou de l'embouchure des instruments.

Les papules des muqueuses récidivent avec plus de facilité encore que celles de la peau, le plus souvent sous forme de plaques nacrées, isolées ou confluentes, de la pointe de la langue ou de la muqueuse des lèvres. Ces récidives peuvent suivre de très-près la première poussée papuleuse, ou survenir après des années. Les éruptions récidivées sont d'ailleurs beaucoup plus rebelles que les papules primitives.

III. — Tubercules syphilitiques ou gommes des muqueuses.

Les gommes des muqueuses, comme celles de la peau, se développent soit dans l'épaisseur même de la membrane, soit dans le tissu conjonctif sous-jacent; seulement, elles sont plus aplaties, moins proéminentes, moins bien limitées, et prennent plutôt l'apparence d'infiltrations diffuses. Elles atteignent le volume d'un pois ou d'un haricot. Au point de vue histologique et morphologique, les gommes des muqueuses sont identiques à celles de la peau : comme celles-ci, elles peuvent disparaître par résorption ou se ramollir, s'ouvrir au dehors et donner naissance à des ulcères profonds à bords épaissis. Leur marche est aussi lente que celle des gommes cutanées. Les ulcères qui succèdent à leur ramollissement peuvent, dans quelques cas et chez des sujets robustes, se cicatriser spontanément. Mais, le plus souvent, on les voit creuser et s'étendre en produisant de terribles mutilations et des difformités définitives : ainsi peuvent disparaître des portions d'organes considérables, la luette, une partie de la paupière; l'os sous-jacent, le vomer, par exemple, peut lui-même être atteint de carie ou de nécrose, et des cloisons muqueuses, comme le voile du palais, peuvent être perforées. Ces ulcérations guérissent souvent avec des cicatrices rétractiles, qui produisent tantôt des adhérences anormales, tantôt des rétrécissements (pharynx, larynx, trachée, sac lacrymal, rectum, urèthre).

Comme toutes les lésions spécifiques des muqueuses, les gommes siègent très-fréquemment dans la cavité buccale, sur les amygdales, le voile du palais, la paroi postérieure du pharynx, les bords de la langue, les lèvres et le palais osseux, dans les sinus de Morgagni, dans la région postéro-supérieure du pharynx, etc. Elles sont moins fréquentes à l'anus, sur le col utérin, et tout à fait exceptionnelles dans l'urèthre.

Les gommes des muqueuses peuvent être le seul signe appréciable d'une syphilis ancienne, ou s'accompagner des mêmes accidents concomitants que les gommes de la peau.

De même que les gommes cutanées, celles des muqueuses, et surtout celles du tissu sous-muqueux, ne sont pas toujours des accidents de la syphilis acquise : elles sont souvent un symptôme de cette forme d'hérédo-syphilis qui ne fait son apparition que dans l'adolescence.

Elles récidivent souvent après des mois ou des années de guérison apparente, et renaissent parfois alors sur la cicatrice d'une gomme ancienne.

SYPHILIS DE LA BOUCHE ET DU PHARYNX

Pour les lésions des lèvres et des joues, nous renvoyons aux généralités sur la syphilis des muqueuses. Les accidents les plus fréquents et les plus précoces ont pour siège l'isthme du gosier : l'*angine syphilitique* se présente sous trois formes: *érythémateuse, papuleuse* et *gommeuse.*

La *forme érythémateuse* se distingue des inflammations vulgaires de l'isthme et des autres affections syphilitiques de cette région par la coloration violacée qui occupe la muqueuse dans toute son étendue (voile, luette, piliers, amygdales), et qui se termine par une ligne de démarcation bien tranchée, à l'union du voile et de la portion osseuse. L'angine syphilitique érythémateuse est toujours bilatérale. Sauf parfois un peu d'allongement de la luette, on ne constate, dans la muqueuse atteinte aucun changement de texture : aussi les malades se plaignent-ils tout au plus d'une sensation de sécheresse dans la gorge et d'une très-légère dysphagie.

Si le malade est soigneux, l'angine ne tarde pas à disparaître spontanément. Mais, sous l'action de causes irritantes, de l'abus du tabac, l'affection se propage à la trompe d'Eustache et au larynx; il en résulte des tintements d'oreille et de l'enrouement. D'autres fois, l'érythème se transforme et conduit peu à peu à l'angine papuleuse; il est rare qu'il amène la suppuration des follicules.

L'angine syphilitique érythémateuse est souvent contemporaine de la fièvre d'éruption, qu'elle contribue du reste à allumer; elle s'efface souvent en même temps que la fièvre tombe. Parfois elle accompagne quelque syphilide précoce, marche de pair avec elle, ou disparaît momentanément pendant que l'éruption persiste, pour revenir à longue échéance si la même syphilide récidive.

L'angine érythémateuse est par elle-même sans gravité. Pourtant sa persistance prolongée ou ses retours incessants doivent faire craindre que la région de l'isthme ne devienne plus tard, surtout chez les individus affaiblis, le siège de lésions plus graves.

L'*angine papuleuse* peut se produire avec ou sans gonflement catarrhal de la région. Dans le dernier cas, la présence des papules n'est ordinairement constatée que lorsque leur ulcération détermine de la dysphagie. Les éléments qui siègent sur la face antérieure du voile et sur le pilier antérieur sont ceux qui accusent le plus nettement leur forme papuleuse; sur les amygdales, la forme élémentaire des papules est à peine reconnaissable. Les papules qui siègent sur le pilier antérieur, sur les amygdales et la face antérieure du pilier postérieur s'ulcèrent ordinairement très-vite : il semble alors que la surface muqueuse est couverte d'une couche de givre ; si les ulcérations sont plus profondes, l'enduit prend l'apparence d'une fausse membrane diphthéritique. Cet enduit disparu, l'épithélium se reproduit ou continue à s'exfolier, laissant à nu les couches profondes, sous forme d'ulcérations érosives. Autour de ces érosions, de nouvelles papules se montrent, qui s'ulcèrent à leur tour ; et le voile se couvre ainsi d'ulcérations serpigineuses envahissantes, qui s'étendent depuis la luette jusqu'à la portion osseuse du palais.

Les papules de la luette se couvrent parfois de saillies végétantes. Les papules nacrées ou ulcérées des amygdales produisent, dans quelques cas, une tuméfaction telle, que les deux glandes arrivent au contact. Le passage répété des aliments dépouille de leur enduit moléculaire les surfaces amygdaliennes, qui apparaissent alors dénudées, érodées et saignantes, si bien qu'on pourrait, si l'on n'était prévenu, s'imaginer qu'on est en face d'une ulcération profonde de l'amygdale. L'angine syphilitique papuleuse peut déterminer une surdité passagère : il est probable qu'en pareil cas, les papules se sont étendues jusque dans la trompe.

La papule est la forme éruptive la plus fréquente au niveau de l'isthme. Elle peut s'associer aux mêmes accidents que les papules humides de la peau. L'angine papuleuse guérit souvent par résorption et sans cicatrices apparentes ; aussi son pronostic n'est-il guère plus grave que celui de l'angine érythémateuse. Les papules muqueuses de l'isthme annoncent fréquemment l'apparition prochaine d'une nouvelle poussée d'accidents spécifiques.

L'*angine gommeuse* a pour siège ordinaire les amygdales, le voile et la luette. Dans les amygdales, il se produit presque toujours plusieurs noyaux en même temps. Il survient alors une telle tuméfaction, que les deux glandes arrivent à se toucher, et que la luette, allongée et gonflée par l'inflammation, ainsi que le voile du palais, est comprimée entre les deux amygdales. Un fait étrange, c'est que ces amygdalites ne produisent, même pendant la déglutition, qu'une douleur très-modérée ; mais elles donnent à la voix un timbre étouffé et sourd, comme si le malade avait un corps étranger dans la bouche. D'autre part, ces amygdales énormes repoussent le pilier postérieur contre l'orifice pharyngien de la trompe, qui se trouve ainsi déplacé et comprimé : il en résulte un certain degré de surdité.

Au début, les amygdales ont une surface hyperémique. Mais peu à peu leur aspect change, suivant que les foyers se ramollissent et s'ouvrent, ou que l'affection aboutit à la résorption. Dans le premier cas, il se produit, selon le nombre des noyaux, une ou plusieurs ulcérations excavées à fond lardacé, qui peuvent se fusionner en un ulcère unique. Si la résorption se produit, elle est la conséquence d'hyperémies réitérées des amygdales : après chacune de ces poussées, les portions saines restent gonflées et continuent à sécréter un mucus consistant, tandis que les points correspondants aux noyaux gommeux disparaissent par atrophie. La surface des amydales prend, à la suite de ce travail, un aspect lobulé, bosselé, et, dans les points déprimés, on aperçoit des tractus blanchâtres qui se croisent sur la muqueuse, et sont formés en partie par du tissu de cicatrice, en partie par du tissu conjonctif jeune en voie de formation. Si l'on extirpe des amygdales ainsi hypertrophiées, la surface de section suppure d'ordinaire très-longtemps.

Sur le voile du palais, le développement des gommes échappe longtemps à l'observation directe, parce que ces tumeurs débutent ordinairement à la face supérieure. Le malade se plaint seulement d'une sensation désagréable de chaleur au niveau du voile, et de difficulté pour avaler. L'organe est d'un rouge livide, et douloureux à la pression ; les amygdales, les piliers et la luette sont œdématiés. C'est alors que brusquement, à l'effroi du malade, et trop souvent à l'étonnement du médecin, survient la perforation du voile palatin. Pour ne pas se laisser surprendre par un accident aussi déplorable, il faut ne jamais négliger, en pareil cas, les examens rhinoscopiques précoces, et pratiquer le toucher de la face postérieure du voile. Le siège et l'étendue de la perforation sont entièrement variables. Quand l'ouverture est voisine du bord libre, elle ne gêne ni la phonation ni la déglutition. Mais, si elle se trouve près du palais osseux, elle donne à la voix un timbre nasillard, et les aliments, surtout les liquides, refluent dans les fosses nasales. Une rougeur, une infiltration prononcées au pourtour de la perforation annoncent qu'elle va encore s'étendre. Quand le traitement général et topique a fait disparaître la rougeur et la tuméfaction des bords, ceux-ci se cicatrisent peu à peu, et il reste une ouverture qui se rétracte lentement ; cette perforation, ordinairement ovale, souvent étroite comme un cheveu, n'occasionne d'ailleurs aucune incommodité.

Plus souvent encore qu'à la face postérieure du voile, les gommes se montrent sur l'un des côtés de la base de la luette. Si l'on fait prononcer au malade la voyelle A, au lieu de voir la luette se pelotonner sur elle-même, on la voit se couder en crochet du côté malade, à cause du défaut de contraction de l'un des muscles azygos. Si la gomme se ramollit, il se produit un ulcère profond ; la luette peut être entièrement détruite ou n'être plus suspendue que par un pédicule étroit. Si un traitement énergique a enrayé de bonne heure l'ulcération, il se forme une cicatrice déprimée, qui entraîne une déviation persistante de la luette. La perte totale de l'organe n'a d'effet fâcheux ni sur la phonation ni sur la déglutition. Il peut même se faire que certaines altérations syphilitiques de la gorge soient moins gênantes lorsque la luette est détruite que lorsque cet appendice est conservé. Ainsi, dans les cas d'ulcérations simultanées de la face postérieure du voile et de la paroi postérieure du pharynx, les deux surfaces sont parfois tellement rapprochées par le fait du gonflement, que, lors de la cicatrisation, les deux ulcères se soudent entre eux par des tractus conjonctifs. Il en résulte que le voile, dans toute l'étendue de son bord libre, y compris la luette, est si intimement fixé à la paroi pharyngienne postérieure par des brides cicatricielles blanchâtres, que la communication de la cavité buccale avec le naso-pharynx est complètement interceptée, ce qui oblige le malade à respirer constamment par la bouche. Mais si la luette était déjà détruite quand la soudure s'est opérée, l'adhérence du voile laisse au milieu une ouverture triangulaire, dont le sommet répond au palais osseux et la base à la paroi postérieure du pharynx ; ainsi atténuée, la difformité ne peut plus entraver la respiration buccale.

Les lésions des régions postérieures du pharynx ne surviennent en général que dans les syphilis déjà anciennes. L'érythème et les papules sont moins fréquents à ce niveau et n'offrent rien de particulier. Une lésion bien plus ordinaire dans ces régions, c'est la tumeur gommeuse ulcérée. Les gommes de la paroi pharyngienne postérieure correspondent le plus souvent à la ligne des apophyses transverses cervicales. Le ramollissement produit à ce niveau des ulcères profonds, irréguliers et sanieux, qui creusent jusqu'au périoste des vertèbres sous-jacentes, peuvent en amener la carie ou la nécrose, et déterminer ainsi la dénudation de la moelle cervicale. Dans des cas heureusement très-rares, et le plus souvent chez les sujets cachectiques, l'ulcération peut s'étendre en haut jusqu'à l'orifice postérieur des fosses nasales, en bas jusque dans le larynx.

S'il existe une carie ou une nécrose de l'un des corps vertébraux, l'ulcère n'arrivera que très-difficilement à la cicatrisation. Mais si l'ulcération n'a intéressé que l'épaisseur de la muqueuse, elle guérit avec une cicatrice rayonnée. Cette cicatrice est luisante et sèche (xerosis), et les malades se plaignent d'une aridité persistante de la gorge.

Les ulcérations de la portion inférieure du pharynx, *pharyngite syphilitique ulcéreuse,* résultent soit de l'extension d'un ulcère situé dans la région supérieure, soit du ramollissement d'une gomme développée localement. Tant que la gomme est de petit volume et ne s'est pas ouverte, les malades se plaignent tout au plus d'une sécheresse inaccoutumée de la région. Quand la gomme est ulcérée, ils éprouvent, surtout au moment de la déglutition, une sensation de brûlure et de piqûre. Si l'ulcère reste limité au pharynx, il ne produit aucune altération de la voix ; mais, d'ordinaire, il s'étend par en bas, dans le larynx, et par en haut, sur le voile du palais. Pour découvrir le siège de l'ulcération, il faut examiner le malade en abaissant fortement la langue ; on peut quelquefois sentir par le toucher le bord supérieur calleux de l'ulcère. Lorsque celui-ci est étroit et superficiel, il se cicatrise sans laisser de traces. Les ulcères profonds produisent au contraire des cicatrices rayonnées, cellulo-fibreuses, qui entraînent parfois des rétrécissements du pharynx.

AFFECTIONS SYPHILITIQUES DE LA LANGUE

La langue est atteinte au début de la syphilis aussi bien que dans ses périodes les plus avancées. Durant la phase condylato-mateuse, il se produit, sur la muqueuse linguale, des macules et des papules, mais jamais d'inflammation diffuse. Pendant la période des gommes, tous les tissus de l'organe peuvent être touchés (*glossite syphilitique indurée ou gommeuse*).

La forme maculeuse est caractérisée par des taches plus ou moins nettes, franchement délimitées, érythémateuses, arrondies et superficielles, qui siègent surtout à la face dorsale. Elles se développent la plupart du temps sans douleur. Quelquefois pourtant, surtout quand elles subissent leur métamorphose desquamative, elles font éprouver une sensation désagréable au moment de la mastication et quand le malade parle.

La forme papuleuse se développe à la face supérieure, sur les bords et à la pointe de l'organe. En général, il se produit, près de la base, cinq à six papules grosses comme des lentilles, qui ne sont nettement apparentes qu'au moment où leur épithélium devient trouble et nacré ou commence à se détacher. Sur les bords, elles sont plus confluentes ; à la pointe, elles ne produisent qu'un trouble peu marqué de l'épithélium (*psoriasis lingual*).

L'action mécanique continue des aliments solides ou liquides, la pression et les frottements qu'exercent sur les bords de l'organe les dents, souvent tranchantes, font très-rapidement perdre aux papules leur type primitif ; elles se transforment en fissures longitudinales ou sinueuses, recouvertes d'un enduit de détritus grisâtre, facilement saignantes et présentant à leurs bords une forte induration inflammatoire. Ces fissures laissent parfois après elles des cicatrices linéaires déprimées.

Chez les malades qui ont été récemment soumis à un traitement mercuriel insuffisant, on remarque, sur les bords de la langue et sur la muqueuse des joues, de petites saillies blanchâtres, massées en groupes confluents, et qui, d'après H. Zeissl, ne sont autre chose que des papules avortées par le fait du traitement mercuriel[1].

Les papules muqueuses de la bouche et de la langue peuvent être confondues avec les aphtes, le muguet et la stomatite mercurielle.

Les aphtes sont douloureux dès leur début, avant même que le trouble de l'épithélium existe ; ils forment de petites saillies grosses comme des grains de millet, entourées d'une zone inflammatoire très-étroite, et montrent parfois à leur sommet un point noirâtre produit par un peu de sang épanché ; avant que le trouble épithélial ne survienne, ces saillies se transforment en vésicules grosses comme des têtes d'épingle. Les papules muqueuses forment à leur début des saillies aplaties grosses comme des lentilles, rouge mat, presque indolentes à cette période, et la couche épidermique prend immédiatement une couleur blanc nacré. Les éruptions aphteuses les plus abondantes ne présentent jamais un degré de confluence égal à celui des papules muqueuses.

La stomatite aphteuse amène parfois des ulcérations érosives qui se cicatrisent de la périphérie vers le centre. Les érosions provenant de papules syphilitiques, surtout de papules confluentes, guérissent du centre à la périphérie. L'éruption aphteuse existe rarement sur les amygdales ou sur les piliers ; c'est là au contraire le siège ordinaire des papules. La stomatite aphteuse est plutôt une affection des nouveau-nés que des adultes ; elle occupe presque constamment l'union du palais osseux et du voile, le voisinage des apophyses alvéolaires du maxillaire supérieur; les papules syphilitiques ne s'observent jamais dans ces régions.

On distinguera sans difficulté le *muguet* par la présence toujours

---

[1] Sous le nom d'*herpès récidivant buccal pseudo-syphilitique*, Fournier vient de décrire (Clin. de l'hôpital Saint-Louis, *Semaine méd.*, 13 juillet 1887), une éruption non spécifique, mais fréquemment observée sur la muqueuse linguale des sujets syphilitiques : par son aspect groupé et polycyclique, son origine irritative (tabac, mercure, etc.), sa durée éphémère et ses récidives incessantes, elle doit être rapprochée de l'herpès récidivant génital, et traitée comme telle. La différenciation clinique de ces lésions, jusqu'ici mal interprétées dans leur nature, et constamment prises pour des plaques muqueuses, comporte, au point de vue du traitement et de la prophylaxie, une importance pratique considérable.   (*Note du traducteur.*)

facile à démontrer des spores et du mycelium de l'oïdium albicans.

Les altérations produites par la *stomatite mercurielle* se reconnaissent aux signes suivants : le sphacèle siège presque uniquement sur les bords de la langue, sur la muqueuse de la lèvre et de la gencive inférieures. Nous avons vu qu'au contraire les papules syphilitiques occupent de préférence la face dorsale, plus rarement et en moins grande abondance, les bords de la langue. Les lésions de la stomatite mercurielle n'offrent jamais la couleur nacrée et brillante des plaques opalines ni la teinte grisâtre des papules ulcérées ; elles présentent une coloration livide, d'un vert sale, et sont couvertes d'un enduit pultacé. Le ptyalisme mercuriel détermine, à une période plus avancée, le ramollissement de la muqueuse ; les papules, au contraire, tout en produisant des foyers d'inflammation destructive, offrent, au niveau même de ces foyers, un certain degré de plasticité qui s'accuse, dans quelques-unes, par une prolifération aboutissant à l'épaississement de la couche épithéliale. Dans bien des cas, l'odeur repoussante et spéciale de la stomatite mercurielle suffira d'emblée pour faire le diagnostic.

Nous avons observé fréquemment une affection de la muqueuse linguale qui pourrait être aisément confondue avec des papules syphilitiques : c'est un épaississement diffus de l'épithélium sur le dos et sur les bords de l'organe. Cette couche épaissie s'élimine par endroits pour faire place à un épithélium nouveau de couleur blanchâtre qui s'épaissit à son tour, ou pour laisser après elle des crevasses extrêmement douloureuses. Cette altération de l'épithélium lingual, qui mérite bien le nom de *catarrhe épithélial de la langue*, n'a pas encore reçu d'interprétation pathogénique satisfaisante. Elle guérit quelquefois spontanément et très-vite, mais récidive bientôt avec autant ou plus d'intensité, et se prolonge ordinairement pendant des mois. Elle se distingue par l'étendue des plaques épaissies, par la vivacité des douleurs, par l'absence de tout accident syphilitique concomitant et par l'inefficacité du traitement spécifique.

La tendance néoformative propre à la syphilis détermine des proliférations dans le tissu conjonctif de la langue. Tantôt ces proliférations sont diffuses et conduisent à l'induration, tantôt elles sont plus localisées, forment des noyaux qui, très-souvent, subissent un ramollissement rapide et déterminent en peu de temps, parfois en quelques jours, des désordres considérables. Si la lésion aboutit à un accroissement marqué du tissu conjonctif interstitiel, on donne à cette forme le nom de *glossite syphilitique indurée*. On appelle *glossite gommeuse* celle où il se produit des tumeurs isolées.

La glossite indurée peut être *circonscrite* ou *diffuse* ; elle peut atteindre isolément la muqueuse, les muscles, le tissu conjonctif interstitiel, ou frapper en même temps tous les éléments de la langue. Ce processus amène parfois une tuméfaction telle, que l'organe ne trouve plus dans la cavité buccale un espace suffisant. La langue devient très-rouge, parfois légèrement douloureuse. La rougeur et la tuméfaction sont bornées aux régions malades, qui s'élèvent au-dessus des parties saines, présentent un gonflement dur et un aspect raclé dû à la disparition des papilles linguales emportées par l'inflammation. Les régions saines peuvent avoir une apparence absolument normale. L'épithélium des points malades se trouble peu à peu, devient finalement nacré, et, lubrifié par la salive, prend une sorte de brillant vernissé. Ces taches blanches, parsemées sur le fond rouge de la muqueuse saine, donnent à la langue un aspect tigré (Fournier). Si l'inflammation est limitée à une région circonscrite et superficielle de la muqueuse, on dira qu'il s'agit d'une *glossite syphilitique circonscrite superficielle*. Si les muscles sont atteints d'une inflammation limitée, on éprouve, au toucher, la sensation d'un noyau dur enchâssé dans l'organe. La lésion ne diffère en rien des autres lésions musculaires de nature syphilitique. Nous donnons à cette forme le nom de *glossite syphilitique musculaire indurée et circonscrite*. Lorsque la surface de la langue est atteinte dans une grande étendue ou complètement, il s'agit de la *glossite indurée diffuse superficielle*. Enfin, quand l'inflammation envahit une grande partie ou la totalité du parenchyme, on désigne cette variété sous le nom de *glossite indurée diffuse profonde*.

Ces inflammations de la langue aboutissent à deux terminaisons différentes : l'organe peut acquérir une hypertrophie uniforme et définitive, ou prendre une apparence lobulée due au retrait du tissu conjonctif nouveau. Après la guérison d'une lésion circonscrite, il peut rester, à la surface de la langue, un nodule saillant plus ou moins volumineux, qui se distingue difficilement d'un point scléreux laissé par une inflammation vulgaire disparue. La phlegmasie totale de la langue peut être suivie d'une macroglossie syphilitique. L'impression des dents sur les bords de l'organe leur donne un aspect festonné ; si une dent manque, la muqueuse fait hernie à travers l'orifice, et il se forme en ce point une petite éminence. Le retrait du tissu conjonctif, si l'hyperplasie était limitée, produit des sillons plus ou moins profonds. Dans les formes diffuses, ces sillons sont si nombreux, que la langue paraît comme lobulée. Ceux d'entre eux qui sont voisins de la ligne médiane se dirigent d'avant en arrière ; ceux des bords sont transversaux. Dans toute la région malade, la langue prend un aspect bosselé. Au point de vue de la localisation des lésions, c'est la face dorsale qui en est le siège ordinaire, tandis que la face inférieure est très-rarement atteinte.

Comme nous l'avons indiqué plus haut, la seconde forme d'hyperplasie conjonctive produit la *gomme syphilitique*. Quand une gomme se développe dans la langue, elle peut siéger exclusivement soit dans la muqueuse, soit dans le tissu musculaire, ou bien le nodule acquiert un tel volume, que toute l'épaisseur de l'organe est envahie. Nous estimons que les gommes musculaires débutent dans le tissu conjonctif interstitiel, et que le tissu musculaire lui même n'est englobé dans la tumeur que secondairement et peu à peu. Les gommes de la langue peuvent disparaître entièrement, si l'on emploie à temps une médication convenable. La résorption se fait d'une façon si complète, que le tissu, à l'endroit malade, reste aminci comme une feuille de carton. Si on abandonne la tumeur à elle-même, le ramollissement est la règle : la fonte caséeuse commence vers le centre, gagne peu à peu la périphérie, et il se forme enfin un ulcère bien limité, à bords sinueux et épaissis, qui entame de plus en plus les tissus sains.

Si l'on soumet ces ulcérations à une thérapeuthique appropriée, le bourrelet périphérique commence à s'amincir, puis la perte de substance est comblée par un tissu cicatriciel blanchâtre et rayonné.

Les gommes de la muqueuse linguale siègent le plus souvent à la pointe, sur les bords ou entre les papilles caliciformes. Le diamètre vertical des gommes de la muqueuse ne peut pas être très-considérable, attendu que cette membrane elle-même adhère intimement au tissu musculaire dans la portion antérieure de la langue, et n'offre qu'une assez médiocre épaisseur. Vers la racine de l'organe, on rencontre parfois des gommes plus volumineuses, à cause de l'adhérence moindre de la muqueuse à ce niveau, et de l'abondance relative du tissu conjonctif sous-muqueux.

Les gommes de la langue se développent sans douleur ; elles sont toujours en petit nombre, souvent uniques, et constituent parfois le seul symptôme apparent qui témoigne de l'infection. Ces lésions apportent dans la mastication et dans la parole une gêne considérable.

Dans certains cas de syphilis ancienne, nous avons maintes fois trouvé les plis ondulés, qui existent de chaque côté du frein, tellement infiltrés et hypertrophiés, qu'on eût dit une véritable langue surnuméraire.

Il n'est peut-être pas d'affections qui soient plus souvent confondues que le cancer et la gomme de la langue. Cependant la gomme ne produit, à aucune période, des douleurs comparables à celles du cancer. Le ramollissement des tumeurs gommeuses procède de dedans en dehors, celui du cancer marche de la périphérie vers le centre. Dans le cancer de la langue, les ganglions sus-hyoïdiens et sous-maxillaires subissent une augmentation de volume que n'atteignent jamais les adénites syphilitiques. Mais le caractère différentiel capital, c'est l'existence de petits cylindres sébacés qu'on peut exprimer par pression à la surface de l'épithélioma ; rien de semblable avec les lésions syphilitiques. L'examen microscopique montrera, dans le cas de carcinome ramolli, les cellules épithéliales caractéristiques. Si les signes diagnostics précédents ne se présentent pas avec une certitude suffisante, il faut s'adresser à la pierre de touche la plus sûre, à l'iodure de potassium, qui amènera en quelques semaines la disparition de la gomme, alors qu'il restera sans action, si c'est d'un cancer qu'il s'agit.

Hutchinson relate dans le *London hosp. Rep.* de 1866, des cas de gommes de la langue aboutissant au cancer.

AFFECTIONS SYPHILITIQUES DE L'ŒSOPHAGE

Les maladies de l'œsophage dues à la syphilis acquise sont d'une extrême rareté. Nous n'avons jamais eu, pour notre part, l'occasion d'en observer aucune. On trouve pourtant dans la littérature quelques cas, dûment constatés, de cette curiosité pathologique. Les affections de l'œsophage sont le plus souvent produites par des gommes qui se ramollissent, guérissent avec des cicatrices rétractiles, et peuvent amener des rétrécissements du conduit. La coexistence d'autres accidents syphilitiques peut seule permettre d'établir ce diagnostic difficile.

AFFECTIONS SYPHILITIQUES DE L'ESTOMAC
ET DU TUBE DIGESTIF

On trouve dans Lancereaux, Wagner et Klebs, des indications sur les affections stomacales d'origine syphilitique. Tandis que la syphilis acquise porte fréquemment son action sur le rectum, nous n'avons pas eu l'occasion, jusqu'ici, d'observer aucune manifestation de la diathèse sur le duodenum, le jejunum, l'iléon, ou la partie supérieure du gros intestin. Meschede, Oser et Klebs ont publié des cas de ce genre. La forme héréditaire atteint plus fréquemment l'intestin grêle et nous y reviendrons à propos de l'hérédo-syphilis. La syphilis acquise produit dans le rectum soit l'accident primitif, soit des papules, soit des gommes.

L'accident initial détermine souvent des rétrécissements du rectum. Si le traitement spécifique fait disparaître le rétrécissement, sans dilatation chirurgicale, il sera possible, par le seul fait de ce mode de guérison, d'établir un diagnostic rétrospectif, surtout si l'on voit éclater les accidents, dits secondaires, de la peau et des muqueuses, sans qu'on ait pu découvrir nulle part ailleurs un ulcère primitif.

Autant les papules de l'anus et de son entourage sont fréquentes, autant elles sont rares sur la muqueuse du rectum. Les papules de l'orifice anal et de son pourtour prennent fréquemment un développement monstrueux, par le fait des irritations constantes auxquelles la région est soumise ; elles s'ulcèrent très-ordinairement, et il n'est pas rare de voir à leur niveau se développer des végétations dues à la macération. Les papules ulcérées de la muqueuse rectale n'amènent que des ulcérations superficielles et sont très-rarement la cause de rétrécissements. D'après Muron et Malassez, elles en seraient, au contraire, l'origine la plus fréquente.

Les gommes du rectum produisent des désordres beaucoup plus profonds que les papules. La lésion revêt, d'ordinaire, la forme d'une infiltration gommeuse dans le tissu sous-muqueux. Les plis longitudinaux, qui en sont le siège, acquièrent, par ce fait, un relief exagéré. La fonte de l'exsudat détermine, soit sur le bord libre de ces plis, soit dans les sillons intermédiaires, des ulcérations étroites, d'aspect fendillé et de couleur sale, qui intéressent toute l'épaisseur de la muqueuse, de sorte que leur fond est formé soit par le tissu conjonctif sous-muqueux, soit par la couche musculeuse du sphincter. La cicatrisation peut amener la soudure de deux plis voisins ; ou bien il peut arriver qu'un pli soit détruit, jusqu'à sa base, par une ulcération partie de son bord libre ; dans les deux cas, la cicatrisation produit un rétrécissement du conduit rectal, si prononcé parfois, que même les cathéters les plus étroits ne peuvent le franchir. On observe aussi, dans le tissu sous-muqueux du rectum, des dépôts gommeux circonscrits, qui se ramollissent, perforent la muqueuse, et produisent des ulcérations profondes dont la cicatrisation laisse, après elle, des coarctations étroites. Le développement indolent et rapide de ces tumeurs, leur ramollissement précoce, l'âge ordinairement peu avancé du malade, enfin l'existence d'accidents syphilitiques antérieurs faciliteront le diagnostic.

Dans la syphilis du rectum, le rétrécissement n'arrive que lorsque la lésion est guérie. Dans le cancer, au contraire, les phénomènes de coarctation existent déjà depuis longtemps quand la tumeur s'ulcère et quand le malade commence à se cachectiser.

Le pronostic est grave. La guérison nécessite une dilatation prolongée et persévérante. Mais il faut apporter dans l'emploi de ce moyen une prudence extrême. Nous avons vu, après des tentatives de dilatation brusque, éclater des péritonites foudroyantes.

Lorsque la fonte d'une gomme détruit les couches superficielles du sphincter sans atteindre ses fibres profondes, il se produit, pendant la défécation, un spasme douloureux de ce muscle. Mais si toute l'épaisseur du sphincter est détruite en un ou plusieurs points, il en résulte une inactivité du muscle, entraînant l'incontinence des matières et le prolapsus partiel ou total du rectum. Enfin, l'ulcération peut acquérir une telle étendue, que le colon descendant est perforé et qu'il se produit des hémorrhagies intestinales redoutables ou une péritonite mortelle.

AFFECTIONS SYPHILITIQUES DU FOIE

Virchow a divisé les affections syphilitiques du foie en *périhépatite*, *hépatite interstitielle* et *hépatite gommeuse* ; ces trois formes peuvent coexister : la péri-hépatite, en particulier, se complique toujours, d'après Virchow, d'hépatite interstitielle.

La péri-hépatite se montre parfois sous la forme d'une éruption miliaire et finement granuleuse, occupant de larges surfaces ; mais, d'ordinaire, les lésions sont plus compactes, et leur maximum d'intensité correspond aux régions où le parenchyme est plus profondément atteint. Il se produit, à ce niveau, non seulement des épaississements durs, calleux, de la capsule de Glisson, mais presque constamment des adhérences avec les organes voisins, notamment avec le diaphragme. Ces adhérences sont si extraordinairement solides et résistantes, qu'elles forment, entre le foie et le diaphragme une véritable charpente de cordons ligamenteux. Ces tractus conjonctifs envoient également, dans le parenchyme hépatique, des prolongements dont les tractions produisent, à la surface de l'organe, des dépressions cicatricielles; le foie paraît transformé en une série de mamelons arrondis, et prend une apparence multilobée. Cette lobulation du foie est due, suivant Rokitansky, au retrait des masses fibreuses déposées sur le trajet de la veine porte par une pyléphlébite antécédente. D'après Wagner, cette lobulation est due à la régression d'anciennes gommes du foie, qui laissent à leur place des cicatrices parenchymateuses rétractiles. Schüppel se rallie à l'opinion de Wagner, et remarque seulement que les néoplasmes syphilitiques, quand ils se présentent sous forme de nodules volumineux, suivent de préférence le trajet des grosses branches de la veine porte et les environnent de toute part.

Au milieu et à côté de ces néoformations cicatricielles et fibreuses, on trouve disséminés presque toujours les produits spécifiques de la syphilis, les gommes. Celles-ci peuvent d'ailleurs se rencontrer aussi dans un parenchyme hépatique d'apparence normale. Ordinairement, les gommes du foie ne dépassent pas le volume d'un pois, mais elles peuvent atteindre parfois celui d'une noisette. Si l'on fait une coupe dans un foie ainsi dégénéré, les gommes apparaissent sur la surface de section, qui est parsemée, en outre, de masses conjonctives blanches et cicatricielles ; l'aspect de ces gommes est variable suivant leur période de développement. Les unes sont formées d'un tissu blanc, élastique, qui fait saillie sur la coupe, et ressemble, suivant la très-heureuse comparaison de L. Meyer, de Hambourg, au tissu glanduleux du pancréas ; leur couleur est jaunâtre, pareille à celle du tubercule, dont elles se distinguent, d'après Virchow, par leurs dimensions, par leur siège au milieu ou au voisinage de cicatrices fortement rétractiles, enfin par leur consistance sèche et homogène. Le tubercule du foie se ramollit toujours quand il atteint un certain volume. Le nombre des gommes qui se développent dans le foie est très-variable ; quelquefois on n'en trouve que deux ou trois, mais souvent aussi huit, dix et davantage. Elles siègent de préférence à la surface du viscère, et surtout dans les régions qui sont le plus facilement soumises à des tiraillements et à des irritations mécaniques, sur les côtés du ligament suspenseur, par exemple. Elles peuvent également se former dans l'épaisseur de l'organe, mais sont alors presque toujours reliées à la périphérie par des tractus fibreux minces, qui produisent souvent, à la surface, de profondes dépressions (Klebs).

Les ramifications de la veine porte et les canaux biliaires sont le plus souvent, mais non constamment, intacts. De même que dans la cirrhose, la gêne de la circulation porte peut déterminer de l'ascite. On n'a pas encore expliqué pour quelle cause l'ictère existe dans certains cas, et fait défaut dans d'autres. La substance hépatique qui reste entre les régions cicatricielles et les noyaux gommeux peut être absolument normale ou en état de dégénérescence graisseuse (Frerichs) ; d'autres fois, il se produit une hypertrophie due à l'accroissement des acini et des cellules hépatiques (Virchow); enfin les tumeurs gommeuses peuvent être englobées dans un foie amyloïde.

La syphilis peut aussi produire dans le foie une altération de structure désignée sous le nom de foie cireux (Wetzlar).

Le volume du foie est d'ordinaire un peu augmenté dans la forme péri-hépatique simple : mais l'organe subit une atrophie notable, dès que l'inflammation gagne le tissu interstitiel (*cirrhose syphilitique*). S'il existe des gommes, le foie est tout d'abord hypertrophié, mais, dans ce cas encore, l'atrophie ne tarde pas à résulter de la disparition du parenchyme normal. L'hypertrophie n'est constante et considérable que dans le foie gras syphilitique.

En même temps que l'hépatite syphilitique, on constate souvent une tuméfaction de la rate.

Les symptômes sont les mêmes que ceux de la cirrhose commune, phénomènes dyspeptiques, constipation, hématémèses, hémorrhoïdes, épistaxis, anémie, etc.

Les signes les plus importants pour le diagnostic du foie syphilitique sont incontestablement tirés des modifications anatomiques de l'organe. Mais, malgré l'existence d'altérations matérielles impossibles à méconnaître, l'examen physique, même dans les lésions très-étendues, ne met pas toujours à l'abri des erreurs de diagnostic. La péri-hépatite et la cirrhose syphilitiques ne se distinguent par aucun caractère d'autres affections du foie, qui se manifestent par l'hypertrophie ou l'atrophie de l'organe.

L'existence de cicatrices ou de noyaux gommeux peut seule donner pour le diagnostic une indication précieuse : encore faut-il alors éliminer toutes les affections qui produisent dans le foie des lésions analogues, comme le foie granuleux, le cancer, la lobulation hépatique produite par l'oblitération de quelque branche de la veine porte, les anciens kystes à échinocoques, etc.

Dans tous les cas, une recherche exacte des anamnestiques, jointe à une exploration minutieuse, sont d'une rigoureuse nécessité. Il ne faut pas, d'ailleurs, se contenter des dires du malade; mais, dès qu'on soupçonne une syphilis du foie, on doit soumettre à un examen rigoureux tous les organes sur lesquels la maladie se manifeste de préférence sous ses diverses formes et à ses différentes périodes. On trouve presque toujours alors des cicatrices dans le pharynx, des gonflements ganglionnaires, des tuméfactions osseuses, bref, tous les phénomènes qu'on désigne sous le nom d'accidents secondaires ou tertiaires. Au point de vue du diagnostic du foie graisseux, Wetzlar admet que, lorsqu'il existe des antécédents syphilitiques, et que l'exploration du foie fait découvrir les signes propres à cette lésion, sans qu'il existe d'ailleurs des phénomènes fonctionnels en rapport avec l'étendue des altérations, on est autorisé à admettre l'existence d'un foie graisseux, et cela avec plus de certitude encore s'il existe une tuméfaction de la rate.

A quel stade de l'infection syphilitique appartiennent les altérations du foie ? Il est difficile de le préciser exactement. Oppolzer, Dittrich et Gubler ont observé la syphilis du foie durant la période dite secondaire. Mais le plus grand nombre des cas appartient aux phases les plus avancées de la maladie.

Les lésions hépatiques que nous venons de décrire se rencontrent également dans la syphilis héréditaire.

Le pronostic n'est pas absolument fatal. On découvre parfois des lésions syphilitiques du foie à l'autopsie d'individus qui ont succombé à des affections toutes différentes, et chez qui les altérations hépatiques ne s'étaient révélées pendant la vie par aucun symptôme important. Les dangers sont moindres durant la phase hypertrophique que dans la période d'atrophie ; enfin, le pronostic s'assombrit tout à fait quand surviennent la cachexie, l'hydropisie, les diarrhées rebelles, les affections du rein (dégénérescence amyloïde), les inflammations secondaires de la plèvre et des poumons. Le foie graisseux est la forme qui, d'après Wetzlar, cède le plus aisément au traitement spécifique.

AFFECTIONS SYPHILITIQUES DE LA RATE

Weil, d'Heidelberg, a observé, dès les premières phases de la syphilis, une tuméfaction de la rate qui guérit par le traitement spécifique. Il existe un grand nombre d'observations d'altérations de la rate sur des cadavres de syphilitiques, tuméfaction de l'organe, épaississement et cicatrices de la capsule, etc. Mais ces lésions ne peuvent avec certitude être toutes rapportées à la syphilis. Les seules productions qu'on puisse sûrement attribuer à la diathèse sont les gommes : ces néoplasmes ont été observés dans la rate par Rokitansky, Virchow, Biermer, Wagner, Gold et d'autres auteurs.

AFFECTIONS SYPHILITIQUES DU PANCRÉAS ET DES GLANDES SALIVAIRES

Sauf les observations de Lancereaux et de Verneuil, nous ne possédons aucun exemple d'affections syphilitiques de ces glandes.

Lancereaux trouva, dans un cas, en même temps que des gommes

musculaires, deux de ces tumeurs dans le pancréas. Dans un autre
fait, à côté d'ulcérations de la paroi postérieure du pharynx en voie
de cicatrisation, de lésions spécifiques du poumon, du foie et d'une
gomme du péricarde, il trouva la glande sous-maxillaire gauche
fortement lobulée, indurée et colorée en jaune par le fait d'une
altération graisseuse.

AFFECTIONS SYPHILITIQUES DU LARYNX ET DE LA TRACHÉE

Par le professeur Schrötter.

Il nous est impossible d'indiquer par des chiffres exacts la fréquence
relative des localisations laryngées dans la syphilis.

Les seules données statistiques dont nous disposions indiquent la
proportion des syphilis laryngées dans le nombre total des malades
qui nous ont consulté pour des affections de la gorge.

Si nous examinons dans ce sens les matériaux de onze années
d'observation (1871-1881 inclus), nous trouvons que sur 21,044 malades, les syphilitiques forment 4,5 p. 100 du total.

Cette proportion est bien au-dessous du chiffre ordinairement admis.
Mais il faut tenir compte de ce fait, qu'un grand nombre de laryngites
syphilitiques restent ignorées, leurs symptômes étant tellement insignifiants, que le malade ne songe pas à consulter un médecin.

Pour obtenir la proportion exacte des déterminations laryngées
dans la syphilis, l'unique moyen serait de soumettre à l'examen
laryngoscopique tous les malades des services de syphilitiques.

Au point de vue de l'âge, on trouve que l'infection est infiniment
plus fréquente entre 20 et 30 ans chez l'homme, entre 17 et 30 chez
la femme. Les enfants figurent encore plus rarement dans notre
statistique que les sujets très-âgés : parmi ces derniers, nous trouvons
un homme de 74 ans et une femme de 72.

Quant aux influences professionnelles, malgré le grand nombre de
faits que nous possédons, nous n'avons jamais observé que cet élément ait une action quelconque sur les localisations laryngées de la
syphilis : il n'est aucunement démontré, par exemple, que les sujets
qui travaillent au grand air ou ceux qui font abus de la parole
manifestent une tendance spéciale aux affections syphilitiques du
larynx.

Catarrhe aigu et chronique.

Lewin a, dans ces derniers temps, établi, en l'appuyant sur de très-nombreuses observations, la proposition suivante : La syphilis ne produit pas un véritable catarrhe du larynx, mais un simple érythème.

Nous ne pouvons consentir à admettre cette façon de voir. Ce ne sont pas seulement, en effet, les différentes nuances de la rougeur hyperémique qu'on observe sur la muqueuse malade, mais encore une série de symptômes dont l'ensemble, lorsqu'on l'observe sur toute autre muqueuse, est désigné sous le nom de catarrhe.

A côté des changements constatés sur la muqueuse, il existe aussi, et Lewin l'admet lui-même, un gonflement plus ou moins marqué du tissu sous-muqueux et une modification des sécrétions, qui tantôt sont diminuées d'abondance, et tantôt notablement accrues.

On trouve également, surtout au niveau des cordes vocales, tantôt de la desquamation, tantôt un épaississement de l'épithélium ; or, il n'est personne qui refuse à un tel ensemble la dénomination de catarrhe.

La durée de l'affection dépasse très-souvent la durée moyenne d'un érythème.

D'autre part, ce catarrhe cède très-rapidement à un traitement anti-syphilitique, tandis qu'il résiste opiniâtrément à la médication commune opposée aux catarrhes vulgaires, à l'emploi des astringents, etc. Il ne s'agit donc pas là d'une affection accidentelle, *a frigore*, par exemple, survenant chez un syphilitique.

Très-souvent, le catarrhe du larynx succède à un catarrhe pharyngien. Les symptômes n'ont jamais beaucoup de gravité, à moins de complications, et présentent toujours le caractère d'une inflammation subaiguë ou chronique.

Il n'existe pas de signe distinctif absolu entre la laryngite spécifique et le catarrhe vulgaire, qu'il soit essentiel ou symptomatique. Nous avons cru pendant un temps que le catarrhe syphilitique produisait des érosions étendues, surtout sur les bords des cordes vocales, plus fréquemment que le catarrhe laryngé commun ; mais des observations plus complètes nous ont démontré que cette idée n'était pas fondée.

La nature des sécrétions n'est pas plus caractéristique, et l'on observe, dans le catarrhe essentiel aussi bien que dans le catarrhe syphilitique, ces mucosités visqueuses et tenaces qui agglutinent les cordes vocales et se dessèchent en croûtes sur leur bord libre.

La durée et la ténacité de l'affection ne suffisent pas davantage à affirmer sa nature spécifique.

En somme, le diagnostic ne peut s'appuyer que sur la coexistence d'autres manifestations syphilitiques, et la constatation de ganglions engorgés de la nuque dirigera souvent les investigations dans ce sens. Mais, alors encore, l'affirmation rigoureuse est impossible, car rien ne prouve que le malade ne souffrait pas déjà de son catarrhe laryngien avant de contracter la syphilis, ou que le catarrhe actuel ne relève pas d'une autre cause.

Si cette manifestation de la syphilis cède aussi admirablement que les expressions plus intenses de la diathèse au traitement général, il est également hors de doute que le traitement local produit de son côté d'excellents résultats. Nous n'entendons pas parler ici de la médication purement symptomatique, par exemple des inhalations narcotiques employées pour calmer la toux et les picotements du larynx, mais du traitement local vraiment spécifique, inhalations d'une solution d'iodure de potassium ou de sublimé très-étendu, badigeonnages à la glycérine iodée, etc.

Si nous ne parlons pas de l'œdème du larynx, c'est que nous ne croyons pas qu'il puisse être causé par le simple catarrhe : il est toujours le produit secondaire d'une affection des couches plus profondes, d'une infiltration dans le tissu sous-muqueux et plus souvent encore dans le périchondre.

Papules.

Une forme de syphilis laryngée assez rare, beaucoup plus rare en tout cas qu'on ne le suppose en général, est la *forme papuleuse*. L'éruption s'observe parfois sur le bord libre de l'épiglotte, sur les cartilages de Santorini, sur la face postérieure des aryténoïdes; mais le plus habituellement peut-être sur les replis ary-épiglottiques. Elle est constituée par des saillies du volume d'une lentille, quelquefois plus grosses, de forme ovalaire, se moulant en quelque sorte sur le bord de l'épiglotte et des replis ary-épiglottiques, d'une coloration rosée, mais jamais rouge sombre. Ce sont tantôt des éminences en pente douce, tantôt des saillies très-abruptes; parfois même leurs bords sont légèrement renversés. Leur surface est d'ordinaire finement granulée, aux points où elles sont dépourvues d'épithélium; ailleurs, au contraire, cette membrane est épaissie en couche blanchâtre. Si le revêtement épithélial a complètement disparu, on aperçoit, sur un fond jaunâtre et suppurant, quelques petits points rouges en relief. Des éruptions semblables peuvent également exister sur la paroi postérieure du larynx , mais cette région étant, comme on sait, d'examen fort difficile, il est impossible de se rendre un compte exact de ces lésions. L'épaississement ou la desquamation de l'épithélium sont si fréquemment la conséquence d'un simple catarrhe chronique, qu'il ne faut pas se hâter de conclure à la nature spécifique des lésions constatées dans ce point. Il n'existe pas d'observations nécropsiques à ce sujet.

Ces altérations s'observent très-rarement sur les cordes vocales supérieures et inférieures, et il est difficile de les distinguer avec certitude des autres lésions spécifiques pouvant aboutir à l'ulcération.

Au pourtour des papules, on observe habituellement les signes, précédemment décrits, d'un catarrhe plus ou moins intense.

Infiltrations. — Gommes.

On doit comprendre sous ce titre non seulement les tumeurs circonscrites, mais les infiltrations de nature syphilitique qui souvent envahissent, sous forme diffuse, toute la surface du larynx. Elles sont beaucoup plus fréquentes que les formes précoces, et, comme elles entraînent souvent de profondes altérations, leur pronostic est infiniment plus grave.

Sur l'épiglotte, les lésions affectent tantôt la forme de nodules isolés ou agglomérés de volume variable; tantôt c'est un épaississement uniforme du cartilage, intéressant également sa face linguale, sa face laryngienne et ses bords. Dans les formes plus intenses, l'épiglotte se transforme en un bourrelet épais; enfin, dans les degrés extrêmes, l'épaississement peut devenir tel, que les deux bords latéraux arrivent à se toucher, et qu'il devient impossible d'apercevoir la cavité du larynx.

Les infiltrations des replis ary-épiglottiques se comportent de la même manière et les transforment en bourrelets plus ou moins épais. Si l'infiltrat occupe le voisinage des cartilages aryténoïdes, l'intervalle qui les sépare peut complètement disparaître. S'il envahit une des articulations crico-aryténoïdiennes, la mobilité en est plus ou moins compromise.

La consistance de ces néoplasies est très-ferme, et c'est à peine si la sonde y laisse une empreinte.

Sur les cordes vocales inférieures, elles se présentent sous différentes formes. Tantôt une corde vocale, quelquefois les deux, sont tuméfiées en totalité, et parfois à un tel degré, que la glotte est rétrécie jusqu'à rendre la suffocation imminente. Tantôt il se forme, sur un point limité de leur surface, une tumeur plus circonscrite, dont la coloration varie du rose pâle au rouge foncé, et qui s'allonge ordinairement suivant le grand axe des cordes.

Une variété importante est représentée par les tumeurs qui ont leur point de départ à la face inférieure des cordes vocales. On sait qu'à l'état normal, cette face représente une concavité regardant en bas et dedans. Or, l'infiltration en question remplace parfois cette concavité par une saillie convexe, qui proémine dans la cavité du larynx, et peut atteindre un tel volume, que les bourrelets ainsi formés se touchent sur la ligne médiane, surtout à la partie antérieure, et qu'il ne reste qu'un faible espace en arrière permettant le passage de l'air. C'est là une forme très-fréquente de sténose laryngée. Il se forme parfois, entre le bord libre de la corde vocale et le bourrelet d'infiltration, une ligne de démarcation tranchée. Ce sillon longitudinal est produit par les faisceaux élastiques qui brident d'avant en arrière le tissu conjonctif infiltré ; la corde vocale paraît fendue dans sa longueur ; mais cette apparence s'observe également à l'état normal, par suite de la superposition en étages que présentent les faisceaux élastiques vers leurs attaches aux apophyses vocales ; elle peut être produite d'ailleurs par des ulcérations linéaires des cordes ; l'interprétation de ce signe mérite donc d'être pesée avec soin.

Si l'infiltration envahit les cordes vocales supérieures, il en résulte tantôt une oblitération plus ou moins complète du sinus de Morgagni et un gonflement qui cache les cordes vocales inférieures, tantôt une exagération de la voussure que les cordes vocales supérieures forment par en haut. Ces dernières présentent le plus souvent une rougeur intense, tandis que, sur les cordes inférieures, la rougeur n'apparaît que lorsque la suppuration va se produire.

Les gommes s'observent sur la face linguale ou laryngée de l'épiglotte, le plus souvent au niveau de son pédicule ; dans les plis aryépiglottiques ; au sommet et à la face postérieure des cartilages aryténoïdes ; sur les cordes vocales supérieures, vers leur partie moyenne ; à la face inférieure des cordes vocales inférieures ; enfin dans la trachée. Tant qu'ils ne sont pas ulcérés, les nodules gommeux présentent une surface absolument unie ; au début, leur coloration est presque toujours d'un rouge assez sombre qui prend plus tard une teinte jaunâtre.

Dans toutes ces formes, la résorption peut se faire, et si complètement, qu'il est impossible de reconnaître le siège de la lésion disparue. D'autres fois, il se produit un ramollissement plus ou moins étendu, souvent extrêmement rapide, qui est l'origine des ulcérations syphilitiques. Une terminaison plus rare est la formation d'épaississements persistants dus à une abondante prolifération conjonctive. Enfin l'inflammation syphilitique peut entraîner la dégénérescence graisseuse ou lardacée des muscles du larynx.

Il est clair que, dans toutes ces circonstances, un ensemble d'éléments divers peut concourir à déterminer des altérations de la voix variant depuis l'enrouement léger jusqu'à l'aphonie complète.

Ulcérations.

Elles se produisent parfois avec une étonnante rapidité. Là où on ne constatait hier qu'une tuméfaction d'un rouge vif, on découvre aujourd'hui un ulcère à bords enflammés, à limites bien tranchées, avec un enduit jaune uniforme ou un fond rouge et transparent; les bords sont tantôt réguliers, tantôt très-déchiquetés

Ces ulcères peuvent acquérir des dimensions considérables. Les ulcérations parties du bord libre de l'épiglotte ne s'étendent pas seulement à la muqueuse de ses deux faces, mais entament aussi le cartilage; tantôt ce dernier apparaît à nu dans toute l'étendue de l'ulcération, qui est presque toujours unilatérale et asymétrique; tantôt il ne se montre qu'aux deux extrémités de l'ulcère, sous forme de dentelures saillantes. Si l'ulcération s'étend vers les replis ary-épiglottiques, si elle a débuté à ce niveau ou sur les cartilages aryténoïdes, on est souvent frappé de la rigidité que présentent les tissus ulcérés.

Ces ulcères, ainsi que ceux des cordes vocales supérieures, ont souvent des bords saillants en forme de bourrelets. Cette forme se rencontre fréquemment sur la paroi postérieure du larynx, et cette circonstance donne lieu à de fréquentes erreurs d'interprétation. Ainsi que nous l'avons observé plus haut, il est difficile d'obtenir au laryngoscope une vue complète de cette région. S'il s'y trouve des ulcérations, ce n'est pas leur surface qu'on aperçoit, mais seulement leur bord supérieur ; quand ce dernier est un peu décollé ou déchiqueté, on distingue à sa surface des dentelures qui, vues d'en haut, et si l'on n'est pas averti de cette illusion, peuvent être facilement prises pour des excroissances, des végétations, des condylômes, des polypes, etc. On évitera cette erreur si l'on sait d'abord que les tumeurs sont extrêmement rares dans cette région, si l'on tient compte aussi de l'aspect plus finement dentelé de la saillie, qui révèle sa nature ulcéreuse, enfin si l'on découvre un prolongement latéral de l'ulcération postérieure sur les côtés des cordes vocales, au niveau desquelles la véritable nature de la lésion se reconnaît sans peine.

Sur les cordes vocales supérieures et inférieures, surtout sur ces dernières, l'ulcération progresse dans le sens de leur longueur, détruisant leur bord libre et parfois une grande partie de leur épaisseur. Elle creuse souvent à une telle profondeur, que l'apophyse vocale est mise à nu.

L'ulcération peut dépasser par en bas les limites du larynx et s'étendre à la trachée, quelquefois aux bronches elles-mêmes. Il n'est pas rare d'observer de larges ulcérations au niveau de [la bifurcation. Elles deviennent parfois assez profondes pour perforer les organes voisins. La surface de ces ulcérations est ordinairement recouverte d'un enduit puriforme très-adhérent.

Il est peu de problèmes qui se posent plus fréquemment que celui du diagnostic différentiel entre les ulcères syphilitiques et les lésions analogues résultant de la scrofule, de la tuberculose, du typhus, du lupus ou du carcinôme. La réponse est facile à faire : la nature de ces ulcérations ne peut être affirmée que si l'on parvient à établir cliniquement l'existence de la syphilis ou à éliminer toute autre affection générale. Quand cette démonstration n'est pas possible, le diagnostic reste toujours indécis. Si nous examinons isolément chaque symptôme, l'affirmation précédente paraîtra de toute évidence.

Le siège des ulcérations ne fournit aucun élément de diagnostic. Toutes les variétés d'ulcères s'observent de préférence dans les parties du larynx où les glandes sont abondantes. Qu'ils soient syphilitiques ou tuberculeux, ils se rencontrent le plus souvent sur la paroi postérieure, au niveau du pédicule de l'épiglotte, sur le bord libre des cordes vocales supérieures; mais il n'est aucune région du larynx qui soit absolument réfractaire. Les observations très-nombreuses que nous possédons, ne nous permettent pas davantage d'assigner un siège d'élection quelconque aux ulcérations syphilitiques.

Il est vrai que la netteté des contours, les dentelures plus ou moins arrondies des bords, indiquent un ulcère syphilitique plutôt que tuberculeux ; mais ces caractères se rencontrent aussi, et souvent très-marqués, dans le carcinôme ulcéré.

Les ulcères tuberculeux sont très-souvent recouverts d'un enduit purulent et visqueux, qui voile leurs contours et dissimule leur surface. Si les sécrétions sont rejetées par la toux ou essuyées avec un pinceau, on découvre une surface ulcérée assez nette, pâle et faiblement bourgeonnante. Dans les ulcérations syphilitiques, la sécrétion est rarement aussi abondante, mais elle adhère d'une façon si intime à la surface finement granulée de l'ulcère, qu'il est impossible de l'en détacher.

Un signe important est fourni par l'aspect du pourtour de l'ulcération. Dans les ulcères syphilitiques, il est d'un rouge vif ; dans la tuberculose, non seulement la muqueuse voisine, mais toute la surface du larynx présente une pâleur quelquefois extrêmement marquée. Pourtant, c'est encore là un signe bien souvent infidèle ; certains ulcères tuberculeux peuvent s'entourer d'une rougeur intense, et inversement, la syphilis ancienne donne parfois à toute la muqueuse une teinte fortement anémique.

Le seul signe qui nous paraisse absolument spécial aux ulcérations tuberculeuses, ce sont ces petits points jaunâtres, gros comme une tête d'épingle ou comme un grain de millet, plus ou moins disséminés, arrivant parfois à se fusionner entre eux, et qui correspondent aux glandules infiltrées. Dans quelques cas, leur ramollissement détermine des ulcérations qui s'étendent à mesure que chacun de ces foyers subit la fonte ulcéreuse. Nous avons depuis longtemps attiré l'attention sur l'importance de ce signe, dont nous avons, dans la suite, constaté invariablement l'exactitude. Ce pointillé jaune ne doit pas être confondu avec les nodules jaunâtres qu'on observe fréquemment au voisinage du carcinôme : ces derniers sont toujours plus volumineux et plus saillants.

On attache en général une grande importance à l'examen des muqueuses voisines, des fosses nasales, du pharynx et de la bouche. Il est incontestable qu'en présence d'une ulcération s'étendant du voile du palais, de la base de la langue et de la muqueuse pharyngienne vers le larynx, on a toute raison de songer à la syphilis et non à la tuberculose. La certitude est plus complète encore, s'il existe en même temps des cicatrices dans l'une de ces régions. Mais, outre qu'un sujet tuberculeux peut présenter des ulcérations syphilitiques, outre que la tuberculose engendre aussi parfois des ulcérations très-étendues se propageant à la racine de la langue, aux piliers et aux gencives, une autre difficulté peut surgir dans ces circonstances, celle du diagnostic entre la syphilis et le cancer.

Nous avons observé plus d'un cas où l'examen le plus minutieux de tous les organes ne nous a pas permis d'établir un diagnostic différentiel entre la syphilis et le carcinôme. Lorsqu'un point de l'ulcère venait à se cicatriser durant l'application d'un traitement indifférent ou antisyphilitique, nous nous pensions autorisés à admettre la syphilis. Mais si, après ce temps d'arrêt, l'ulcération venait à regagner les points cicatrisés, tous nos doutes renaissaient, sans être davantage éclaircis jusqu'à la terminaison funeste.

La tuméfaction ganglionnaire de la région sous-maxillaire et du cou ne fournit aucun élément pour le diagnostic différentiel. Si l'adénite est moins marquée, elle existe pourtant dans la tuberculose, tout aussi bien que dans la syphilis et dans le carcinôme.

Les ulcérations typhiques seront toujours facilement reconnues, grâce à l'ensemble symptomatique de l'affection. Enfin les ulcérations laryngées du lupus sont constamment précédées de lésions semblables dans d'autres régions.

Les considérations qui précèdent justifient amplement notre affirmation de tout à l'heure, à savoir que, dans les cas douteux, il n'est pas d'autre ressource, pour reconnaître la nature d'un ulcère laryngé, que l'examen détaillé de chaque organe et l'analyse minutieuse de toutes les circonstances accessoires.

Les symptômes des ulcérations varient suivant leur siège. Limitées au larynx, elles ne causent aucune dysphagie et nous nous refusons positivement à admettre sur ce point les idées généralement admises au sujet des ulcérations de l'épiglotte. Ici comme dans la tuberculose, la dysphagie n'est constante que dans le cas où les ulcères s'étendent des parties latérales du larynx à la paroi pharyngienne, mais surtout quand des ulcères primitivement limités à la face postérieure du larynx, franchissent l'échancrure inter-aryténoïdienne pour gagner le pharynx. Dans les deux cas, les douleurs, qui souvent alors s'irradient vers l'oreille, atteignent quelquefois une telle intensité, que les malades refusent toute nourriture. Pourtant la dysphagie est ordinairement plus prononcée dans la tuberculose que dans la syphilis. L'enrouement résulte d'altérations des cordes vocales, de troubles moteurs, ou de l'obstacle que la douleur apporte à la tension normale des organes phonateurs.

Les hémorrhagies causées par les ulcérations syphilitiques du larynx sont toujours fort insignifiantes. Elles se bornent à la présence de quelques points sanguinolents, de quelques stries rougeâtres dans l'expectoration muco-purulente. Si nous avons observé parfois des hémorrhagies considérables et quelquefois mortelles, à la suite d'ulcères du pharynx, nous n'en avons jamais noté d'importantes dans les cas d'ulcères laryngés.

L'époque de l'apparition des accidents secondaires dans le larynx est la même que pour les autres organes. Les premières manifestations laryngées sont parfois si tardives, qu'il devient très-difficile de les relier à l'ancienne affection. Nous devons rappeler ici la question tant agitée de la syphilis héréditaire tardive.

Nous ne saurions nier que, dans le traitement, les moyens généraux ne tiennent la première place, qu'il s'agisse de frictions mercurielles ou de l'usage interne de l'iodure de potassium, des pilules au sublimé, de la décoction de Zittmann, etc.; mais la médication locale ne doit pourtant être en aucun cas négligée. Quand on est en face d'un ulcère étendu de la peau, se contente-t-on de prescrire la décoction de Zittmann? Ne s'efforce-t-on pas, avec des topiques liquides, des emplâtres ou des pommades, de favoriser la cicatrisation. Pourquoi alors, lorsqu'il s'agit d'une corde vocale ulcérée, attendrait-on patiemment l'effet du traitement interne et laisserait-on se produire une perte de substance irréparable ou une érosion du cartilage, avant d'employer les moyens locaux.

Le traitement local variera suivant les circonstances; mais il devra toujours être aussi direct que possible. Nous entendons par là qu'il sera préférable de porter avec un pinceau des solutions variées (nitrate d'argent, glycérine iodée, teinture d'iode), à la surface de l'ulcère, plutôt que d'employer les inhalations. En tout cas, il vaudrait mieux appliquer sous cette dernière forme l'iodure de potassium ou de sodium ; car les inhalations de sublimé présentent de réels inconvénients. On utilisera avec avantage les insufflations d'iodoforme finement pulvérisé sur les surfaces ulcéreuses.

Le traitement local, dans les ulcérations de la trachée, n'est pas moins avantageux ; souvent même il est tout à fait indispensable, surtout quand les sécrétions s'accumulent en grande abondance ou qu'il se forme des coagulations adhérentes.

Périchondrite.

C'est une des manifestations les plus fréquentes de la syphilis. Inversement, la syphilis est une des causes les plus ordinaires de la périchondrite laryngée. Elle se produit dans tous les cartilages du larynx, et débute tantôt par le périchondre même, tantôt par la muqueuse, dont les ulcérations s'étendent jusqu'aux cartilages. Elle détermine les mêmes altérations que toute autre forme de périchondrite, abcès, ulcères étendus, ossification, carie et destruction considérable des cartilages, dénudation de leur surface par le pus, élimination de séquestres, production de cicatrices avec déformation consécutive de la cavité laryngienne, etc.

Cicatrices.

La syphilis est la cause la plus fréquente des formations cicatricielles dans le larynx. D'après ce que nous avons dit des ulcérations, il est clair que les cicatrices peuvent se produire dans toutes les régions : tantôt elles sont imperceptibles et il faut un examen attentif pour les découvrir ; tantôt elles sont plus étendues et leur nature est nettement caractérisée par la présence de cicatrices analogues sur le palais osseux, sur le voile, dont une partie peut avoir disparu, à la base de la langue, sur les parois latérales et postérieure du pharynx.

L'épiglotte peut être complètement déformée ou réduite à un simple moignon. Mais on sait que sa disparition, même complète, n'entrave pas la déglutition. Les cicatrices de la paroi postérieure du larynx et des cordes vocales entraînent fréquemment une déviation plus ou moins prononcée de la glotte. Une disposition très-remarquable est la forme en treillage qu'on rencontre sur les plis ary-épiglottiques, et surtout au niveau des cordes vocales supérieures, ou encore l'existence, à ce niveau, de tractus tendus en forme de ponts. Signalons d'une façon particulière les cicatrices situées au niveau ou au-dessous des cordes vocales : elles déterminent tantôt la soudure des deux cordes, tantôt un rétrécissement membraneux de la glotte, le plus souvent au niveau de l'angle antérieur; parfois enfin, elles amènent un rétrécissement annulaire de la cavité du larynx.

La rétraction cicatricielle produit souvent un étranglement des vaisseaux et des troubles circulatoires entraînant, dans certains points, du gonflement et de l'œdème, parfois même de nouvelles ulcérations.

Au niveau de la paroi postérieure du larynx, l'existence d'une cicatrice au voisinage de l'articulation crico-aryténoïdienne peut entraver ses mouvements.

L'aspect des cicatrices est quelquefois caractéristique; mais une recherche soigneuse des anamnestiques n'en est pas moins indispensable, car d'autres causes, notamment les brûlures avec les solutions de potasse caustique, amènent des cicatrices de forme identique.

On observe également dans la trachée une forme de cicatrice tout à fait analogue à celle que nous venons de décrire. Les brides cicatricielles qui traversent sa cavité en forme de treillage présentent une grande importance : une petite quantité de sécrétion suffit en effet pour oblitérer quelques orifices de ce treillage et diminuer à tel point le calibre du conduit, qu'il en peut résulter des accès de suffocation foudroyants.

Les rétrécissements cicatriciels du larynx peuvent être soumis à des interventions opératoires variées. Ils nécessitent souvent la laryngotomie. En cas d'occlusion membraneuse de la glotte ou d'adhérence des cordes vocales, la section au bistouri peut réaliser l'indication, surtout si, après l'opération sanglante, ou même d'emblée, quand le tissu cicatriciel est peu résistant, on assure la dilatation persistante en introduisant méthodiquement par la bouche, à travers le rétrécissement, des cathéters en caoutchouc durci de calibre croissant, suivant la méthode de Schrœtter.

Les rétrécissements de la trachée seront traités de la même manière.

Néoplasmes.

Comme nous avons déjà décrit les gommes, il ne nous reste à signaler ici que ces excroissances tantôt isolées, tantôt réunies en groupes considérables, tout à fait analogues aux végétations, et qui, simultanément avec des gommes du voile du palais, s'observent sur les cartilages aryténoïdes, les plis ary-épiglottiques, plus rarement sur la paroi postérieure du larynx et sur les cordes vocales. Elles constituent parfois des saillies en crêtes de coq tellement proéminentes, que la sonde peut s'enfoncer entre elles à une profondeur de plusieurs millimètres. Elles disparaissent très-rapidement par les badigeonnages à la teinture d'iode.

Nous possédons des observations qui semblent indiquer la présence possible de ces productions dans la trachée.

Nous devons, en terminant, signaler certaines lésions qui sont bien de nature syphilitique, mais qui ne sont pas localisées dans le larynx et ne s'y manifestent qu'à distance. Les tuméfactions syphilitiques des ganglions qui, d'une façon passagère ou définitive, entravent les fonctions du nerf laryngé supérieur, et plus souvent encore du laryngé inférieur, peuvent, à la suite de la paralysie des muscles du larynx ainsi produite, déterminer de l'enrouement et même de la suffocation. Le diagnostic de la cause peut, dans certains cas de ce genre, représenter un problème des plus difficiles, parfois même tout à fait insoluble.

AFFECTIONS SYPHILITIQUES DES BRONCHES
ET DES POUMONS

Virchow admet qu'il peut se faire, dans les bronches, des ulcérations syphilitiques suivies de rétrécissements cicatriciels, comme dans le larynx et la trachée.

La *bronchite syphilitique* aboutit parfois à une pneumonie chronique, qui se termine par des indurations pulmonaires. Ces sortes de *pneumonies interstitielles* d'origine syphilitique peuvent également survenir primitivement et déterminer la formation de noyaux indurés, de bandes fibreuses considérables traversant le tissu pulmonaire, et de dépressions cicatricielles à la surface de l'organe. Les *gommes du poumon* peuvent être incontestablement produites par la syphilis héréditaire ; on les a souvent aussi décrites dans la syphilis acquise ; cependant leur démonstration anatomique et clinique est loin d'être toujours facile. On doit d'abord éliminer avec certitude l'existence de la tuberculose et tenir compte du siège de la lésion. Les gommes peuvent occuper tous les points du parenchyme pulmonaire, tandis que les sommets représentent le siège d'élection de la tuberculose. On prendra de plus en considération les phénomènes antécédents et concomitants, la marche de l'affection et l'influence du traitement spécifique. Il peut aussi se produire sur la plèvre des lésions syphilitiques aboutissant à la formation de cicatrices et s'étendant jusqu'au tissu pulmonaire.

AFFECTIONS DES REINS, DES CAPSULES SURRÉNALES ET DE LA VESSIE

Outre les affections des reins trouvées chez des syphiliques, et que nul caractère anatomique ne distingue d'une maladie de Bright vulgaire, on décrit dans ces organes des *gommes* et des *inflammations chroniques interstitielles en foyers*, produites par la syphilis. On a signalé aussi quelques cas d'affections des capsules surrénales.

On trouve, dans quelques cas fort rares, *des ulcérations syphilitiques de la vessie*, aboutissant à des formations cicatricielles et associées le plus souvent à des lésions semblables de l'urèthre (Proksch).

SYPHILIS DU TESTICULE ET DU CORDON SPERMATIQUE

On désigne sous le nom de *testicule syphilitique (orchite, albuginite* ou *sarcocèle* syphilitique), une inflammation partant de l'albuginée et déterminant un épaississement considérable de cette membrane et des cloisons celluleuses qui se prolongent, de sa face interne, dans le parenchyme de la glande, pour diviser l'organe en lobules.

On observe aussi parfois, sous l'enveloppe épaissie du testicule, de petits nodules circonscrits, gros comme des grains de chènevis, pourvus d'un noyau compact et jaunâtre, dont Virchow et d'autres auteurs ont démontré la nature gommeuse.

On peut donc admettre une *orchite syphilitique simple* et une *forme gommeuse*. Il est du reste difficile de distinguer pendant la vie ces deux variétés.

Le début est ordinairement tout à fait indolent : aussi échappe-t-il presque toujours à l'attention du malade. C'est exceptionnellement qu'il s'annonce par des douleurs irradiées le long du cordon, vers la région inguinale, et qui ne sont pas exagérées par la pression du canal spermatique, circonstance que Dupuytren donnait comme caractéristique de l'affection. Si l'on explore avec soin le testicule, au début de la maladie, on sent à sa surface, en un ou plusieurs points, des plaques isolées, résistantes et noduleuses, de la grosseur d'une noisette.

L'accroissement périphérique des indurations initiales et la fusion progressive de ces foyers isolés amènent un gonflement uniforme de l'organe, qui acquiert une dureté cartilagineuse et un volume double ou triple du volume normal. Le testicule perd sa forme ovale et prend celle d'une poire à base tournée en bas, à sommet dirigé du côté de l'aine. La glande ainsi tuméfiée est beaucoup moins sensible aux pressions que l'organe normal. L'épididyme et le canal déférent sont le plus souvent indemnes. Il est exceptionnel de trouver l'épididyme englobé dans la tumeur. Dans quelques cas, le canal déférent est épaissi jusqu'au double ou au quadruple de son diamètre normal.

Il se produit parfois un épanchement séreux dans la vaginale. Cette hydrocèle, que l'on désigne sous le nom d'*orchite séreuse* ou de *vaginalite*, et que Virchow considère comme une péri-orchite syphilitique, ne nous semble pas produite directement par la syphilis, mais résulte d'une transsudation par simple stase veineuse.

La marche du testicule syphilitique est chronique et lente comme son début; sa durée est indéterminée ; il persiste parfois deux ou trois ans. Mais, dans cet intervalle, il n'est pas rare de voir l'organe subir spontanément des diminutions et des accroissements de volume alternatifs. Tant que la tumeur ne dépasse pas une certaine grosseur, la peau du scrotum n'éprouve aucune modification. Mais si la tuméfaction devient considérable ou s'il existe un épanchement vaginal abondant, les rides de la moitié correspondante du scrotum s'effacent, et la peau de la région devient luisante et érythémateuse.

L'affection se termine le plus souvent par résorption, mais parfois le travail régressif dépasse les limites nécessaires, le testicule diminue par atrophie jusqu'à ne présenter plus, dans certains cas, que le volume d'un haricot ou d'un pois. D'autre part, il est des cas où la glande se transforme en une masse dure, d'une consistance cartilagineuse ou osseuse. La suppuration est rare dans le testicule syphilitique.

La lésion que nous venons de décrire altère profondément les fonctions de la glande, qui peuvent être parfois totalement supprimées. Si les deux testicules sont ainsi fonctionnellement anéantis, on observe d'abord une diminution des érections et de la puissance génésique ; puis, quand l'atrophie est complète, une impuissance absolue. Suivant Ricord, le sperme sécrété par un testicule ainsi transformé est diminué de quantité, en même temps qu'il subit de profondes altérations qualitatives ; il devient plus fluide, ne contient plus de spermatozoïdes, et se transforme enfin en un liquide transparent. Lewin a constaté que chez des individus, vigoureux d'ailleurs, mais présentant des signes d'ancienne syphilis, les spermatozoïdes faisaient souvent défaut (50 p. 100). Ces données correspondent exactement aux observations de H. Zeissl. Il a connu plusieurs anciens syphilitiques, qui, malgré leur apparence robuste et la constitution parfaite de leurs femmes, étaient pourtant restés sans enfants.

Il est très-probable que les manifestations de la diathèse sur le testicule sont sollicitées non seulement par les actions irritantes portant directement sur l'organe (chutes, coups sur le testicule, excès vénérien) mais encore par l'existence d'autres affections de l'épididyme et du testicule (épididymite blennorrhagique, tuberculose de l'épididyme, cancer du testicule). Nous devons pourtant reconnaître que, chez un grand nombre de nos syphilitiques, la coexistence d'une blennorrhagie n'a provoqué aucune manifestation spécifique sur le testicule.

Nous n'avons jamais observé le testicule syphilitique que dans la syphilis acquise. L'affection est le plus souvent unilatérale, sans prédilection pour l'un des deux côtés. Dans quelques cas rares, la lésion, après s'être localisée longtemps sur l'un des testicules, finit par atteindre l'autre. L'orchite syphilitique coexiste habituellement avec l'ecthyma, les tubercules cutanés ou muqueux.

Les affections du testicule que l'on peut confondre avec le testicule syphilitique sont la tuberculose, le cancer et l'épididymite blennorrhagique.

On sait que la tuberculose commence toujours par l'épididyme, y reste parfois limitée, ou, de là, se propage au testicule lui-même. La syphilis, au contraire, atteint d'abord la glande, en respectant l'épididyme. La tumeur tuberculeuse est bosselée; le testicule syphilitique est lisse et régulier. Le testicule tuberculeux se termine presque toujours par suppuration, tandis que l'orchite syphilitique suit son évolution sans s'enflammer, et ne suppure que très-rarement. Au commencement, le testicule tuberculeux est bien indolent comme le syphilitique; mais, plus tard, quand la suppuration survient, elle produit de vives douleurs, tandis que le testicule syphilitique, à son plus complet développement, ne cause pas la moindre souffrance, même à la pression.

Il est beaucoup moins facile de distinguer un testicule syphilitique récent d'un cancer au début. Les deux affections se développent dans la glande même, toutes deux sont indolentes au début et s'annoncent par l'apparition d'un ou de plusieurs nodules indurés et circonscrits. Mais les noyaux cancéreux ont un accroissement plus rapide et donnent à la surface du testicule un aspect bosselé, tandis que la fusion des nodules syphilitiques constitue bien vite une tumeur regulière.

En vieillissant, les noyaux cancéreux deviennent plus élastiques, moins durs au toucher. Peu à peu, surviennent des douleurs vives et lancinantes, les noyaux se ramollissent, deviennent fluctuants, s'ouvrent et s'ulcèrent. Le testicule syphilitique conserve au contraire sa consistance indurée et sa forme régulière, ou subit une atrophie considérable; mais la suppuration est absolument exceptionnelle. Le canal déférent est ordinairement épargné par la syphilis ; si, par exception, la maladie l'atteint, elle le transforme en un cordon régulier, épais et cartilagineux. Dans le cancer et la tuberculose, au contraire, il est le siège, ordinairement, de renflements bosselés et noueux. Le carcinôme du testicule se propage souvent à l'épididyme, et l'infection atteint de bonne heure les ganglions rétro-péritonéaux, qui reçoivent les lymphatiques du testicule et siègent sur les côtés de la colonne vertébrale, au niveau du rein (Albert); quant aux ganglions inguinaux, ils ne se prennent que lorsque le cancer a gagné la peau du scrotum, et forment alors des tumeurs bosselées, grosses comme des noix ou des œufs. Ricord attire encore l'attention sur un signe différentiel d'une haute importance : le cancer, de même qu'il ne frappe jamais en même temps les deux seins ou les deux yeux, n'atteint jamais simultanément les deux testicules. Le testicule syphilitique au contraire peut quelquefois être bilatéral.

Le diagnostic différentiel de l'épididymite blennorrhagique et du testicule syphilitique n'offre aucune difficulté. Le début de l'inflammation par le canal déférent et par l'épididyme, les douleurs, la fièvre, la tuméfaction produite en quelques jours par la vaginalite aiguë, l'existence d'un écoulement, etc., seront des indices plus que suffisants pour faire éviter toute erreur.

L'hydrocèle et l'hématocèle sont encore plus faciles à reconnaître.

Le testicule syphilitique est, d'après les observations de H. Zeissl, une affection beaucoup plus rare que l'iritis ; on le rencontre à peine une fois sur cent syphilitiques. Il se rattache en général aux phases avancées de la maladie.

Plus l'affection est récente et le traitement hâtif, plus on a chance d'obtenir une résorption complète. Comme toutes les autres manifestations de la diathèse, celle-ci est sujette à récidive. La pire de ses conséquences est l'impuissance.

Virchow, qui distingue une *péri-orchite* et une *orchite* syphilitiques, attribue à la vaginale, en pareil cas, le même rôle qu'à l'enveloppe péritonéale du foie dans les affections syphilitiques de cet organe. Il a observé non seulement des épaississements cartilagineux et crétacés de l'albuginée et de la vaginale, mais encore des synéchies partielles ou totales de ces deux membranes. Lewin a trouvé dans le testicule

syphilitique les altérations décrites par Virchow, épaississement conjonctif de l'albuginée, des cloisons intra-glandulaires et même de la
membrane propre des tubes séminifères, congestion intense des veines
qui enlacent ces tubes, adhérences conjonctives des canalicules, pigmentations brun foncé, et enfin destruction graisseuse de leur épithélium. Les conduits séminifères sont ainsi détruits en plus ou moins
grand nombre, et l'on observe, dans les testicules ainsi altérés, des
régions devenues complètement fibreuses et où les canalicules font
entièrement défaut.

D'après Rokitansky, l'inflammation se montre successivement pré-
dominante dans différents lobules. Elle produit un épaississement de
l'albuginée et des cloisons, qui étouffe le parenchyme. Le testicule est
transformé finalement en une masse volumineuse, couverte de callosités saillantes, mais ramollie en certains points, où s'est formé un
détritus caséeux; on y rencontre même parfois des cavités contenant
un pus épais. Le canal déférent est souvent oblitéré. On observe très-
rarement des gommes du cordon sans lésions du testicule.

AFFECTIONS DES OVAIRES, DES TROMPES ET DE L'UTÉRUS

Virchow ne met pas en doute l'existence d'une *ovarite syphilitique*,
mais il ne lui est pas possible d'établir si elle produit autre chose
que de l'induration fibreuse avec ses conséquences. Klebs a observé,
chez des femmes syphilitiques, une forme d'ovarite chronique aboutissant très-vite à l'atrophie de l'organe et à la formation d'adhérences
étendues. Richet et Lécorché ont signalé des gommes de l'ovaire. Si
les deux glandes sont atteintes en même temps, il en résulte inévita-
blement une stérilité absolue. L'affection connue sous le nom de
coliques des prostituées (*colica scortorum*), serait parfois, suivant
Klebs, la conséquence de lésions syphilitiques des ovaires.

Quant aux lésions des trompes, nous possédons un cas, appartenant
à Bouchard et Lépine, dans lequel, à côté d'une hépatite et d'une
encéphalite gommeuses, les trompes étaient transformées en cordons
de l'épaisseur du doigt et contenaient de chaque côté trois gommes
ramollies et rougeâtres, de la grosseur d'une noisette.

Nous ne connaissons aucun exemple d'affections syphilitiques du
corps de l'utérus.

AFFECTIONS SYPHILITIQUES DE LA MUQUEUSE GÉNITALE
DES DEUX SEXES

Il se produit parfois, sur le feuillet interne du prépuce, une rougeur diffuse accompagnée d'un catarrhe intense dont la sécrétion macère l'épithélium du feuillet muqueux enflammé.

Ce *catarrhe syphilitique du prépuce* se distingue de la balano-posthite vulgaire par sa moindre intensité : il ne produit habituellement ni gonflement phlegmoneux du prépuce et du fourreau, ni lymphite aiguë du dos de la verge ; la sécrétion est aussi beaucoup moins abondante. Le diagnostic ne peut cependant être affirmé que par l'existence d'autres accidents syphilitiques, notamment d'une roséole du gland ou de la peau.

L'*érythème syphilitique* de la vulve est encore plus fréquent que le catarrhe du prépuce. Quoique la rougeur ne soit pas extrêmement intense et que la sécrétion soit modérée, les grandes et les petites lèvres sont souvent gonflées et œdémateuses, et la rougeur catarrhale s'étend jusqu'au vagin. Il peut se produire sur les régions érythémateuses de la vulve et du vagin, aussi bien que sur le gland et le feuillet interne du prépuce, des érosions qu'un œil inexpérimenté pourrait prendre pour l'accident initial, quand elles ne sont que la conséquence de la syphilis.

Bien plus fréquemment que l'érythème, se rencontrent les *papules muqueuses*, seules ou associées à ce dernier, sur la muqueuse génitale des deux sexes. Quand elles sont couvertes d'un détritus abondant, ces papules peuvent être confondues avec un chancre ou un accident primitif récent. Pour distinguer le chancre simple, la meilleure pierre de touche sera l'inoculation, qui détermine l'apparition plus ou moins rapide d'une pustule. On tiendra compte enfin de l'absence ou de l'apparition d'accidents consécutifs.

Chez l'homme, les papules muqueuses siègent le plus souvent dans le sillon, à l'orifice du prépuce et de l'urèthre ; chez la femme, à l'entrée du vagin. Dans les portions plus profondes de ce conduit et sur le col, ces lésions sont extrêmement rares ; sur le col, elles offrent une grande ressemblance avec les granulations du catarrhe utérin.

Les *gommes* s'observent sur le feuillet interne du prépuce, sur la muqueuse des grandes et des petites lèvres, au niveau de la fourchette. Elles sont isolées ou réunies en groupes de trois ou quatre ; dans ce dernier cas, elles se fusionnent le plus souvent, et constituent des ulcérations semi-lunaires. Plus rarement, les gommes se développent dans l'épaisseur du col, où elles peuvent être prises pour des fibrômes ou des carcinômes; et beaucoup plus exceptionnellement encore dans l'urèthre de l'homme; dans ce dernier, elles prennent la forme d'un exsudat uréthral ou péri-uréthral, qui rétrécit le calibre du conduit, et dont le ramollissement peut amener des hémorrhagies graves ou des fistules. La gomme uréthrale se forme le plus souvent dans la fosse naviculaire. Les gommes du col utérin ou de l'urèthre ne peuvent être diagnostiquées que par la coïncidence d'autres accidents (lésions osseuses) et par les résultats du traitement (iodure de potassium).

Les gommes génitales sont très-souvent confondues avec des chancres mous ou avec l'induration huntérienne. Pour distinguer les gommes des chancres, on se souviendra que ces derniers se développent et se cicatrisent beaucoup plus rapidement; que les gommes ne sont presque jamais des manifestations spécifiques isolées, et que souvent l'ulcération gommeuse prend une forme semi-lunaire ou en faucille. Le seul intérêt qu'on ait à distinguer un noyau huntérien d'une gomme génitale, c'est que l'un est l'alpha et l'autre l'oméga de la diathèse.

Les progrès de l'ulcère dans une direction pendant qu'il se cicatrise dans une autre, l'absence de ganglions inguinaux, même après une longue existence des gommes, empêcheront de les confondre avec l'épithéliome.

AFFECTIONS SYPHILITIQUES DES CORPS CAVERNEUX

Nous avons vu quelquefois, dans les périodes avancées de la syphilis[1], se former sans douleur, au niveau des corps caverneux, des nodosités cartilagineuses, grosses comme un pois ou une noisette, qui apportaient un obstacle considérable à l'érection. Elles siégeaient presque toujours dans le tiers postérieur de la portion pénienne, et ne disparaissaient pas complètement par le traitement spécifique. Nous n'avons jamais observé le ramollissement de ces noyaux.

[1] Ces nodosités ne sont pas toujours de nature syphilitique, et dans bien des cas, on a observé de semblables callosités des corps caverneux, alors que les antécédents du malade, minutieusement scrutés, et l'insuccès du traitement ioduré permettaient d'écarter absolument leur nature spécifique.

(*Note du traducteur.*)

AFFECTIONS SYPHILITIQUES DES MAMELLES

Sauvages est un des premiers qui ait observé dans les mamelles de femmes syphilitiques des tumeurs ressemblant à des cancers, mais disparaissant par le traitement mercuriel. Des gommes du sein ont été observées par Richet, Maisonneuve, Hennig, Verneuil, Ambrosoli et Lang. Les deux derniers ont même rencontré de pareilles tumeurs chez l'homme. Lancereaux distingue une *mastite diffuse* et une *mastite gommeuse;* il cite deux observations d'Ambrosoli et une personnelle, dans lesquelles des mastites diffuses, chez des femmes syphilitiques, guérirent par le traitement ioduré. Boeck a observé deux cas analogues chez des femmes dont la syphilis datait de plusieurs années.

SYPHILIS DU CŒUR ET DES VAISSEAUX SANGUINS

La syphilis acquise peut, dans des cas très-rares, produire dans le cœur de simples *indurations inflammatoires* ou des *gommes*. Les indurations peuvent atteindre une ou toutes les couches de la paroi cardiaque; les gommes occupent presque toujours le myocarde. G. Rosenfeld a publié deux autopsies de sujets atteints d'asthme syphilitique, qui présente beaucoup d'analogie avec l'asthme cardiaque. Dans les deux cas, il existait des signes évidents de syphilis du cœur.

Autant la syphilis du cœur est rare, autant sont fréquentes les maladies des vaisseaux, et notamment des artères. Les plus souvent atteintes sont les petites artères, en particulier celles du cerveau. Il existe pourtant déjà un certain nombre d'observations démontrant que la syphilis ne respecte pas les gros vaisseaux (M. v. Zeissl, v. Langenbeck, Kundrat, Lancereaux). Heubner a étudié avec beaucoup de soin la syphilis des artères. L'artérite syphilitique se montre tantôt comme affection primitive, tantôt comme conséquence d'une lésion syphilitique locale. Dans le premier cas, on trouve, sur les tuniques interne et adventicè, des épaississements grisâtres tantôt circonscrits, tantôt étendus à un long segment du vaisseau, qu'ils transforment en un cordon conjonctif solide.

Dans le second cas, le vaisseau se trouve englobé dans un foyer syphilitique, et presque toujours les trois tuniques sont atteintes. Ziegler donne de ce processus l'excellente description que voici :

« Les tuniques interne et adventice sont ordinairement plus altérées que la tunique moyenne. Si la lésion est récente et n'a pas dépassé la période de granulation, la tunique interne épaissie est infiltrée d'abondantes cellules ; celles-ci sont les unes petites et arrondies, les autres plus grosses, fusiformes ou étoilées, et revêtent les différentes formes de fibroblastes. La tunique adventice subit les mêmes transformations. Quant à la tunique moyenne, elle n'offre en général qu'une infiltration cellulaire très-modérée. Si la lésion est ancienne et s'il s'est formé du tissu conjonctif dans le foyer d'inflammation, les tuniques artérielles se montrent épaissies, fibreuses, et contiennent moins de cellules. La tunique moyenne peut être assez bien conservée, ou avoir subi par endroits une atrophie fibreuse. On voit que ce processus histologique n'est caractérisé par aucun détail spécifique. On doit observer que, dans l'artérite commune des petites artères, il ne se produit pas une infiltration cellulaire aussi abondante, et que l'adventice, en particulier, ne subit pas des altérations aussi profondes. L'épaississement syphilitique des parois artérielles peut atteindre un degré excessif et aller jusqu'à l'oblitération complète de la lumière du vaisseau. »

Ziegler ajoute encore une observation très-juste :

« Il n'y a pas de critérium histologique pour reconnaître la nature syphilitique d'une lésion. L'abondance des cellules dans la tunique adventice n'est pas elle-même pathognomonique ; car il est d'autres affections (tuberculose), qui peuvent amener des altérations tout à fait semblables dans les artères du cerveau. »

La syphilis peut donc être considérée comme une des causes les plus fréquentes de l'artérite et de ses conséquences. En supprimant des segments artériels plus ou moins étendus de l'arbre circulatoire, l'artérite peut causer des altérations profondes dans les organes les plus importants [1].

---

[1] Une autre conséquence, maintenant complètement démontrée, de l'artérite syphilitique, est la production d'anévrysmes dans les artères cérébrales. Les observations de ce genre, autrefois très-rares et fort discutées, sont aujourd'hui assez nombreuses, et Spillmann (*Annales de dermatologie et de syphiligraphie*, nov. 1886) a pu en étudier quatorze cas ; ces lésions sont d'ordinaire une manifestation tardive de la syphilis, s'accusent par des douleurs vagues, de la céphalée, des vertiges, des paralysies, et se terminent brusquement avec les symptômes d'une hémorrhagie méningée.

Quant à l'origine spécifique de certains anévrysmes chirurgicaux, il n'est pas douteux que cette idée n'ait été accueillie, surtout en Angleterre, avec une faveur un peu prématurée. Malgré les succès de l'iodure de potassium dans certains cas, la question mérite d'être réservée jusqu'à démonstration plus complète.   (*Note du traducteur.*)

SYPHILIS DU CERVEAU, DE LA MOELLE ET DES NERFS

Le système nerveux central et les nerfs périphériques peuvent être directement touchés par la syphilis, ou subir le contre-coup de lésions siégeant dans les organes voisins (os, méninges). Les exostoses, les nécroses et les caries syphilitiques du crâne produisent parfois de violentes céphalalgies, des vertiges, du tremblement et de l'engourdissement des membres, qui peuvent conduire progressivement à l'hémiplégie et aux altérations consécutives les plus graves du cerveau et de ses enveloppes. Les symptômes produits par les exostoses dépendent de leur localisation cérébrale ou médullaire. En l'absence même de toute lésion osseuse, les méninges peuvent être atteintes dès les premières phases de l'affection. Cette *méningite syphilitique* peut amener l'épaississement des membranes et produire l'hémiplégie, la démence ou l'épilepsie corticale. Des épaississements méningés étendus entraînent quelquefois des inflammations chroniques de l'écorce cérébrale, et réalisent un ensemble symptomatique très-analogue à la paralysie progressive des aliénés. L. Meyer indique, comme caractère absolument essentiel à la forme syphilitique, la fusion intime de la dure-mère avec la pie-mère et la surface du cerveau.

Les altérations des artères de la base, dont Heubner a démontré la fréquence, sont une des causes les plus communes de syphilis cérébrale. Elles déterminent des troubles circulatoires profonds dans les régions irriguées par les artères malades, parfois même une oblitération complète des gros troncs de la base. Ces lésions, ainsi que les thrombus qui viennent s'ajouter au rétrécissement des vaisseaux, amènent des foyers de ramollissement (*encéphalite syphilitique*).

On observe également, aussi bien dans le système nerveux central que dans les nerfs périphériques, des gommes affectant l'apparence de masses rougeâtres ou d'un jaune brun, gélatineuses, transparentes, parsemées de points caséeux ou de noyaux gros comme des pois et ramollis à leur centre. Ces tumeurs, dont Wagner, Förster, Tümpel et Recklingshausen ont démontré, seulement dans ces derniers temps, la nature syphilitique, se rencontrent dans les points les plus variés du cerveau, dans la substance corticale et médullaire, dans les couches optiques et les corps striés, au niveau de l'hypophyse et dans quelques nerfs crâniens. Les paires nerveuses les plus communément atteintes sont les moteurs oculaires commun et externe, le nerf optique et le facial. On trouve, infiltrées dans le cordon nerveux, ces mêmes masses gris jaunâtre, tantôt gélatineuses et transparentes, tantôt résistantes et compactes, laissant voir, à la coupe, des ponctuations blanchâtres qu'on prenait autrefois pour des tubes nerveux non encore altérés, mais qui ne sont autre chose que des points caséeux.

Quant aux lésions médullaires, nous devons distinguer également celles qui sont consécutives aux altérations des enveloppes, vertèbres et méninges, et celles qui apparaissent primitivement.

Les exostoses et les produits inflammatoires déposés sur les vertèbres, l'épaississement des méninges spinales, peuvent, tant par compression que par propagation, interrompre la conductibilité de la moelle dans tout ou partie de son épaisseur, et déterminer les symptômes connus de la myélite par compression.

Les accidents varient suivant la hauteur des lésions, suivant aussi que les cordons antérieurs, latéraux ou postérieurs, sont le plus et le plus tôt touchés.

On observe, en pareil cas, tout d'abord les symptômes dits radiculaires, c'est-à-dire les troubles provoqués par la compression ou l'inflammation des racines nerveuses qui émergent de la moelle au niveau de la lésion. Plus tard, suivant la partie de la moelle qui subit la compression, surviennent les phénomènes de la paralysie spinale, dite spasmodique [1], des symptômes ataxiques, et plus rarement de l'hémiplégie spinale. Enfin, les phénomènes ultimes sont ceux d'une solution de continuité tranversale de la moelle plus ou moins complète, paraplégie, anesthésie, parésie ou paralysie des sphincters, lésions de décubitus.

Nous avons observé, conjointement à des accidents syphilitiques secondaires, deux cas où des symptômes de myélite transversale, après avoir résisté à tout autre médication, finirent par céder au traitement mercuriel. On ne possède pas encore de démonstration anatomique affirmant la nature de pareils faits, mais ces observations ne peuvent guère supporter d'autre interprétation. Dans un cas de Seligmüller, une atrophie musculaire étendue, chez un syphilitique, guérit par un traitement spécifique énergique.

Fournier et Erb ont établi une relation causale entre l'ataxie et les syphilis anciennes : Fournier a constaté, sur 80 p. 100 des cas observés par lui, la coïncidence avec l'ataxie d'une syphilis préexistante. Dans trois de ses observations, Erb obtint la guérison ou l'amélioration par le traitement spécifique. Cette question n'est pourtant pas encore complètement résolue. Nous nous rangeons, pour notre part, à l'opinion de Westphal, de Leyden et d'autres auteurs qui combattent les idées d'Erb et de Fournier.

---

[1] Ce terme n'est employé ici que pour désigner l'ensemble symptomatique observé, et non dans l'acception admise par Erb.

On a parfois observé, chez des syphilitiques, des symptômes médullaires graves, le plus souvent des signes de paralysie spinale aiguë progressive (paralysie de Landry), sans que l'autopsie et l'examen microscopique aient pu démontrer aucune altération de la moelle.

La syphilis retentit fréquemment sur les nerfs périphériques. Les lésions les plus habituelles sont des lésions de compression produites par les exostoses, les épaississements ou les gommes des méninges et des os. C'est au niveau de la base du cerveau que les méninges hypertrophiées produisent le plus souvent ces accidents. Ce fait explique l'extrême fréquence des paralysies oculaires chez les syphilitiques ; les nerfs moteurs de l'œil, dans une grande partie de leur trajet, cheminent au voisinage des méninges de la base, et les altérations de ces membranes peuvent facilement compromettre l'intégrité des troncs nerveux. Les paralysies oculaires ont si souvent une origine syphilitique, que, dans toute affection de ce genre, on doit essayer le traitement spécifique.

Outre le moteur oculaire commun, le moteur oculaire externe et le pathétique, la syphilis peut encore atteindre tous les autres nerfs crâniens. Les affections syphilitiques primitives des nerfs sont plus rares. Ils sont alors transformés, sur un ou plusieurs points de leur trajet, en une masse rougeâtre, grise ou jaunâtre, et paraissent à ce niveau tantôt tuméfiés, tantôt réduits dans leur diamètre jusqu'à disparaître complètement, y compris leur gaîne.

Les lésions des nerfs spinaux sont beaucoup plus rares et toujours secondaires.

Le diagnostic de la syphilis du cerveau, de la moelle et des nerfs, est d'autant plus difficile que, dans le plus grand nombre des cas, on ne constate aucun autre accident spécifique. L'explosion soudaine de la maladie, l'âge du sujet et les anamnestiques fournissent de puissantes présomptions; mais il est impossible d'établir un diagnostic absolu, même d'après les résultats du traitement spécifique.

Les affections nerveuses syphilitiques n'offrent malheureusement pas d'autres symptômes que les formes vulgaires. On peut résumer comme il suit l'état actuel de la question :

La syphilis, au début, produit des altérations des méninges et des artères de la base du cerveau. Les affections plus tardives du système nerveux sont tantôt analogues aux précédentes, tantôt constituées par des gommes de la substance nerveuse ou des méninges. Les symptômes les plus communément observés sont les suivants : les lésions cérébrales d'origine osseuse se manifestent par des douleurs de tête fixes, intolérables, et qui augmentent pendant la nuit. Les régions douloureuses sont parfois très-sensibles aux pressions, et l'on sent à leur niveau ou dans leur voisinage un gonflement du périoste. Dans

un grand nombre de cas, il survient une hémiplégie cérébrale, ordinairement causée par des foyers de ramollissement autour d'une
gomme, ou à la suite des altérations artérielles décrites par Heubner.

Ces hémiplégies peuvent être soudaines et apoplectiformes, mais
s'établissent le plus souvent d'une manière progressive et par poussées. La première forme est presque toujours due à des lésions artérielles. Qu'il s'agisse d'une thrombose ou d'une embolie due au
transport des caillots fibrineux déposés sur les rugosités des parois
dans des artères cérébrales plus volumineuses, il se produit une oblitération subite d'une branche importante, et les phénomènes cliniques
d'une embolie cérébrale.

Les hémiplégies syphilitiques présentent souvent des fluctuations
dans leur marche, et cèdent parfois d'une façon complète au traitement spécifique, surtout, si l'on en croit de récentes observations,
quand il s'agit de formes apoplectiques. Dans bien des cas, au contraire, le traitement n'amène que des améliorations passagères et
souvent nulles. C'est qu'alors il existe ou des oblitérations de gros
vaisseaux, qui persistent indéfiniment, ou des ramollissements péri-
gommeux.

On observe fréquemment chez les syphilitiques les symptômes de l'épilepsie corticale (épilepsie de Jackson). Cette affection est ordinairement
causée par des altérations osseuses (exostoses, gommes) ou par une méningite syphilitique. Presque toujours les lésions siègent, en pareil cas,
au niveau des circonvolutions frontales et pariétales ascendantes, ou
dans leur voisinage immédiat. L'affection se caractérise, comme on
sait, par des mouvements convulsifs survenant par crises, avec et plus
ordinairement sans perte de connaissance ; elle se distingue de l'épilepsie commune par ce fait, que les spasmes n'atteignent pas tous les
muscles du corps, mais surtout, et parfois exclusivement, certains
groupes d'un seul côté. On voit très-souvent survenir chez les syphilitiques, à la suite ou même en l'absence des symptômes précédemment décrits, des troubles cérébraux particuliers qu'on n'observe
guère sous cette forme dans aucune autre affection que la syphilis
cérébrale : c'est une variété particulière de désordres psychiques, qui
mérite le nom de démence syphilitique. Avant l'apparition du triste
tableau que nous allons tout à l'heure esquisser, les malades se plaignent, pendant des journées, pendant des semaines entières, de céphalée intense, d'engourdissement, de pesanteur de tête ; ils éprouvent un dégoût, souvent une incapacité totale pour tout travail,
surtout pour tout travail intellectuel, et le moindre effort de ce genre
exagère leur état. Au bout de quelque temps, ces prodromes vont en
augmentant; puis, tout à coup, le malade perd brusquement connaissance, ou bien les troubles cérébraux précédemment décrits s'ag-

gravent rapidement, et aboutissent à un état particulier de somnolence pesante. Le malade reste, pendant des journées, étendu dans son lit, les yeux fermés ; c'est à peine si les interpellations et les secousses les plus énergiques parviennent à le tirer du demi-sommeil où il est plongé. Il reste ainsi complètement assoupi, ou bien on le voit tirailler ses couvertures, jouer avec ses organes génitaux, montrer par moment une grande agitation, se lever de son lit, etc. Si on l'éveille, on n'en tire que des réponses hésitantes, trainantes, et l'on constate aisément une amnésie et une déchéance intellectuelle profondes. Il n'est pas rare, pendant le développement et la période d'état de ces accidents, d'assister à l'explosion de nouveaux phénomènes d'épilepsie corticale ou d'hémiplégie. Très-souvent, les désordres psychiques s'aggravent encore ; des symptômes de manie surviennent, ou bien le malade tombe dans le coma, et, dans ce dernier cas, la terminaison funeste ne se fait ordinairement pas attendre. D'autres fois, il se produit une guérison définitive ou momentanée ; le malade reprend peu à peu connaissance, mais conserve des lacunes intellectuelles et le plus souvent de l'amnésie.

A l'autopsie, Heubner a trouvé dans les cas de ce genre, à côté de lésions des méninges, les altérations des artères décrites par lui et les foyers de ramollissement qui en étaient la conséquence.

Enfin on a observé chez les syphilitiques des désordres intellectuels de nature variée, hypochondrie, mélancolie, chorée avec manie (Wunderlich), et d'autres formes de psychoses.

La syphilis du système nerveux peut quelquefois être un accident précoce ; mais elle est presque toujours une manifestation tardive de la diathèse. Les causes prédisposantes de cette localisation sont les mêmes que pour toutes les formes de syphilis grave : emploi prématuré du mercure, traitement incomplet, excès vénériens et alcooliques pendant le traitement, travaux intellectuels absorbants, émotions morales violentes, etc.[1].

Une guérison durable n'est possible que dans les cas où la substance nerveuse elle-même n'a pas encore souffert. L'amélioration survient très-vite, surtout quand on emploie à haute dose le mercure ou l'iodure. Mais cette forme de localisations nécessite plus que toute autre un traitement consécutif prolongé.

---

[1] L'alcoolisme qui, dans tous les cas où il coexiste avec la syphilis, intervient comme le facteur d'aggravation le plus actif, serait surtout, d'après Fournier, capable de créer des syphilis cérébrales, et des syphilis cérébrales précoces. Avec le surmenage intellectuel sous toutes ses formes, cette cause est sans contredit l'une de celles qui sollicitent le plus puissamment la localisation de la diathèse sur l'encéphale. *(Note du traducteur.)*

AFFECTIONS SYPHILITIQUES DU NEZ

On observe, sur la muqueuse des fosses nasales, les trois lésions cardinales déjà décrites, avec cette particularité toutefois, que l'érythème frappe également les régions inférieures et supérieures, que les papules siègent plutôt en bas, et que les tubercules ulcérés occupent de préférence les parties supérieures et postérieures des voies nasales.

L'*érythème* ou *catarrhe nasal syphilitique* s'annonce par les mêmes symptômes que le coryza vulgaire : sensation de chatouillement, de cuisson et de sécheresse. Bientôt surviennent des éternuements fréquents, et les portions muqueuses accessibles à l'examen montrent une rougeur intense. Si le catarrhe reste limité aux régions antérieures, la sécrétion est à peine augmentée ; mais s'il se propage plus haut, il se fait bientôt une abondante production de liquide séreux, qui oblige le malade à se moucher sans cesse. L'écoulement de cette sécrétion amène des excoriations des narines et de leur pourtour. Le coryza syphilitique ne présente pas de signe spécifique ; sa nature ne peut être affirmée que par les symptômes concomitants ou antérieurs. L'érythème peut se montrer isolément ou s'accompagner de papules ou de tubercules. Dans le premier cas, il disparaît souvent très-vite avec une bonne hygiène et un traitement bien conduit. D'autres fois, il peut s'étendre aux cavités accessoires, notamment aux voies lacrymales.

S'il reste limité à la région antérieure, le coryza syphilitique n'altère presque pas l'odorat, mais s'il atteint les régions supérieures des fosses nasales, les malades éprouvent constamment la sensation d'une odeur repoussante, quoique la sécrétion séreuse et l'air expiré par le nez ne présentent objectivement aucune fétidité (*cacosmie subjective*). Tant que le catarrhe reste isolé, le passage de l'air se fait librement par les fosses nasales. Mais s'il se développe, surtout dans le haut de ces cavités, des papules muqueuses ou des gommes, le liquide prend peu à peu un aspect muco-purulent, devient plus consistant, se dessèche plus facilement, et forme des croûtes et des bouchons qui mettent obstacle au passage de l'air.

Les papules siègent de préférence à la partie inférieure des fosses nasales et sur le bord des narines, où elles sont à cheval sur la peau et sur la muqueuse ; elles acquièrent parfois un tel développement, qu'elles obturent complètement l'orifice.

Nous avons déjà noté que les papules situées sur la portion cartilagineuse de la cloison entraînent, par leur ramollissement, la destruc-

tion du cartilage (nez du mouton). La syphilis produit-elle des papules
dans les parties plus élevées des fosses nasales ; les ulcérations de cette
région et la destruction de la charpente osseuse sont-elles toujours
produites par des gommes ramollies, et non pas quelquefois par la
fonte de papules muqueuses, c'est ce qu'il est difficile d'établir avec
certitude, la profondeur de cette région ne permettant pas d'y pratiquer un examen complet[1]. Cependant, si l'on considère que les affections syphiliques et les lésions destructives des régions élevées des
fosses nasales sont ordinairement des manifestations tardives, que les
accidents ulcéreux concomitants des autres muqueuses ou de la peau
sont dus à des gommes ramollies, il ne semble pas douteux que les
affections malignes produites par la syphilis dans les régions profondes des fosses nasales ne soient également causées par des gommes.

La *rhinite syphilitique ulcéreuse, coryza syphilitique ulcéreux,
ozène syphilitique, punaisie* des Français débute parfois avec les
signes d'un coryza catarrhal ou s'annonce d'emblée par une occlusion permanente des fosses nasales. Dans la suite, la membrane de
Schneider fournit une sécrétion abondante, jaune ou verdâtre, épaisse
et purulente. Plus l'affection vieillit, plus le liquide devient sanieux et
fétide, plus l'air expiré par les narines acquiert une odeur repoussante
(*cacosmie objective*). Cette odeur infecte est due à la décomposition
d'éléments organiques, et rappelle celle des sueurs fétides des pieds
ou celle des macérations anatomiques. A mesure que la sécrétion
devient plus purulente et plus épaisse, elle se concrète plus rapidement sous forme de croûtes et de bouchons très-adhérents, d'un brun
verdâtre, d'une odeur nauséabonde, et formés de mucus, de pus, de
sang et de débris de tissus. Ces croûtes rendent tout à fait imper-
méables les fosses nasales déjà rétrécies par le gonflement de la muqueuse, et empêchent la respiration par le nez. Les malades s'efforcent
alors de détacher ces croûtes en se mouchant et en soufflant avec
force ou en les grattant avec le doigt, et il se produit ainsi de petites
hémorrhagies. L'examen des fosses nasales montre la muqueuse
tuméfiée, verruqueuse et couverte d'une sécrétion ulcéreuse fétide.
Les ulcérations siègent ordinairement à l'union des parties osseuse
et cartilagineuse de la cloison ; c'est également en ce point que les
perforations sont le plus communes. L'orifice de ces perforations n'est
pas, au début, plus large qu'un pois, et n'intéresse que la cloison
osseuse. A mesure que la lésion s'étend, le dos du nez perd son point

---

[1] Je ne saurais pour ma part accepter cet avis, et je me range sur ce point à
l'opinion de Michel : il n'est pas une région dans la muqueuse nasale, hormis
la surface interne des méats, qui ne soit accessible à l'exploration visuelle, si
l'on sait combiner, dans un examen méthodique, l'emploi du speculum et du
miroir rhinoscopique postérieur.   (*Note du traducteur.*)

d'appui, il s'affaisse peu à peu, de telle sorte qu'entre la pointe de l'organe et la partie inférieure des os propres, il se produit une inflexion en forme de selle. Les ulcérations qui siègent dans les régions élevées des fosses nasales ne deviennent accessibles à l'examen direct que si le cartilage triangulaire et la peau qui le recouvre ont été détruits par l'ulcération. Il n'y a généralement qu'un ulcère, quelquefois deux ou trois ; ils peuvent être superficiels ou pénétrer jusqu'à l'os, qui est, à ce niveau, le siège d'une carie ou d'une nécrose. Ces lésions osseuses atteignent ordinairement le vomer, la lame perpendiculaire de l'ethmoïde, les cornets, plus rarement l'apophyse nasale du maxillaire supérieur et les os propres. Quelquefois, le processus ulcéreux gagne la plancher des fosses nasales et détermine à ce niveau des perforations du palais osseux qui siègent ordinairement vers le raphé et prennent parfois une telle dimension, qu'on peut, à travers cette ouverture, éclairer la voûte des fosses nasales et observer les altérations dont cette région est le siège. Les ulcérations situées dans le labyrinthe de l'ethmoïde, favorisées par la porosité des lamelles de l'os, produisent des dévastations tellement étendues, que la bouche, les fosses nasales, le sinus frontal, le sinus sphénoïdal se fusionnent en un vaste cloaque à parois ulcérées, au fond duquel on peut observer les mouvements de l'épiglotte.

La guérison de l'ozène syphilitique s'annonce par la disparition des douleurs que la pression produit parfois au niveau de l'apophyse nasale du maxillaire supérieur. La fétidité et la sécrétion purulente diminuent; il ne s'élimine plus de séquestres; des bourgeons charnus se montrent à la surface des ulcérations, et la cicatrisation s'effectue par la production, au niveau des points où la muqueuse a disparu, d'une membrane cellulo-fibreuse, d'aspect parcheminé, qui fournit une sécrétion jaunâtre analogue au cérumen.

La rhinite ulcéreuse est produite également par la syphilis acquise et par la syphilis héréditaire; pourtant elle est extrêmement rare[1] chez les nouveau-nés syphilitiques. L'ozène syphilitique a pour conséquence des déformations parfois hideuses du nez et du visage. Si les altérations ont leur siège à la partie supérieure des fosses nasales, il en peut résulter une anosmie passagère ou persistante : tantôt, en effet, l'action continue des sécrétions nasales fétides émousse pour un

---

[1] Sans doute, les lésions s'étendent rarement jusqu'au squelette et ne produisent presque jamais des déformations osseuses chez le nouveau-né; mais on ne peut nier que le coryza, si fréquent et si précoce dans la syphilis congénitale, ne mérite le nom de coryza ulcéreux; les ulcérations sont ordinairement superficielles, mais peuvent, dans certains cas (Parrot), atteindre les os, qui se nécrosent, s'effondrent et produisent un affaissement du nez comme chez l'adulte.

(Note du traducteur.)

temps les sensations odorantes dans les nerfs olfactifs ; tantôt l'odorat est supprimé définitivement parce que la muqueuse qui en est le siège est détruite par l'ulcération, et remplacée par une cicatrice parcheminée.

La nature syphilitique ou scrofuleuse d'une rhinite ulcéreuse ne peut être établie que sur des probabilités déduites des phénomènes actuels ou anciens. L'ulcération du voile palatin précède le plus ordinairement l'ozène syphilitique héréditaire, tandis que l'ozène scrofuleux ne s'accompagne pas de perforations du palais osseux ni du voile[1].

Il existe aussi une forme d'ozène consécutive à l'extirpation des polypes du nez.

AFFECTIONS SYPHILITIQUES DE L'APPAREIL AUDITIF

D'après Gruber, les affections syphilitiques de l'oreille externe sont rares. Les *syphilides papuleuses* du pavillon et de la partie extérieure du conduit auditif externe ne se distinguent pas de celles des autres régions cutanées. Dans les parties profondes du conduit et sur la membrane tympanique, elles affectent la forme de *plaques muqueuses*, que l'on ne peut souvent distinguer d'une otite externe simple que par la coexistence d'autres accidents syphilitiques. Les *exostoses* du conduit osseux sont rarement douloureuses, parce qu'elles se développent avec une grande lenteur. Les *syphilides tuberculeuses* du pavillon et du conduit auditif externe se montrent sous la forme sèche ou sous la forme ulcéreuse. Cette dernière prend volontiers, au niveau du pavillon, les caractères du lupus (Fournier). Politzer a observé, dans la même région, des éruptions pustuleuses.

L'oreille moyenne, à cause des localisations fréquentes de la syphilis dans les fosses nasales et le pharynx, est, de toutes les parties de l'appareil auditif, celle où l'affection se propage le plus souvent. Les ulcérations de la muqueuse qui tapissent la caisse, surtout celles du revêtement muqueux du tympan, produisent de très-vives douleurs, qui, contrairement à celles de l'otite moyenne simple, ne cèdent pas à la perforation du tympan.

[1] Il est encore un symptôme anatomique de première importance pour ce diagnostic différentiel : c'est l'atrophie de la muqueuse et des cornets ; ce signe, qui ne fait jamais défaut dans l'ozène essentiel, dont il est en quelque sorte le caractère absolu, ne s'observe pas dans les rhinites fétides de nature syphilitique. Enfin l'ozène essentiel ne s'accompagne jamais d'ulcérations ni de nécroses. *(Note du traducteur.)*

Tant que l'affection est limitée à la trompe d'Eustache, les malades n'accusent que des troubles de l'audition. D'après Löwenberg, des infiltrations et des tumeurs peuvent déplacer l'orifice pharyngien de la trompe, déterminer par leur ramollissement des altérations profondes, et plus tard des formations cicatricielles aboutissant à l'occlusion de l'orifice. Schwartze considère comme caractéristiques de la spécificité d'un catarrhe chronique de l'oreille les signes que voici : l'affection est toujours bilatérale et ne commence que plusieurs mois après l'apparition des premières manifestations de la syphilis. La nature syphilitique de l'affection sera confirmée encore par l'existence de douleurs osseuses siégeant dans la région temporale et s'exagérant pendant la nuit, par la diminution rapide de l'ouïe et la participation précoce de l'oreille interne (syphilis du labyrinthe).

On observe souvent, chez les syphilitiques, la propagation au périoste de l'apophyse mastoïde d'une suppuration des cellules mastoïdiennes, sans perforation du tympan et sans otorrhée préalable. Il peut exister, dans tous les points de l'oreille moyenne, des lésions hyperplasiques d'origine inflammatoire. Les inflammations intenses de la muqueuse de l'oreille moyenne s'accompagnent le plus souvent d'une hyperémie du labyrinthe, qui peut donner lieu à des extravasations sanguines, et déterminer ainsi une surdité subite et presque toujours incurable.

AFFECTIONS SYPHILITIQUES DE L'ŒIL

Par le professeur Ludwig Mauthner.

Iritis syphilitique.

La syphilis peut à elle seule produire l'iritis, et il est hors de doute aujourd'hui qu'elle occupe le premier rang parmi les différentes causes de cette affection. On peut avancer hardiment que la moité, peut-être même une proportion plus considérable des iritis, sont de nature syphilitique; il est même des auteurs qui mettent en doute l'existence de la forme rhumatismale, et tendent à voir, dans tous les cas rapportés à cette cause, de véritables iritis syphilitiques.

L'iritis est souvent un accident précoce, parfois même le premier symptôme de la syphilis, et ne trahit sa spécificité dans bien des cas que par la présence de nodules gommeux.

Or, comme le plus souvent, dans ces circonstances, il est facile d'établir que le malade n'a pas encore été soumis à un traitement mercuriel, ce fait est un de ceux qui démontrent de la façon la plus claire que les gommes ne sont pas le résultat de l'hydrargyrose. D'autre part, si l'on considère que l'iritis se montre tantôt dans les premières périodes, tantôt dans les phases plus avancées de la diathèse, et que, dans tous les cas, elle réalise des formations gommeuses, on est bien forcé de renoncer à l'inflexible division en périodes secondaire et tertiaire.

L'iritis syphilitique n'atteint presque jamais les deux yeux en même temps, mais souvent le second œil est frappé consécutivement.

Comme symptomatologie, nous devons déclarer avant tout qu'en général les symptômes de l'iritis syphilitique ne se distinguent en rien de ceux de l'iritis idiopathique. Comme cette dernière, elle peut revêtir une allure très-aiguë, subaiguë ou chronique.

L'iritis aiguë, une fois développée, se prolonge d'ordinaire assez longtemps dans sa phase d'état. Elle débute par de violentes douleurs qui s'irradient dans la région du sourcil, dans le front, et parfois dans toute la moitié correspondante de la tête. On voit rapidement apparaître, accompagnés de photophobie et de larmoiement, les signes caractéristiques de l'iritis : injection péri-cornéenne intense, dépoli de la face irienne antérieure, avec décoloration et disparition habituelle de son aspect fibrillaire normal; mais surtout adhérences du bord pupillaire à la cristalloïde antérieure. Une fois établis, les symptômes aigus peuvent se prolonger d'une façon interminable, les douleurs persistent, continues, avec des exacerbations nocturnes ; les produits inflammatoires se montrent de plus en plus abondants, tantôt sous forme d'une membrane oblitérant la pupille, tantôt sous l'apparence de petites saillies parsemant, à la face postérieure de la cornée, la membrane de Descemet.

Dans d'autres cas, le début est moins éclatant, parfois même ce n'est que la diminution de la vision qui amène le malade auprès du médecin. Dans ce cas, l'iritis s'est développée d'une manière insensible, et c'est en produisant des synéchies postérieures, une membrane pupillaire et des élevures de la lame de Descemet dans le champ de la pupille, qu'elle a causé les troubles visuels.

Cette description montre que les formes précédentes d'iritis syphilitique n'ont aucun caractère spécial, et qu'il est impossible d'en affirmer la nature par un simple examen de l'œil. Aussi l'ophthalmologiste doit-il s'imposer le devoir absolu de rechercher la syphilis dans tous les cas d'iritis, d'une façon moins superficielle qu'on ne le fait à l'ordinaire.

Mais il est une forme d'iritis syphilitique qui s'affirme immédiatement comme telle, c'est l'*iritis gommeuse*, qui comprend tout au plus

un quart des cas d'iritis syphilitique. Cette forme est caractérisée par
la production, sur le bord pupillaire, sur le bord ciliaire ou sur la
face antérieure de l'iris, de saillies jaune clair ou jaune ocre, parfois
brun rouge ou brun sombre dans les iris plus foncés. Ces petites tumeurs, qui se développent dans le parenchyme même de la membrane, ont une surface arrondie, assez régulière, font saillie dans la
chambre antérieure, et sont parfois revêtues d'un fin réseau vasculaire. Leur nombre et leurs dimensions sont très-variables. Tantôt
elles sont nombreuses et de petit volume (une tête d'épingle ou un peu
plus), disséminées sur l'iris ou rangées en couronne autour du bord
pupillaire. Tantôt on n'en aperçoit que deux ou même une seule. Mais
ce sont précisément ces tumeurs isolées qui manifestent le plus de tendance à prendre un grand développement et finissent souvent par
remplir presque complètement la chambre antérieure.

Cette forme gommeuse de l'iritis présente ordinairement une grande
intensité de symptômes. Parfois cependant l'inflammation se limite
au secteur de l'iris qui renferme les néoplasmes, ou même on ne constate, à proprement parler, aucun phénomène inflammatoire.

L'examen histologique montre les saillies en question formées par
des amas de petites cellules identiques à celles qui constituent les
autres tumeurs gommeuses ou le tissu des granulations[1]. La présence de gommes dans l'iris est une affirmation certaine de leur origine. Si l'on n'attribue pas partout sa juste valeur à l'importance
absolument pathognomonique de ce signe, c'est seulement parce que,
dans bien des cas, on n'apporte pas dans l'étude des anamnestiques
cette scrupuleuse attention, cette insistance exagérée, qui est si souvent nécessaire pour découvrir la syphilis.

Le diagnostic des gommes de l'iris est presque toujours facile. Ce
n'est que dans les cas où l'iritis a déposé, à la périphérie de la membrane de Descemet, des masses inflammatoires volumineuses d'un gris
jaunâtre, qu'il peut devenir impossible de les distinguer d'une gomme.
Il n'y a alors que la ponction de la chambre antérieure qui puisse
éclaircir le fait ; car, s'il s'agit d'un simple dépôt, d'un *précipité*
inflammatoire, il peut sortir avec l'humeur aqueuse. Il existe bien
aussi une variété de tumeur irienne, désignée sous le nom de *granu-
lôme*, dont l'apparence extérieure et la constitution histologique sont
complètement analogues à celles des gommes et qui parfois, sinon
toujours, s'accompagne de phénomènes d'iritis. Mais cette tumeur

---

[1] La nature gommeuse de ces productions iriennes est loin d'être universel-
lement acceptée, et nous les comparons plus volontiers, en France, aux éruptions papuleuses de la peau, dont elles se rapprochent par leur aspect, leur
structure et surtout leur époque d'apparition, habituellement plus précoce que
celle des formations gommeuses.   (*Note du traducteur.*)

exposera d'autant moins à une erreur de diagnostic, que, sans compter leur extrême rareté, toutes les productions de ce genre, à l'exception d'une seule variété qui reconnaît vraisemblablement pour origine une néoformation granuleuse d'origine traumatique, ne sont pas autre chose elles-mêmes que de véritables gommes produites par la syphilis héréditaire. La tuberculose vraie de l'iris, ainsi que les petites tumeurs iriennes arrondies d'aspect rouge pâle et d'existence éphémère qui accompagnent certaines adénites aiguës non syphilitiques, ne sauraient davantage être confondues avec des gommes.

On a, dans ces derniers temps, indiqué une forme spéciale d'iritis caractérisée par l'exsudation, dans la chambre antérieure, d'une substance gélatineuse ressemblant au cristallin luxé, et qui s'accumule avec une rapidité et une surabondance étonnantes, mais disparaît tout aussi vite. La relation qu'on avait supposée tout d'abord entre cette forme d'exsudat et la syphilis, ne paraît pas devoir se confirmer.

La terminaison de l'iritis syphilique ne diffère pas, en général, de celle des iritis rhumatismale ou idiopathique. Elle peut guérir complètement par un traitement convenable, et cette issue favorable survient parfois même spontanément. Elle laisse souvent après elle quelques synéchies postérieures avec ou sans membrane pupillaire. Enfin, elle détermine quelquefois une synéchie postérieure totale, annulaire, ce qu'on nomme une occlusion pupillaire. Tandis que les synéchies isolées entretiennent seulement une tendance non douteuse aux récidives inflammatoires, la synéchie totale amène souvent un glaucôme secondaire, et finalement la perte totale de la vision.

Notons encore, à propos des gommes, que les plus petites disparaissent peu à peu sans laisser d'autres traces qu'une place légèrement décolorée dans le parenchyme de l'iris. On a observé, dans des cas extrêmement rares, la suppuration de ces petites gommes. Les nodules volumineux, notamment ceux qui siègent sur le bord ciliaire de l'iris, peuvent, s'ils gagnent le corps ciliaire, entraîner la destruction de l'œil, dont le bulbe se rétracte et s'atrophie complètement. Cependant une gomme, même volumineuse, quand elle reste limitée à l'iris, peut disparaître d'une façon rapide et sans laisser la moindre altération.

Le pronostic de l'iritis syphilitique doit toujours être très-réservé. beaucoup plus réservé que celui de l'iritis idiopathique. On ne doit pas oublier que les phénomènes inflammatoires peuvent persister pendant un temps considérable avec leur maximum d'intensité ; qu'il faut toujours redouter l'inflammation de l'autre œil ; que l'affection présente une tendance extrême aux récidives, à tel point que le malade, même placé dans les conditions les plus favorables, même soumis à un traitement par les frictions ayant déjà produit la salivation, n'est pas à l'abri d'une récidive ou d'une propagation à l'autre œil, parfois sous forme d'iritis gommeuse très-grave. On se souviendra que la propagation inflammatoire au corps ciliaire et à la choroïde est plus fréquente que dans les autres formes d'iritis; que la rapidité avec laquelle se produisent les dépôts inflammatoires, les synéchies et la membrane pupillaire, rendent souvent impossible, même avec le traitement le plus hâtif, la réparation complète; enfin que l'extension à l'œil sain se produit souvent sous les yeux du médecin et sans qu'on puisse la prévenir.

Le traitement de l'iritis ne doit pas être purement local; il faut y adjoindre toujours les moyens généraux. Le traitement local ne diffère en rien de celui qui s'adresse à l'iritis rhumatismale. On instillera toutes les deux heures, si l'inflammation est violente, plus rarement dans le cas contraire, quelques gouttes d'une solution concentrée d'atropine (5 centigrammes sur 5 grammes). Un moyen presque toujours efficace, et qui atténue admirablement les douleurs, c'est l'application sur l'œil malade de cataplasmes de farine de lin, qui devront être maintenus jour et nuit, tant que le malade se plaindra de douleurs violentes.

Si ce traitement ne suffit pas pour amener la dilatation de la pupille et l'apaisement des souffrances, on appliquera six à huit sangsues à la tempe et l'on fera, le soir, une injection de morphine, dont on pourra aider l'action en la faisant suivre d'une dose de chloral. Quand l'iritis paraît guérie et qu'il n'existe plus d'injection péri-kératique pendant le jour, il faut toujours observer si la cornée n'est pas encore entourée d'un cercle rose le matin au réveil. Tant que ce signe persiste, il faut continuer l'emploi de l'atropine, si l'on veut se mettre, autant que possible, à l'abri d'une récidive.

S'il se développe, dans le cours d'une iritis, des tumeurs gommeuses, il n'est rien de mieux à faire que de soumettre le malade au traitement mercuriel. La médication locale n'est pas à recommander : d'une part en effet, les petites gommes sont sans danger pour l'œil, d'autre part, les grosses tumeurs peuvent également disparaître sans laisser de traces. Une tentative d'ablation faite dans un cas de gomme volumineuse de l'iris, pour prévenir le danger qui semblait menacer l'œil, ne produisit pas un résultat satisfaisant : on avait pratiqué l'excision de la portion malade de l'iris avec la tumeur.

Quand il existe une inflammation vive, on placera le malade dans une pièce sombre, et de préférence au lit; l'œil, s'il n'est pas recouvert de cataplasmes, sera mis à l'abri de la lumière et protégé par un bandeau ; on veillera sur le régime et sur la régularité des selles.

Si la réaction est nulle, on se contentera de l'usage local de l'atropine, on protégera l'œil contre la lumière trop vive au moyen de

lunettes fumées et on le mettra à l'abri des irritations de toute nature
Pourtant le mercure, en cas de besoin, conservera ses droits.

Le traitement des lésions consécutives appartient au domaine de·
l'ophthalmologiste.

Affections du corps ciliaire, de la choroïde et du corps vitré.

La seule forme d'affection syphilitique primitive du corps ciliaire
est la formation de *gommes* dans son épaisseur. La perte de l'œil est
loin d'en être le résultat constant : si le malade est soumis au traitement mercuriel, la tumeur disparaît sans laisser de traces.

La propagation de l'iritis peut amener des inflammations graves
dans le corps ciliaire et dans la choroïde. *L'irido-choroïdite syphilitique aiguë* peut exceptionnellement s'accompagner de formations
gommeuses dans les parties profondes de l'œil, mais ne présente en
général aucun caractère spécial. Aux symptômes d'une iritis intense,
on voit s'ajouter, en pareil cas, une sensibilité extrême de la région
ciliaire, une diminution notable de la tension oculaire, un abaissement de l'acuité visuelle en disproportion avec le trouble apparent
des milieux. A l'ophthalmoscope, quoique le champ pupillaire soit
encore en partie perméable, on ne parvient pas à éclairer le fond de
l'œil, ou bien les opacités du corps vitré apparaissent sous forme de
masses flottantes sur un fond pâle. Cette affection est très-grave :
abandonnée à elle-même, elle entraîne souvent l'atrophie de l'œil.

Dans certaines formes d'iritis, la diminution exagérée de l'acuité
visuelle attirera l'attention sur une complication due à l'existence
d'opacités du corps vitré. Si la choroïde ne présente pas d'altérations
apparentes (ce dont on ne peut généralement s'assurer qu'après la
disparition de l'inflammation ou quand on a pratiqué l'iridectomie),
on est autorisé à admettre que le trouble de l'humeur vitrée n'est pas
l'expression d'une choroïdite, mais celle d'une inflammation siégeant
dans le corps vitré lui-même. Cette *hyalite* peut se développer dans
le cours de la syphilis, même sans iritis préalable. Pourtant, comme
il n'est pas rare de découvrir plus tard des altérations de la choroïde,
on a le droit d'en conclure qu'il a existé, dans les faits de ce genre,
une choroïdite séreuse latente.

L'affection syphilitique la plus remarquable de la choroïde est la
choroïdite disséminée, qui ne peut être constatée que par l'examen
ophthalmoscopique. La forme la plus fréquente, dans la syphilis, est
la *choroïdite à petites taches*. Cette variété n'est pourtant pas exclusive à la syphilis, et inversement la *forme à grosses taches* se rencontre aussi dans cette affection. On observe dans le fond de l'œil,
derrière les vaisseaux rétiniens et surtout au niveau de l'équateur, une

grande quantité de petits foyers arrondis, ovales ou anguleux, avec une bordure de pigment complète ou partielle, d'une coloration jaunâtre, bleuâtre ou blanc clair, parfois même rosée. Vers le pôle postérieur, peuvent se former de larges foyers d'exsudation résultant de la confluence de plusieurs foyers plus petits. D'autres fois, l'affection se limite à la région périphérique. Il peut se faire aussi que les taches claires fassent complètement défaut, et que le fond de l'œil soit parsemé de pigment tantôt réuni en amas informes, tantôt accumulé en taches régulières. Ces dépôts pigmentaires peuvent, comme dans toute choroïdite, revêtir, dans la forme syphilitique, une disposition qui ressemble d'une façon frappante à celle de la rétinite pigmentaire. De là cette erreur, souvent reproduite dans ces derniers temps, que la rétinite pigmentaire est une manifestation possible de la syphilis héréditaire ou acquise. L'acuité visuelle est plus ou moins diminuée dans la choroïdite disséminée, suivant que les couches profondes de la rétine sont plus ou moins atteintes par voisinage.

Le traitement de la choroïdite syphilitique appelle d'autant plus impérieusement l'emploi du mercure, que ce médicament est encore le meilleur, même dans les choroïdites simples. L'irido-chorcïdite aiguë peut être enrayée et le pouvoir visuel notablement amélioré. Si les opacités du corps vitré ou si la choroïdite disséminée récidivent, on reprendra l'emploi du mercure [1].

Inflammation de la rétine et du nerf optique.

La choroïdite et l'iritis syphilitiques peuvent se combiner avec la *rétinite ;* mais cette dernière se produit aussi isolément, presque toujours alors dans les phases avancées de la syphilis. Cette forme de rétinite n'a rien de spécial comme symptomatologie ; il faut reconnaître toutefois que les phénomènes inflammatoires atteignent rarement, dans cette variété, la même intensité que dans les autres formes.

On constate ordinairement une opacité très-claire en forme de voile, qui, partant de la papille, dont elle recouvre plus ou moins les contours, s'étend dans toutes les directions, en s'atténuant peu à peu vers la périphérie ; parfois pourtant elle présente des contours tranchés, mais elle garde, même pendant la période d'acmé, une certaine déli-

[1] A la Société française d'ophthalmologie (avril 1886), Abadie a vanté les excellents résultats des injections de sublimé dans deux formes de choroïdo-rétinites dont la nature spécifique paraît affirmée sans conteste par ce traitement même. La première est cette choroïdite maculaire des jeunes sujets, dont la forme torpide ferait presque songer à une malformation congénitale. La seconde est la chorio-rétinite latente, dans laquelle l'ophthalmoscope ne découvre aucune lésion, et qui ne se manifeste que par de l'amblyopie et par l'existence d'un scotôme central. *(Note du traducteur.)*

catesse d'aspect. Comme les symptômes vasculaires (aspect tortueux et varicosités des veines) sont ordinairement très-peu marqués, il semble qu'on pourrait expliquer toutes les particularités de l'image par une simple opacité de la membrane hyaloïde : il est vrai qu'un trouble léger et comme nuageux coexiste de très-bonne heure et à peu près constamment avec la rétinite syphilitique ; mais, en pareil cas, la diminution frappante de l'acuité, l'existence de scotômes annulaires centraux, enfin d'autres altérations évidentes des fonctions rétiniennes, indiquent que la rétine elle-même est profondément atteinte. D'autres fois, les lésions de cette membrane sont trop apparentes pour que le siège de la maladie puisse faire un doute ; quant à sa nature, d'autres éléments permettront de l'établir.

Une forme particulière de rétinite, qu'on a rattachée à la syphilis sous le nom de *rétinite centrale récidivante*, est caractérisée par la production subite, la disparition non moins soudaine, et la reproduction rapide d'opacités dans la région de la tache jaune, avec les troubles visuels correspondants.

Lorsqu'il se produit, dans le cours de la syphilis, des gommes du cerveau, ou lorsque le nerf optique subit, ainsi qu'on l'a observé parfois, la dégénérescence gommeuse, ces lésions peuvent se manifester par l'apparition d'une *névrite optique*, c'est-à-dire par le gonflement de la papille. Cette névrite n'a aucun caractère particulier. Elle annonce simplement l'existence d'une tumeur cérébrale, tumeur qui peut être de nature gommeuse. Inversement, quand on suppose l'existence d'une syphilis cérébrale, il ne faut jamais négliger de pratiquer l'examen ophthalmoscopique, car la névrite peut s'accompagner de troubles visuels insignifiants ou nuls ; le malade peut ne pas attirer l'attention dans ce sens ; et cependant la découverte d'une névrite est, en pareil cas, un précieux appoint pour le diagnostic de la syphilis cérébrale. La syphilis produit d'ailleurs non seulement la névrite, mais encore l'atrophie du nerf optique, l'amblyopie et l'amaurose, sans lésions appréciables, et sans qu'on puisse trouver d'autres signes indiquant une localisation cérébrale.

Le traitement local de la rétinite et de la névrite syphilitiques se borne à mettre le malade à l'abri de la lumière vive ou dans l'obscurité complète. Le traitement général est le même que celui de la syphilis cérébrale.

Affections de la cornée, de la conjonctive et des paupières.

Héréditaire ou acquise, la syphilis atteint souvent la cornée. La plus fréquente est la *kératite parenchymateuse, diffuse, interstitielle* ou *profonde*, qui, d'après les idées anglaises, est l'expression habituelle de la syphilis congénitale, et s'accompagne presque toujours d'autres manifestations de ce triste héritage, d'altérations particulières des dents (déformations de Hutchinson), et très-fréquemment de surdité. En réalité, le fait de la bilatéralité presque constante, simultanée ou successive, de la kératite parenchymateuse, permet seulement d'affirmer qu'elle dépend d'une cause générale, le plus souvent d'une mauvaise nutrition, mais elle peut se montrer chez les chlorotiques, les scrofuleux, ou les sujets vivant dans la misère, aussi bien que chez les syphilitiques[1].

La vraie *kératite ponctuée*, caractérisée par la production de points ternes et grisâtres, de la grosseur d'une tête d'épingle, dans les différentes couches de la substance cornéenne propre, présenterait peut-être avec la syphilis des relations mieux justifiées. Mais elle est d'une telle rareté, qu'il nous suffit de l'avoir signalée.

On observe quelquefois, chez les syphilitiques, une *conjonctivite catarrhale* rebelle qui, dans certains cas, précède de longtemps l'apparition d'une iritis, sans qu'il soit possible de décider si ce catarrhe est la conséquence directe de la syphilis. On rencontre enfin, sur la conjonctive, le chancre mou et le chancre induré, ainsi que les gommes; mais ce sont là de véritables raretés.

Parmi les affections des paupières, la plus importante est l'*inflammation syphilitique des cartilages tarses*. On observe, sur la peau de la région, des taches de roséole et des tubercules arrondis, dont le ramollissement amène de larges ulcérations, qui peuvent finalement produire des perforations de la paupière, de l'ectropion, des cicatrices et des échancrures du bord libre.

Affections de l'orbite, du sac lacrymal et des muscles.

La syphilis peut produire des caries, des nécroses, des exostoses de la paroi orbitaire. Les ulcérations syphilitiques de la muqueuse du canal lacrymo-nasal, ainsi que la carie ou la nécrose des os qui l'entourent, peuvent déterminer un rétrécissement cicatriciel étroit du conduit, et par là une dacryocystite chronique.

---

[1] A la 5e session de la Société française d'ophthalmologie (2 mai 1886), l'étiologie de la kératite interstitielle vient encore d'être discutée, et presque tous les orateurs se sont ralliés à l'origine hérédo-syphilitique presque constante de cette affection. Dans 37 cas sur 40 (Trousseau), on a trouvé des signes d'hérédité. Haltenhoff a pu démontrer, d'autre part, l'hérédo-syphilis dans plus de la moitié des cas de kératites bilatérales qu'il a observées, et affirmer l'existence assez fréquente des kératites parenchymateuses dues à la syphilis acquise ; ces dernières sont unilatérales. *(Note du traducteur.)*

Les inflammations syphilitiques des muscles de l'œil produisent peut-être des parésies ; mais ces dernières relèvent plus ordinairement de la syphilis cérébrale ; elles sont dues à la compression subie par les nerfs crâniens au niveau de la base, ou à l'invasion du tissu de ces nerfs. On constate le plus souvent des parésies ou des paralysies isolées ; mais on observe aussi parfois des paralysies presque complètes de tous les muscles des deux yeux. Il n'est pas rare de voir les paralysies syphilitiques des muscles de l'œil accompagnées d'anesthésie partielle ou étendue de la peau de la face, et l'on ne saurait nier que cette coexistence de paralysies oculaires et de paralysie du trijumeau ne soit une présomption en faveur de l'origine syphilitique.

SYPHILIS DES OS ET DU PÉRIOSTE

Après la peau et les muqueuses, le tissu osseux est celui que la syphilis attaque le plus volontiers. Les lésions du squelette ne se manifestent qu'à une époque où les altérations de la peau et des muqueuses ont déjà acquis une étendue et une intensité considérables. L'expérience clinique apprend que les affections du périoste coexistent avec les syphilides superficielles, roséoles ou papules ; les lésions osseuses comme la sclérose ou la carie, avec les syphilides profondes et suppurantes, telles que l'ecthyma ou le rupia ; les tumeurs gommeuses du squelette coïncident ordinairement avec des productions semblables de la peau et des muqueuses.

A l'exception de l'iris, il n'est pas un tissu où les affections syphilitiques provoquent d'aussi violentes douleurs que dans le périoste ou dans les os ; mais ces manifestations douloureuses sont variables, suivant l'âge de la diathèse.

Le plus grand nombre des syphilitiques se plaint au début, à l'époque de la fièvre d'éruption, de douleurs déchirantes, intenses, qui se montrent, s'apaisent, reparaissent, et siègent le plus ordinairement dans le périoste de certaines régions, telles que la tête, l'articulation de l'épaule, l'extrémité supérieure du tibia et surtout la crête de cet os. Les points douloureux ne présentent ni tuméfaction ni chaleur ; la pression, loin d'exagérer la douleur, semble au contraire l'atténuer : il s'agit donc, en pareil cas, de phénomènes simplement névralgiques ou rhumatoïdes.

Les douleurs qui se montrent dans les phases plus avancées de la syphilis sont en général plus intenses ; elles ne sont pas ambulantes, parce qu'elles sont dues à la formation d'exsudats entre le périoste et l'os, ou à l'inflammation de la membrane médullaire. Les malades leur attribuent un caractère profond, térébrant (*douleurs ostéocopes*). Il leur semble que leurs os sont sciés ou serrés dans un étau. Les douleurs ostéocopes atteignent leur summum d'intensité au milieu de la nuit et disparaissent vers le matin, en même temps qu'il se produit une sudation abondante : ce caractère leur a également valu le nom de *douleurs nocturnes*. Ricord refuse d'admettre l'influence absolue des heures de la nuit, et n'attribue l'exacerbation nocturne qu'à la chaleur du lit. Baumler explique cette périodicité par l'élévation de température vespérale, qui produit la dilatation des vaisseaux périphériques, l'augmentation de l'afflux sanguin dans les couches ostéo-périostiques sous-jacentes à la peau, et, par suite, la congestion des régions malades. Nous n'avons pas observé avec une régularité aussi absolue ces douleurs à retour nocturne : elles sont parfois aussi violentes pendant le jour, mais s'exagèrent souvent à la tombée de la nuit ; ce dernier fait est constant quand les produits inflammatoires déposés sous le périoste ou dans les espaces médullaires tendent à la suppuration.

Avec des alternatives de rémissions et d'exacerbations, les douleurs se prolongent tant que l'exsudation persiste. Elles s'éteignent quand les produits inflammatoires s'ossifient, mais continuent s'il survient de la suppuration ou de la carie. La douleur, dans la périostite, est due aux tiraillements du périoste par l'exsudat déposé entre cette membrane et l'os ; dans l'ostéite, à la pression excentrique exercée sur les parois inextensibles des espaces médullaires par les néoformations conjonctives produites dans leur cavité.

Périostite syphilitique.

Elle s'annonce par une tuméfaction plus ou moins appréciable et généralement douloureuse. Si l'on passe le doigt légèrement sur le point malade, la douleur s'exagère, mais diminue au contraire lorsqu'on exerce une pression un peu forte en un point limité.

La tumeur périostique est formée par un liquide gélatineux, présentant la consistance gommeuse de la synovie, et histologiquement constitué par du tissu conjonctif embryonnaire. Cet exsudat peut se résorber, se transformer en pus (*périostite suppurée* ou *ulcéreuse*), s'ossifier par le fait d'un dépôt abondant et suffisamment précoce de sels calcaires (*périostite ossifiante*). Dans le dernier cas, il se forme sur l'os une saillie poreuse, que sa ressemblance apparente avec le tuf (*lapis tophaceus*) a fait désigner sous le nom de *tophus*. Lorsque la syphilis est à une phase avancée de son développement, le tissu embryonnaire aboutit à la gomme, au syphilôme (*périostite gommeuse*).

La *périostite ossifiante* peut revêtir la forme diffuse, ou former des tumeurs lisses, arrondies, circonscrites et élastiques. La peau de la région n'éprouve le plus souvent aucune altération dans sa texture, et conserve sa mobilité. Ces tumeurs élastiques atteignent souvent des dimensions considérables, mais peuvent pourtant disparaître encore d'une façon complète, tant qu'elles ne sont pas ossifiées. La résorption laisse fréquemment après elle, à la surface de l'os, un épaississement cartilagineux dû à l'ossification des couches périostiques les plus profondes. L'ossification ne se réalise que chez les sujets robustes, surtout quand la périostite a présenté une évolution aiguë. Dans les formes chroniques, l'ossification est très-lente, et détermine la formation d'ostéophytes, d'exostoses et d'hyperostoses. Les nouvelles couches osseuses ne présentent pas, du moins au début de leur existence, une adhérence intime et solide à l'os ancien. Elles semblent comme juxtaposées à sa surface, mais peu à peu, les couches anciennes les plus superficielles subissent elles-mêmes un travail d'inflammation adhésive, qui a pour conséquence leur fusion complète avec le tissu osseux néoformé. Ces ostéophytes ont ordinairement, surtout quand ils siègent sur une des faces de la voûte du crâne, une surface lisse et arrondie. Rokitansky les décrit comme des exostoses éburnées, qui semblent soudées à la surface de l'os. Elles sont limitées par un bord tranchant, qui est souvent lui-même entouré d'un sillon. Leur texture est plus compacte que celle de l'os adjacent, qui, du reste, paraît lui-même également condensé.

La *périostite ulcéreuse* produit des tumeurs étendues et douloureuses, qui présentent, dès leur début, de la fluctuation. La peau devient rapidement rouge et adhérente. Le pus se collecte entre l'os et le périoste, qu'il décolle parfois à une grande distance, et l'os, ainsi dépouillé de sa membrane nourricière, se nécrose ou se carie à sa surface. Les parties molles adjacentes peuvent être également envahies par l'ulcération. Il se produit alors un ulcère cutané ichoreux, phagédénique et envahissant, qui pénètre jusqu'à l'os.

Le pus accumulé sous le périoste peut aussi se transformer en une masse épaisse, jaune et caséeuse, d'aspect tuberculeux. L'exfoliation de petits séquestres est rare. Enfin, après une longue persistance de l'ulcération osseuse, la cicatrisation se fait par formation conjonctive et par rétraction de la peau. Nous n'avons jamais observé de ramollissement des foyers inflammatoires déposés au-dessous de l'endocrâne.

La *périostite gommeuse* n'offre, sur le vivant, que peu de signes particuliers bien précis. Il est, par exemple, difficile d'établir si la tumeur issue du périoste, et recouverte d'une peau normale, est un tophus en formation ou une gomme. Alors même que la consistance osseuse est déjà manifeste, on n'est pas en droit de nier le syphilome, car, ainsi que Virchow l'observe avec justesse, rien ne prouve jusqu'ici que les gommes du périoste ne sont pas susceptibles d'ossification. Si l'on réfléchit, d'autre part, que les gommes du périoste peuvent se ramollir à leur centre, tandis que l'os voisin devient le siège de carie ou de nécrose, on comprend sans peine qu'une grande quantité de périostites gommeuses soient classées à tort parmi les périostites ulcéreuses. Il est impossible, pendant la vie, de faire autre chose qu'un diagnostic rétrospectif : quand la tumeur du périoste a disparu, et qu'à sa place on sent, à travers les téguments, une fossette déprimée, sans qu'il se soit jamais produit trace de suppuration, on peut admettre, avec quelque raison, qu'il a existé à cet endroit une gomme maintenant résorbée, et que la région correspondante de l'os a subi cette altération désignée par Bertrandi et Virchow sous le nom de *carie sèche* ou d'*atrophie inflammatoire* des couches superficielles. Virchow et d'autres auteurs ont observé des faits bien authentiques démontrant d'une façon positive que le périoste peut pousser, dans l'intérieur de la substance osseuse, des saillies coniques formées d'une substance transparente, gélatineuse, d'un gris jaunâtre, et que l'on peut sans peine, en soulevant la membrane, dégager des cavités osseuses qu'elles ont creusées. L'examen microscopique de ces saillies montre qu'elles sont de véritables gommes. Ce tissu gommeux, en végétant dans la substance osseuse, y détermine deux sortes d'altérations, en apparence opposées. Au niveau de l'axe, l'os disparaît par raréfaction atrophique, tandis qu'au pourtour de la dépression infundibuliforme, à la surface libre de l'os et dans les points contigus à la lésion, il se fait un dépôt osseux de consistance scléreuse ou éburnée. Cette hyperostose constitue, autour de la dépression creusée dans l'os, un bourrelet saillant et irrégulier, qui s'aplanit insensiblement du côté des parties saines. Au niveau des dépressions, il se forme très souvent des enfoncements cicatriciels de la peau.

Ces gommes raréfiantes se rencontrent non seulement sur le périoste des os longs ou plats, mais encore dans la couche périostale de la dure-mère et dans la membrane médullaire. Elles sont isolées ou multiples, mais toujours réunies en foyers. Au niveau du crâne, on trouve parfois de pareilles tumeurs sur les deux faces de l'os. Dans certains cas, Virchow a trouvé des foyers internes exactement en face de ceux de la face libre, circonstance qui, dans un cas, produisit une perforation.

Ostéite syphilitique.

De même que la périostite dépose un tissu nouveau entre le périoste
et l'os, de même il peut se produire, dans les espaces médullaires, des
foyers d'exsudation analogues. Le tissu conjonctif graisseux et fin de
ces espaces est le point de départ de ces productions conjonctives.
Tant que le tissu nouveau garde sa consistance gélatineuse, l'os malade reste mou et se laisse couper au couteau. Si la résorption se
produit de bonne heure, l'os reprend sa consistance normale ou subit
peu à peu de nouvelles altérations. La partie malade acquiert une
dureté éburnée, se raréfie par ostéoporose, ou disparait par suppuration (*carie profonde* de Rokitansky). La terminaison la plus favorable est l'ostéo-sclérose : elle rend l'os plus massif et plus lourd,
mais elle ne compromet pas autrement sa substance. L'os atteint
d'ostéoporose a une apparence tout opposée : il est mou, presque
flexible, et présente une couleur jaune cireuse très-particulière. Quand
l'os suppure, les alvéoles et les espaces médullaires sont dilatés et
remplis de pus. L'os est décoloré, vermoulu; si les granulations remplissent les cavités médullaires, il devient rouge livide, prend l'aspect
d'une masse charnue, sillonnée de lamelles osseuses, fragiles et
poreuses, que le couteau entame sans peine, et où le doigt s'enfonce à
la moindre pression. Il a perdu son écorce compacte et se montre
couvert de granulations. Dans d'autres cas, il se forme à la surface
une couche osseuse nouvelle, qui s'accroît par l'extérieur, tandis que
sa face interne continue à suppurer. La lésion prend alors l'apparence
d'une carie accompagnée d'une sorte de boursouflement de l'os. On
observe parfois des foyers purulents circonscrits, dont les parois sont
formées de tissu osseux condensé, et tapissé d'une couche granuleuse très-vasculaire. Le mécanisme de la destruction ulcéreuse consiste
dans la fonte que le pus fait subir aux parois des cavités médullaires,
ainsi qu'aux cellules osseuses : ces dernières se gonflent, se remplissent
d'un détritus finement granuleux, et se mortifient. La disparition de
la substance intercellulaire est précédée d'une diminution des sels
calcaires. La moelle se liquéfie par transformation de ses cellules
adipeuses en un liquide purulent fortement graisseux. Au voisinage
des os atteints de suppuration, les parties molles sont le siège d'une
inflammation tantôt formative et tantôt suppurante. Le périoste se
fusionne avec les productions conjonctives qui l'entourent, et forme
avec elles une masse gélatineuse ou fibreuse, parsemée de foyers
purulents, dans laquelle les muscles englobés pâlissent et se détruisent.
Les abcès superficiels ou intra-osseux s'ouvrent, suivant les circons-

tances, tantôt par une large ulcération, tantôt par un ou plusieurs canaux allongés, anfractueux ou rectilignes, simples ou ramifiés, qui vont s'ouvrir tantôt dans le voisinage, tantôt dans un point éloigné, et dont l'orifice externe est entouré d'un bourrelet circulaire. Parfois ces fistules s'ouvrent dans une cavité articulaire.

L'existence de gommes dans les cavités médullaires ne paraît pas être rare; Lebert, Rouget, Gosselin, Follin, Virchow et Chiari en ont observé des exemples. La nécrose du crâne, dans le cours de la syphilis, présente des particularités qui ont conduit Virchow à admettre que cette forme de nécrose est de nature gommeuse. Elle se produit le plus souvent de dedans en dehors. Le séquestre se sépare suivant une ligne de démarcation dentelée, de la portion survivante, qui se sclérose de plus en plus, et dont les bords font une saillie notable sur la circonférence du séquestre. Ces foyers sont souvent multiples, espacés ou agglomérés. Dans ce dernier cas, ils se réunissent et produisent des dévastations étendues. Le séquestre éliminé présente à sa surface de larges dépressions, plus confluentes à sa face interne, et qui semblent avoir été creusées par les végétations gommeuses; le pourtour de la perte de substance, quoique nécrosé, est dense et compact, ce qui lui donne un aspect tout particulier.

Chiari a observé, dans la moelle des os longs, des gommes qui, pendant la vie n'avaient, la plupart du temps, occasionné aucun symptôme. Ces gommes peuvent se résorber, amener la sclérose de l'os ou produire des nécroses centrales. Il n'est pas rare que les affections syphilitiques des os déterminent des fractures spontanées.

Cicatrisation des ulcères syphilitiques osseux.

Rokitansky et Virchow attribuent aux cicatrices syphilitiques des os certains caractères spéciaux. D'après Rokitansky, les portions osseuses qui circonscrivent le point ulcéré présentent de la sclérose et de l'hyperostose. Virchow décrit dans les termes que voici les cicatrices des os : toutes les cicatrices syphilitiques osseuses ont pour caractère commun un défaut de substance à leur centre, un excès à leur périphérie. Dans les points, ajoute-t-il plus loin, où l'os a été complètement perforé, comme il arrive pour les os du crâne, pour la cloison du nez et pour la voûte palatine, il ne se fait pas de réparation, en tout cas pas de réparation osseuse. Nulle part ce fait n'est aussi frappant qu'au crâne, où la perforation est cependant recouverte, à sa partie profonde, par une membrane susceptible d'ossification, la dure-mère; celle-ci s'épaissit de bonne heure au niveau du point perforé, et quand le séquestre se détache, il se forme une cicatrice au bord de laquelle la peau et les tissus péri-crâniens, les os et la dure-mère se fusionnent en une masse commune, qui désormais constitue une couche homogène blanchâtre, peu vasculaire et très-compacte. A mesure qu'elle vieillit, cette membrane se condense et se rétracte, de façon que le crâne perd à ce niveau sa courbure naturelle, et que la cicatrice membraneuse forme, en un point de la surface crânienne arrondie, une région aplatie. Si la nécrose n'a point détruit toute l'épaisseur de l'os, il reste, après l'élimination du séquestre, une dépression cupuliforme ou irrégulière : il se produit, dans cette cavité, très-peu de tissu cicatriciel, et la perte de substance n'est que fort insuffisamment comblée. Le seul signe de réparation est l'amincissement progressif des bords qui, presque à pic au début, prennent plus tard, grâce à un dépôt de tissu osseux qui les recouvre, une direction oblique, et présentent fréquemment des fissures et des sillons. Or comme, là aussi, il se produit constamment une hyperostose indurée des points périphériques, ces cicatrices ressemblent beaucoup à celles qui résultent de l'atrophie inflammatoire sans nécrose ou de la suppuration.

Siège et conséquences de l'ostéite et de la périostite syphilitiques.

Tous les points du squelette peuvent être atteints par la syphilis; mais les régions le plus ordinairement frappées sont le crâne, la voûte palatine, la clavicule, le sternum et le tibia, probablement parce que ces os sont plus directement soumis aux influences du dehors, aux changements de température, au contact de l'air, mais surtout aux lésions mécaniques. Les os à forme angulaire, comme les phalanges, les métacarpiens et les métatarsiens, sont très-rarement affectés. Les saillies osseuses intra-pelviennes que Kilian a décrites autrefois sous le nom d'*acanthopelvis* ou de *bassin épineux*, sont parfois peut-être d'origine syphilitique. Les os que nous avons énumérés sont atteints également de périostite et d'ostéo-myélite. Les os longs sont intéressés presque exclusivement dans leur diaphyse. Les épiphyses ne sont atteintes que d'une façon exceptionnelle, notamment dans la syphilis congénitale. La terminaison de la périostite et de l'ostéite varie suivant les régions. A la voûte du crâne, on observe la périostite ossifiante, ulcéreuse ou gommeuse, l'ostéo-sclérose, l'ostéoporose, la nécrose et la carie, tandis que les maxillaires supérieurs sont surtout sujets à l'ostéite suppurée. La carie et la nécrose sont rares au maxillaire inférieur : cet os est plutôt tributaire de la périostite ossifiante ou scléreuse.

Les ostéophytes peuvent comprimer certains troncs nerveux ou

vasculaires et déterminer des névralgies, des paralysies et des troubles
circulatoires. Nous avons vu la compression du nerf sciatique, au
niveau de la grande échancrure, par une exostose syphilitique, entraîner une paralysie du membre inférieur. Au voisinage de l'apophyse
styloïde, les ostéophytes peuvent déterminer une paralysie faciale.
Les exostoses, les gommes situées au niveau de la selle turcique, qui
supporte le chiasma des nerfs optiques, peuvent comprimer ces nerfs
et entraîner la cécité. Les ostéophytes et les exostoses de l'orbite
peuvent produire de l'exophthalmie. L'ossification du conduit auditif
externe a souvent pour conséquence une surdité définitive. La compression du cerveau produite par les saillies osseuses de la face interne
du crâne peut amener des convulsions, des accès épileptiformes, des
ramollissements de la substance cérébrale. Si une gomme se ramollit
au-dessus du sinus frontal, ou si le crâne subit à ce niveau une nécrose de quelque étendue, la dénudation du sinus longitudinal supérieur peut amener des hémorrhagies mortelles ou une méningite. La
carie de l'apophyse mastoïde amène quelquefois l'ouverture de la
caisse du tympan et l'interruption ou l'élimination de la chaîne des
osselets.

Diagnostic différentiel des affections osseuses syphilitiques.

On sait que les anti-mercurialistes absolus attribuent à l'usage du
mercure toutes les affections des os observées chez les syphilitiques,
et refusent à la diathèse elle-même tout pouvoir d'engendrer ces
lésions. D'autres, moins excessifs, admettent l'existence de la syphilis
osseuse (Mathias), mais considèrent les accidents en question comme
une combinaison de la syphilis et du mercurialisme, c'est-à-dire
comme une syphilis dégénérée par l'usage du mercure. Mais ni les
expériences d'Overbeck, ni les observations cliniques de Kussmaul ne
démontrent l'existence d'affections osseuses d'origine mercurielle. Le
mecrure ne produit la périostite et la nécrose qu'au niveau des maxillaires, encore la produit-il consécutivement à une stomatite mercurielle, quand un traitement trop intense amène la gangrène de la
muqueuse, et que cette gangrène s'étend jusqu'au périoste. On trouve
alors des productions ostéophytiques étendues, poreuses, qui se déposent à la surface de l'os comme une couche de pierre ponce, et dont
l'aspect diffère complètement des produits analogues de la syphilis.
Même au point de vue anatomique, il est difficile de déterminer si
une lésion osseuse donnée est de nature scrofuleuse, syphilitique ou
goutteuse, et, comme le dit Engel, on n'arrivera jamais à indiquer
une forme d'ostéophyte réellement pathognomonique de l'une ou

l'autre de ces dyscrasies. Le clinicien, pour diagnostiquer la nature d'une lésion osseuse, devra, à moins qu'il ne s'agisse d'une gomme, faire appel à tout un ensemble de symptômes, comme il est obligé de le faire pour les syphilides ; la tâche, il est vrai, sera dans ce cas compliquée encore par l'absence possible de toute autre manifestation spécifique, les lésions osseuses se montrant souvent isolées.

Ricord prétend pourtant que les lésions syphilitiques siègent le plus souvent à la surface, les scrofuleuses dans le parenchyme des os. Rokitansky et Virchow considèrent les exostoses arrondies du crâne comme absolument particulières à la syphilis. Tous deux attribuent aux cicatrices syphilitiques des os une conformation spéciale ; nous avons déjà insisté sur ce point. Quant à la goutte, nous rappellerons que cette diathèse dépose ses tophus plus volontiers au niveau des extrémités des os, surtout des petits os comme les doigts et les orteils, où ce dépôt se fait sous forme pulvérulente, et sur les cartilages articulaires, tandis que la syphilis atteint plutôt les diaphyses.

La syphilis osseuse est plus fréquente chez la femme. On la rencontre aussi parmi les manifestations de la syphilis héréditaire observées chez les adolescents.

Affections syphilitiques des articulations.

Les arthropathies syphilitiques sont rares. Les quelques cas que nous avons eu l'occasion d'observer concernaient pour la plupart le genou, le cou-de-pied, plus rarement l'articulation acromio-claviculaire, exceptionnellement le coude et le poignet. Il nous a toujours été impossible de découvrir un signe caractéristique de la spécificité. Parmi les maladies articulaires constatées chez des syphilitiques, les unes étaient récentes, avaient eu un début aigu et douloureux ; les autres étaient d'anciennes lésions, hydarthroses, tumeurs blanches ou ankyloses. Dans la plupart de ces cas, le traitement spécifique resta sans effet, tandis qu'une médication topique et générale dirigée contre la cause supposée de l'affection, chlorose, scrofule ou goutte, fut couronnée d'un plein succès. Alors même qu'une maladie articulaire disparaît par un traitement anti-syphilitique, rien ne prouve sa nature spécifique.

On ne sera, en somme, autorisé à admettre la possibilité des localisations articulaires de la syphilis, que si l'on parvient à démontrer, dans les tissus articulaires, l'existence du produit spécifique, de la gomme. Jusque-là, la notion d'arthrite syphilitique reste au moins douteuse. Lancereaux cite pourtant deux cas d'affections syphilitiques du genou, dans lesquels la synoviale, ainsi que les ligaments, étaient le siège de tumeurs d'apparence gommeuse.

Dans ces dernières années, plusieurs auteurs, Nélaton, Lancereaux, Chassaignac, Archambault, Lücke et Erlach, de Berne, Bergh, de Copenhague, Volkmann, de Halle, Taylor, de New-York, ont attiré l'attention sur une affection des phalanges et des articulations phalangiennes, que l'on a désignée sous le nom de *dactylite syphilitique*.

Cette affection atteint également les doigts et les orteils. Le volume des phalanges malades est augmenté à tel point, qu'elles ne peuvent plus trouver place entre les doigts voisins et se relèvent au-dessus de ceux-ci. Le gonflement ne se montre pas seulement sur la phalange atteinte, mais encore sur les phalanges adjacentes. La peau prend une teinte bleuâtre, la tumeur est tendue, élastique, et ne conserve pas l'empreinte du doigt. La tuméfaction est plus marquée à la face dorsale, la motilité est plus ou moins compromise, et les mouvements forcés produisent souvent de la crépitation. Quant aux mouvements actifs, ils sont le plus souvent impossibles. La douleur est modérée, même à la pression. Dans les faits que nous avons observés, nous avons rencontré la dactylite surtout au niveau des deux articulations extrêmes, plus rarement dans l'interligne métacarpo-phalangien.

La dactylite syphilitique est due à un dépôt gommeux dans le tissu cellulaire sous-cutané, le périoste, les os et les tissus articulaires. Le diagnostic étiologique ne peut être établi que d'après les faits antérieurs ou actuels, joints au résultat du traitement. Dans la plupart des cas, une médication appropriée conduit à la réparation intégrale ; quelquefois, l'articulation suppure ; parfois enfin les phalanges s'atrophient, tandis que les téguments, les articulations et les tendons restent intacts.

Affections syphilitiques des cartilages.

Les cartilages du nez, des paupières, du larynx, peuvent être profondément altérés dans le cours de la syphilis, consécutivement à la suppuration de la peau ou des muqueuses qui les recouvrent. Si la muqueuse et le périchondre sous-jacent ne sont détruits que dans une faible étendue, le cartilage est perforé en un point limité : c'est ce qui se passe au niveau de la cloison nasale. Si une lame cartilagineuse, l'épiglotte par exemple, est altérée vers son bord libre, le sphacèle emporte un fragment de sa substance. Dans les deux cas, le reste du cartilage n'éprouve aucun changement de texture. Il n'en est pas ainsi cependant pour le cartilage thyroïde : celui-ci devient le siège d'une périchondrite lente qui aboutit à l'ossification. Le larynx perd son élasticité, et la pression exercée sur les côtés du cartilage thyroïde devient très-douloureuse. La tuméfaction de la muqueuse laryngienne dont s'accompagne la périchondrite thyroïdienne, la transformation des ligaments ary-épiglottiques en bourrelets fibreux, l'épaississement des cordes vocales, qui entrave leur motilité, enfin la dégénération des parois élastiques du larynx, qui deviennent osseuses et rigides, sont autant de causes qui concourent à troubler considérablement la phonation. La syphilis produit très-rarement la carie ou la nécrose du thyroïde. Lorsqu'il se forme des ulcérations muqueuses au niveau du chaton du cartilage cricoïde, la surface cartilagineuse dénudée s'ossifie et se carie. Si le bord supérieur du chaton est envahi, les articulations crico-aryténoïdiennes sont détruites, les cartilages aryténoïdes eux-mêmes s'ossifient et se nécrosent. Leurs connexions avec les cartilages cricoïde et thyroïde se relâchent à tel point, qu'un des aryténoïdes peut être rejeté par la toux; ou bien il se forme un abcès de voisinage, qui s'ouvre au dehors et laisse échapper le cartilage au milieu du liquide. Le pus de l'abcès peut également amener la nécrose et l'élimination d'une des cornes de l'os hyoïde. Ces lésions destructives et ces dégénérations des cartilages peuvent aussi résulter de la tuberculose laryngée.

Syphilis des muscles, des tendons et des gaines tendineuses.

Une affection douloureuse et souvent grave atteint parfois certaines régions musculaires dans les périodes avancées de la syphilis. Elle débute souvent d'une manière aussi douloureuse que le rhumatisme. Peu à peu la souffrance augmente, jusqu'à ce qu'elle amène brusquement la rigidité des muscles et la suppression de leurs fonctions. Les muscles se trouvent alors dans un état de contracture continue et le moindre contact augmente la douleur. Cette dernière subit parfois des rémissions, mais revient avec plus d'intensité si l'on essaie d'étendre les muscles rétractés. Cette affection musculaire est due à une inflammation chronique et circonscrite du myolemme, qui devient le siège d'un épaississement par néoformation conjonctive. Il en résulte une destruction des fibres musculaires, qui sont remplacées par du tissu conjonctif provenant de la prolifération du pérymisium. D'après Nélaton, on trouverait souvent, en pareil cas, des tumeurs gommeuses atteignant le volume d'une noix ou d'un œuf de poule. Nous n'avons, pour notre part, réussi que fort rarement à constater par le toucher une tumeur circonscrite dans l'épaisseur des muscles malades. La peau conserve presque toujours sa coloration normale.

Les altérations siègent surtout dans le corps du muscle, mais se montrent aussi vers ses extrémités. Le muscle atteint le plus souvent de contracture syphilitique est le biceps brachial ; vient ensuite le biceps fémoral, le sterno-mastoïdien, où nous l'avons observée une fois, et où il déterminait un torticolis du côté gauche.

Un grand nombre de cas de strabisme syphilitique peuvent être expliqués non par une affection centrale ou périphérique des nerfs moteurs oculaires, mais par des altérations gommeuses des muscles eux-mêmes. Nélaton a observé des gommes dans le biceps brachial, le grand pectoral, le masséter, les deux jumeaux, les droits de l'abdomen et le demi-membraneux. Chez un de nos malades, il existait des gommes dans les péroniers de la jambe droite et dans le tibial postérieur gauche. Cette dernière tumeur diminua d'une façon remarquable par le traitement iodé *intùs et extrà*. Les gommes des péroniers se ramollirent et ulcérèrent largement les téguments jusqu'au niveau de la malléole.

Les affections syphilitiques des muscles guérissent rapidement, si elles sont reconnues de bonne heure et soumises à un traitement rationnel ; abandonnées à elles-mêmes, elles ont une durée beaucoup plus longue. Si le tissu conjonctif envahissant est en totalité résorbé, le muscle peut reprendre sa structure et ses fonctions. Mais si les lésions sont trop anciennes, la substance musculaire s'atrophie, et la contracture devient permanente. Les gommes des muscles peuvent se ramollir et perforer la peau. La réparation du muscle peut s'obtenir, même dans ces cas, à condition cependant que les altérations du tissu musculaire ne soient pas trop profondes, car alors l'atrophie est définitive.

Il n'est pas douteux que les gaines tendineuses ne puissent subir, aussi bien que tout autre tissu, les atteintes de la syphilis. Cependant, cette localisation semble assez rare et les auteurs ne fournissent à ce sujet que peu de données. En 1868, Verneuil signala, chez les syphilitiques, une hydropisie aiguë dans les gaines des extenseurs des doigts. Dans quatre cas de cet auteur, tous observés chez des femmes, cette affection coïncida avec le début des accidents secondaires. L'exsudation était toujours abondante, mais ne remontait jamais jusqu'à l'avant-bras ; la fluctuation était, dans tous les cas, manifeste, et le gonflement nettement circonscrit. La peau n'offrait aucune altération. Fournier ajoute, à cette publication de Verneuil, le cas observé par lui, et considère cette affection comme fréquente. Cet auteur a noté les altérations syphilitiques des tendons et de leurs gaines sur les extenseurs des orteils, le tendon d'Achille, le biceps brachial et fémoral, la patte d'oie, le long supinateur, les péroniers, etc. D'après Fournier, on peut voir survenir sans douleur des épanchements considérables ; d'autres fois, les phénomènes inflammatoires deviennent prédominants et la peau rougit. Dans d'autres cas, la fluctuation est

nulle ou à peine apparente, la tumeur est pâteuse et l'affection ne
s'exprime que par la gêne fonctionnelle et la douleur que produit la
pression au niveau du tendon malade.

Les gommes ont été décrites également dans les gaines tendineuses.
Ainsi, Baümler fait mention d'un cas de Nunn, dans lequel « une tumeur jaune pâle, de la grosseur d'une demi-orange, se forma sur les
tendons du dos du pied chez un homme de quarante-cinq ans, syphilitique depuis vingt ans, et s'élimina à travers une ulcération de la
peau ; quelque temps avant, une masse semblable s'était fait jour au-
dessus des tendons de la face interne du genou ». Chouet décrit, dans
son intéressant travail, un cas dans lequel une gomme se forma dans
la gaine du péronier antérieur droit et se termina par ramollissement. Cette manifestation avait suivi de quinze à seize ans l'infection.
Nous avons observé, chez un syphilitique, des hydropisies symétri-
ques dans les gaines des extenseurs communs des doigts.

Affections syphilitiques des bourses séreuses.

Nous n'avons jamais rencontré dans aucune bourse séreuse une affection dont la nature spécifique fût incontestable. La description qui
va suivre est donc uniquement basée sur des indications puisées dans
les auteurs.

Keyes divise par analogie les affections syphilitiques des bourses
séreuses en secondaire et en tertiaire. Il n'a jamais observé la forme
secondaire avec ou sans épanchement, mais il la tient pour très-vrai-
semblable, étant donnée l'existence d'altérations analogues dans les
articulations et les gaines tendineuses.

On trouve indiquées dans Jules Voisin, Fournier et Adolphe Vaffier,
des inflammations syphilitiques secondaires, sans épanchement, des
bourses séreuses. Les inflammations avec hydropisie ont été fort bien
décrites par Gosselin, Fournier et Verneuil. Ces formes secondaires
sont assez indolentes et, pour cette raison, facilement méconnues.

Les lésions tertiaires sont moins exceptionnelles. Keyes refuse d'admettre une *forme gommeuse* et une *forme hyperplasique* : il n'existe,
suivant lui, aucune preuve de l'existence de cette dernière, et tous
les cas connus se rattachent à la variété gommeuse. Il n'a jamais été
publié de résultat nécropsique. Au point de vue clinique, on peut
admettre deux variétés d'hygroma gommeux : la première résulte de
la propagation d'une lésion du voisinage, l'autre débute dans la
bourse elle-même. Keyes publie quatorze observations, dont sept iné-
dites, d'hygromas tertiaires. Dans douze cas, la séreuse était atteinte
primitivement ; huit fois il s'agissait des bourses qui entourent le

genou : la bourse prérotulienne des deux côtés, trois fois ; d'un seul
côté, deux fois ; la bourse qui recouvre la tubérosité du tibia, une
fois ; la bourse qui sépare l'insertion du demi-tendineux du ligament
latéral interne, une fois des deux côtés, une fois d'un seul. Dans les
quatre autres cas, l'hygroma avait pour siège la malléole, l'olécrâne,
une bourse séreuse accidentelle formée sous un cor, une autre à la
paume de la main. Les deux sexes fournissent un égal contingent à
cette affection. Chez les femmes qui figurent dans ce tableau, il s'agissait toujours d'hygromas du genou. L'âge moyen des malades était
de 35 ans. Dans le cas le plus précoce, le chancre datait de 1 an 1/2,
dans le plus tardif de 8 ans 1/2. Dans la moitié des cas, on pouvait
invoquer un traumatisme comme cause occasionnelle. L'affection
resta toujours indolente, jusqu'au moment où la peau fut envahie.
La fluctuation ne fut constatée que dans un petit nombre de ces faits,
et jamais d'une façon très-nette. Le traitement spécifique produisit
presque toujours une guérison rapide et en tout cas une notable
amélioration. Nous renvoyons, pour d'autres détails, aux travaux de
Chouet et de Vinay.

SYPHILIS ENDÉMIQUE ; LÉPROÏDE OU SYPHILOÏDE

Pendant le siècle dernier et jusqu'à notre époque, on observa, dans
certaines contrées d'Europe et d'Amérique, des maladies d'allure
étrange et de forme épidémique, qui furent considérées tantôt comme
une modification de la lèpre ou éléphantiasis des Grecs, tantôt comme
une syphilis dégénérée ; suivant qu'on admettait l'une ou l'autre
de ces deux interprétations, ces affections furent désignées sous le
nom de *léproïde* ou de *syphiloïde*.

L'usage populaire les désigna bientôt par le nom des provinces ou
des localités où elles s'observaient le plus souvent. En Norwège et en
Suède, on les appela *radesyge* (de *rada*, mauvais, funeste, et *syge*,
épidémie). Ailleurs, on les nomma *maladie du Holstein, maladie des
Dithmarses, maladie du Jutland;* en Autriche-Hongrie, *maladie de
Skerljevo* ou *Scherlievo*, du nom d'un village dans le district de
Fiume. D'autres synonymes géographiques sont : *mal de Fiume, de
Fucine, maladie de Grobbnig, mal de Raguse, de Breno, Facaldine.*
On décrit aussi une *syphiloïde de Courlande, de Lithuanie, de Hesse.*
En Serbie, on donna à ces affections le nom de *Frenga.* Dans la
Transylvanie, la Buchovine et la Roumanie, on les nomma *Boala,*

en Grèce *Spirocolon*, *Orchida* et *Frango*. En Amérique, on décrivit un *mal de la baie de Saint-Paul*, *mal anglais*, *maladie des éboulements*, *la maladie d'Ottawa* et la *syphiloïde canadienne*. En Ecosse, on donna à la syphilis endémique le nom de *Siawin*, *Sibben* ou *Sibbens* (à cause de la ressemblance des papules humides de la peau que cette maladie produit, avec le fruit d'un framboisier d'Ecosse dont le nom celtique était *Siwin*). Des recherches plus exactes ont démontré que ces affections endémiques étaient, pour la plupart, des syphilis héréditaires ou acquises, le plus ordinairement des formes anciennes et négligées, des syphilis dites tertiaires, à côté desquelles on plaçait aussi quelquefois des affections vulgaires de la peau à formes invétérées, eczéma chronique, lupus, psoriasis, etc. La fondation d'hôpitaux, les règlements d'admission qui les régirent, l'emploi de traitements convenables firent bientôt disparaître ces syphilis endémiques.

SYPHILIS HÉRÉDITAIRE

On désigne sous le nom de syphilis héréditaire celle que l'enfant apporte à sa naissance, et qui a pour caractère essentiel l'absence d'accident primitif. Presque toujours, on observe, à la naissance même, des signes manifestes de l'infection, ou bien les accidents se développent dès les premières semaines de la vie : leur apparition ne dépasse pas, en tout cas, les trois premiers mois.

Dans des cas très-exceptionnels, les accidents n'apparaissent qu'au moment de la puberté : cette forme a reçu le nom de *syphilis héréditaire tardive*. Nous admettons en conséquence deux subdivisions très-légitimes :

1° Une syphilis héréditaire *précoce*, dont les accidents suivent de près la naissance ;

2° Une syphilis héréditaire *tardive*, qui, le plus souvent, se montre à la puberté.

Quant à la théorie de la transmission héréditaire, nous pouvons établir sur notre expérience personnelle et sur les observations étrangères, les axiomes suivants :

1° Si l'un des parents est syphilitique au moment de la conception, l'enfant peut contracter la syphilis ;

2° Il est des cas où des parents syphilitiques, même porteurs d'accidents récents, engendrent des enfants sains ;

3° Quand une mère indemne, au moment de la conception, met au monde un enfant syphilitique du fait de son père, elle contracte, par là même, une syphilis, au moins une syphilis latente, car jusqu'ici on n'a vu que trois fois une mère recevoir la syphilis en allaitant son enfant atteint de syphilis héréditaire. L'infection, allant de l'enfant à la mère par la voie de la circulation placentaire, a reçu de Ricord et de Diday, le nom de *choc en retour*. Le fait que l'allaitement transmet si rarement la syphilis à la mère a été désigné sous le nom de *loi de Colles;*

4° Si les deux parents étaient sains au moment de la conception et si la mère contracte la syphilis dans le cours de la gestation, l'enfant peut, à partir de ce moment, devenir syphilitique. Plus la grossesse est avancée quand l'infection de la mère a lieu, plus l'enfant a des chances pour échapper, le virus ayant moins de temps pour exercer sur lui son action. Ce mode d'infection de l'enfant a reçu le nom d'*infection intra-utérine* (Kassowitz) ou d'*infection humorale post-conceptionnelle* (Vajda). Le placenta n'offre donc aucun obstacle au transport du virus de la mère au fœtus, ou inversement;

5° Plus la syphilis des parents est récente, plus l'infection de l'enfant est probable et plus elle est intense. Souvent alors le fœtus est mort-né ou naît avec une syphilide;

6° Si les parents n'ont qu'une syphilis latente, les accidents n'apparaissent chez l'enfant que longtemps après sa naissance. Les formes graves sont plus rares, mais s'observent également dans ces circonstances;

7° Plus il s'est écoulé de temps depuis la disparition des accidents chez les parents, moins l'infection de l'enfant est probable;

8° Dans la plupart des cas, la syphilis va en s'affaiblissant de telle sorte chez les parents, qu'après avoir procréé plusieurs enfants syphilitiques, ils finissent par engendrer des enfants sains.

Les formules qui précèdent sont le résumé aphoristique de notre expérience actuelle. Elles ne représentent nullement des dogmes définitifs en matière de syphilis congénitale et de transmission héréditaire. Des cas contradictoires surgiront sans doute un jour, qui modifieront nos idées sur l'hérédité syphilitique. Une étude plus exacte et plus approfondie de l'hérédité en général soulèvera peut-être aussi les voiles qui recouvrent toutes ces questions de doctrine, encore si mystérieuses. C'est à la science de l'avenir qu'est réservée la solution définitive de ce problème.

Quant à l'influence de la syphilis sur la grossesse, nous observerons tout d'abord que le fœtus meurt très-fréquemment dans la cavité utérine et n'est expulsé qu'après avoir subi une macération complète : on croirait que la peau a été soumise à une ébullition prolongée.

On ne sait encore si la mort du fœtus est due à ses lésions propres ou à celles de l'utérus ou du placenta. Pollnow considère l'*hydropisie sanguinolente* comme une maladie intra-utérine du fœtus causée le plus souvent par la syphilis héréditaire. D'après Barnes, la syphilis produit une inflammation de la membrane caduque et, comme le placenta, qui se forme aux dépens de cette membrane, est l'organe nourricier du fœtus, la mort de ce dernier est la conséquence inévitable de ces lésions. Virchow a observé, dans la portion maternelle du placenta, des altérations très-analogues aux gommes (*endométrite placentaire gommeuse*). Frankel a également constaté, dans la portion fœtale du placenta, une altération des villosités consistant en une multiplication cellulaire, qui peut conduire à la compression et à l'oblitération des vaisseaux, suivies de la dégénérescence graisseuse et de l'atrophie des villosités elles-mêmes. Oedmanson a trouvé, dans cinq cas d'avortements causés par la syphilis, des altérations dans les vaisseaux ombilicaux et dans le placenta. Il existait une inflammation athéromateuse des vaisseaux du cordon, et, dans les gros troncs placentaires, des thromboses ayant amené de la placentite interstitielle. H. Zeissl a trouvé, chez les accouchées syphilitiques, le placenta relativement moins développé, mou et flétri, graisseux, pâle et très-friable. Sa face utérine présente parfois des points d'hépatisation plus ou moins étendus, parsemés souvent à leur surface d'incrustations calcaires.

Chez les enfants ainsi infectés pendant la vie intra-utérine, les accidents sont déjà manifestes à la naissance, ou se développent dans les premiers jours de la vie. Mais il est possible aussi qu'un enfant né d'un père atteint de syphilis latente, paraisse absolument sain à sa naissance et pendant ses premières années : peu à peu se montrent, en divers points de la peau, des infiltrations gommeuses (*faux lupus*), des lésions du voile du palais et des fosses nasales (*ozène syphilitique*), des tuméfactions du crâne et des os longs, etc. Toutes ces manifestations étaient autrefois regardées comme scrofuleuses.

Ainsi on est autorisé, comme nous l'avons déjà dit, à admettre une syphilis congénitale, qui se manifeste dans l'utérus ou peu de jours après la naissance, et une syphilis héréditaire latente, qui ne jette le masque que beaucoup plus tard, parfois à l'époque de l'adolescence seulement. Si l'on observe chez l'enfant, quelques mois après la naissance, des accidents semblables à ceux qui se voient dans les premières phases de la syphilis acquise, ils ne sont pas dus à l'hérédité, mais à une infection acquise *per partum* ou *post partum*.

Ajoutons encore que, d'après Hutchinson, une mère qui conçoit à plusieurs reprises des enfants hérédo-syphilitiques, subit une infection lente et progressive, dont les conséquences ne se manifestent souvent que très-tardivement et sous forme d'accidents tertiaires d'emblée.

Bärensprung pense que le sperme d'un syphilitique, inoffensif pour la femme dans les circonstances ordinaires, l'infecte dès qu'il la féconde.

Les femmes qui, au moment de la conception, sont atteintes d'une syphilis récente, arrivent rarement au terme de leur grossesse : elles avortent ordinairement ou accouchent avant terme, au commencement du huitième mois et même plus tôt. D'après Whitehead, chez les femmes syphilitiques, l'avortement a lieu dans 46 p. 100 des cas environ. Nous ne pouvons admettre avec Mayer et Bednar, la stérilité absolue des femmes atteintes de syphilis constitutionnelle ; pourtant, H. Zeissl a observé fréquemment des femmes rendues complètement stériles par des syphilis invétérées. Le même auteur a vu des cas où la malade, sans avoir présenté ni accident primitif ni exanthèmes, était atteinte de périostite, de chute des cheveux et d'anémie très-marquée, symptômes qui cédaient à un traitement spécifique : il suppose que, dans ces faits, le sperme a été le véhicule de la contagion.

Manifestations de la syphilis congénitale.

La syphilis congénitale produit les mêmes accidents que la syphilis acquise. Le nouveau-né, quand il s'agit d'une forme grave, est généralement chétif, les téguments sont ratatinés, surtout la peau du visage, ce qui donne au petit malade un aspect vieillot et cachectique.

Les lésions cutanées sont de tout point semblables aux manifestations analogues de la syphilis acquise chez l'adulte. Cependant, il nous a paru que la syphilis congénitale ne se manifestait sur la peau que sous trois formes primordiales : maculeuse, papuleuse et bulleuse. Nous n'avons jamais observé chez le nouveau-né le rupia, l'ecthyma ni les tubercules de la peau.

Hutchinson a donné, comme un signe de la syphilis héréditaire précoce, une atrophie particulière des incisives supérieures. Cette lésion est vraisemblablement produite par un arrêt de développement des follicules dentaires accompagnant la dystrophie générale. Les incisives persistantes sont courtes et étroites, plus larges à leur base ; leurs angles sont arrondis, leur bord libre profondément échancré dans son milieu, leur couleur est jaune sale et demi-transparente. Les mêmes caractères, constatés sur les autres dents, n'auraient pour l'auteur anglais aucune signification diagnostique. Nous n'accordons point, quant à nous, une importance aussi décisive à ce signe.

Syphilide maculeuse des nouveau-nés, érythème maculo-papuleux neonatorum.

Si l'enfant n'apporte pas cette syphilide en naissant, elle se développe dans les premiers jours de la vie. L'apparition plus tardive d'une syphilide maculeuse chez le nouveau-né est toujours une preuve que l'enfant n'a pas été infecté dans le sein maternel, mais au dehors, pendant ou après l'accouchement. La syphilide maculeuse des nouveau-nés présente les mêmes caractères que l'éruption correspondante de l'adulte. Les macules les plus apparentes siègent sur les côtés de la poitrine ; elles deviennent de plus en plus rares vers la ligne médiane, disparaissent sur le cou et la face, mais se retrouvent sur le front, à la limite du cuir chevelu.

Si le traitement n'est pas hâtif et bien dirigé, on voit apparaître, avec une rapidité extraordinaire, d'autres manifestations en différentes régions : aux talons, à la plante des pieds et à la paume des mains se montrent de petits nodules plats, gros comme des lentilles, d'un brun cuivré, qui se couvrent bientôt de squames jaunes et peu adhérentes ; d'autres fois, il se forme dans ces points, surtout au talon, des ulcérations cutanées profondes ou des rhagades. Les sillons des ailes du nez présentent souvent une rougeur marquée et sont couverts de squames croûteuses, fines et jaunâtres ; les commissures des lèvres et les orifices des narines sont parsemés de papules muqueuses desséchées en croûtes brunes. Des papules humides se montrent dans les plis fessiers, le creux poplité, l'anus, sur le scrotum, dans le pli génito-crural. Dans ces dernières régions, et pour des raisons déjà signalées, les papules perdent leur forme saillante et peuvent être prises aisément pour de l'intertrigo. Le derme, mis à nu, sécrète un liquide jaune, gluant et rapidement putrescible. De même que dans l'érythème syphilitique maculo-papuleux des adultes, il se produit fréquemment dans celui des nouveau-nés, sur le gland, sur le feuillet interne du prépuce et sur les petites lèvres, des taches rouge sombre circonscrites, qui, par suite du catarrhe concomitant, s'excorient et se changent en érosions d'un rouge vif. On observe souvent, entre les taches de roséole, quelques papules lenticulaires, surtout au pli du coude et à la face interne des cuisses.

Nous n'avons jamais encore observé de syphilide maculeuse chez le nouveau-né, sans constater en même temps des papules humides en quelques points, à l'anus, aux grandes lèvres, aux commissures labiales, entre les orteils. Les gonflements ganglionnaires de la nuque, de l'aisselle et des autres régions prennent rarement, dans la syphilis congénitale, un développement aussi marqué que chez l'adulte.

La syphilide maculeuse des nouveau-nés évolue sans fièvre, tant qu'il n'existe pas de phénomènes hectiques. Nous n'avons observé qu'un seul cas de guérison chez un nouveau-né atteint de syphilis maculeuse congénitale; tous les autres devinrent anémiques, et des diarrhées épuisantes, des catarrhes bronchiques ou des pneumonies terminèrent leur malheureuse existence en deux ou trois semaines.

Syphilide papuleuse des nouveau-nés.

Cette forme est plus rare que la précédente : elle se présente, chez le nouveau-né, sous ses différents aspects et se comporte, au point de vue de ses localisations, de ses métamorphoses et de ses combinaisons avec d'autres syphilides, comme l'éruption correspondante de l'adulte. Nous n'avons observé que rarement, comme manifestation congénitale, les papules dites miliaires ou *lichen miliaire syphilitique*. Chez les enfants qui ne présentent pas de papules à la naissance, l'éruption se développe d'une façon successive, et l'on trouve, dans chaque région, des éléments à différentes phases d'évolution.

Dans des cas très-rares, les papules sont, dans une grande étendue, si confluentes, que leurs squames forment une sorte de cuirasse presque continue. Dans les deux cas de ce genre que nous avons observés, la plupart des squames existaient sur le dos, sur les côtés du thorax, à la paume des mains, à la plante des pieds, quelques-unes enfin sur le front et à la nuque.

Syphilides pustuleuses, gommeuses et hémorrhagiques des nouveau-nés.

Les éruptions pustuleuses ou bulleuses sont beaucoup plus fréquentes chez le nouveau-né que la forme papuleuse : elles peuvent exister à la naissance ou se développer dans les huit premiers jours.

Dans le dernier cas, on voit apparaître au front, surtout dans le voisinage du sourcil, à la face, au menton, sur les fesses, sur les deux faces des membres, mais surtout dans les régions palmaires et plantaires, des taches brunes de la largeur d'une lentille ou d'un pois, ou des papules à peine saillantes. En trois ou quatre jours, la plupart de ces éléments se transforment en pustules flétries, remplies complètement d'un pus verdâtre très-fluide. Les pustules ne sont pas toujours complètement arrondies, mais présentent souvent, surtout dans la région palmaire et plantaire, des échancrures dues à la fusion de plusieurs éléments voisins. Elles s'affaissent très-rapidement à leur milieu, où se produit une dépression cupuliforme. Tandis que le centre déprimé de l'enveloppe pustuleuse se dessèche en forme de croûte mince, la suppuration peut continuer à la périphérie, et soulever l'épiderme voisin, en élargissant le pourrelet annulaire non encore desséché. Au-dessous de la croûte, on trouve la peau rougie, un peu déprimée, comme dans la varicelle et l'impetigo des nourrissons et des adultes, mais jamais de pertes de substance profondes.

L'éruption que nous venons d'esquisser est celle qu'on décrit ordinairement sous le nom de *pemphigus syphilitique des nouveau-nés ;* H. Zeissl n'admet pas cette dénomination, car il ne se forme pas de bulles transparentes et on ne voit pas, comme dans le pemphigus dit *foliacé*, le contenu de ces bulles devenir rapidement trouble et purulent, détruire la couche épidermique et mettre à nu, parfois sur une grande surface, le derme enflammé. Il juge plus conforme aux lois de l'analogie de désigner la syphilide en question sous le nom de *varicelle syphilitique confluente des nouveau-nés*, car, dans ce cas, comme dans les syphilides varioliformes des adultes, une dépression en cupule se produit au centre de chaque élément, dont le contenu est un pus très-séreux. Les syphilides bulleuses ou pustuleuses des nouveau-nés s'accompagnent fréquemment de larges ulcérations des talons. Les sécrétions muqueuses, coagulées et durcies, rétrécissent peu à peu les fosses nasales et gênent à tel point la respiration, que l'enfant ronfle continuellement, surtout pendant qu'il est au sein, et ne peut téter qu'en s'interrompant à chaque instant. Si l'enfant atteint de syphilide pustuleuse survit au delà de quinze jours, il n'est pas rare de voir apparaître, au niveau des phalanges unguéales des doigts et des orteils, un gonflement en forme de panaris, qui, la plupart du temps, suppure au voisinage de la matrice et entraîne la chute de l'ongle ; jamais, au contraire, nous n'avons observé l'onyxis sec chez les enfants atteints de syphilis héréditaire, non plus que la chute des cheveux et des sourcils.

La syphilide pustuleuse s'accompagne d'accélération du pouls, et les petits malades éprouvent une violente agitation. Tous les nouveaunés atteints sous cette forme que H. Zeissl eut à traiter (la plupart provenant des Enfants-Trouvés), succombèrent au bout de deux ou trois semaines. Ceux qui apportaient l'éruption en naissant étaient beaucoup plus cachectiques et mouraient avant le huitième jour. La syphilide bulleuse entraîne souvent la mort intra-utérine.

Il est très-difficile de distinguer la syphilide pustuleuse du pemphigus cachectique des nouveau-nés. Le seul signe différentiel que nous ait enseigné l'expérience est que, dans le pemphigus cachectique, les bulles se dessèchent et perdent leur croûte beaucoup plus vite que dans le pemphigus syphilitique. Après la chute de ces dernières, il se forme très-rapidement, dans le pemphigus cachectique, une nouvelle couche épidermique qui bientôt est soulevée à son tour pour former une nouvelle pustule ; les pustules du pemphigus syphilitique, au contraire, sont plus persistantes, et quand la croûte est tombée, il se produit un épiderme imparfait au point dénudé ; mais jamais il ne survient une pustule au même niveau que l'ancienne. Tandis que tous les nouveau-nés atteints de pemphigus syphilitique que nous avons observés, ont succombé sans exception, nous avons vu quelques cas de pemphigus cachectique guérir à force de soins.

Nous n'avons observé que très-rarement, chez le nouveau-né, la syphilide impétigineuse sous forme de petites croûtelles du cuir chevelu. Nous n'avons jamais vu l'acné, l'ecthyma, ni le rupia. Dans les cas très-rares de rupia que nous avons notés chez des enfants plus âgés, il nous a toujours été possible de découvrir le siège de l'infection et d'acquérir ainsi la certitude que la syphilis n'avait été contractée qu'après la naissance. Quant aux syphilides vésiculeuses, dont on cite comme types habituels l'herpès et l'eczéma, les faits nous autorisent à en contester l'existence.

Nous n'avons observé la syphilide tuberculeuse, les nodules ulcéreux ou perforants, que chez des enfants de plusieurs années, sous forme de tubercules confluents se transformant en ulcérations serpigineuses, mais jamais sous forme de tubercules isolés, et jamais chez les nouveau-nés ou les nourrissons. Nous n'avons rencontré jusqu'ici aucun cas de syphilis hémorrhagique, comme en ont publié Baltz, Behrend, Deahna et d'autres auteurs. La syphilis hémorrhagique est, d'après Behrend, une altération de l'appareil circulatoire à peu près spéciale à la syphilis héréditaire, et Baltz seul a décrit quelques cas observés chez l'adulte. Elle est caractérisée par la production d'ecchymoses de la peau, des tissus sous-séreux et des méninges, quelquefois aussi de certains parenchymes ; enfin par des hémorrhagies du cordon après la chute de la ligature. On a pu décrire ainsi un purpura et une omphalorrhagie syphilitiques, qui peuvent se montrer ensemble ou séparément, parfois même coexister avec des hémorrhagies profuses au niveau des plaies accidentelles ou à la surface de muqueuses en apparence intactes, comme celles de la bouche, du nez, de l'intestin, etc. Behrend explique ces hémorrhagies par la fragilité anormale des vaisseaux et le défaut de coagulabilité du sang, qui tous deux sont attribuables à la syphilis. La syphilis hémorrhagique ne peut pas être identifiée avec l'hémophilie : cette dernière représente un état permanent qui se prolonge pendant toute la vie, tandis que la syphilis hémorrhagique est une disposition accidentelle et transitoire.

Affections syphilitiques des muqueuses chez le nouveau-né.

Comme chez l'adulte, la syphilis atteint, chez le nouveau-né, les régions muqueuses les plus exposées. C'est ainsi que les parties les plus ordinairement frappées sont les fosses nasales, surtout l'orifice des narines, la bouche et le pharynx, depuis le bord muqueux des lèvres jusqu'à la cavité laryngienne, enfin les régions où les muqueuses anale et génitale se continuent avec la peau. Dans la cavité buccale et pharyngienne, les points le plus souvent touchés sont les lèvres, surtout au niveau des commissures, l'isthme du gosier, la langue, la face interne des joues, la muqueuse qui recouvre le cartilage de la cloison nasale. Nous n'avons jamais observé, chez le nouveau-né, de lésion au niveau de la paroi postérieure du pharynx ou dans les parties profondes des fosses nasales. La muqueuse des cordes vocales et des sinus de Morgagni est au contraire très-souvent le siège d'un gonflement inflammatoire; le rétrécissement qui en résulte donne aux cris du petit malade un caractère aigu et strident tout à fait spécial, qui rappelle le son aigre des trompettes d'enfant.

Les altérations des muqueuses précédentes se caractérisent par une hyperémie diffuse ou par la formation de foyers papuleux isolés ou confluents. Tantôt l'épithélium, au niveau des papules, présente un aspect trouble et nacré qui disparaît quand la papule se résorbe, tantôt il est détruit par le ramollissement de la saillie papuleuse, et il se produit ainsi des érosions saignantes ou des ulcérations superficielles. Ces dernières se forment de préférence au niveau des points exposés aux pressions et aux frottements, sur le bord des lèvres, aux commissures, au pourtour de l'anus. Le tégument dénudé et tuméfié de ces parties se crevasse, et il se produit des fissures et des rhagades profondes; ces gerçures, souvent saignantes, se couvrent de croûtes formées par le sang desséché, qui rendent l'allaitement et la défécation fort pénibles. Les mêmes phénomènes se passent au niveau des amygdales, de la luette et des piliers.

Chez les nouveau-nés, nous n'avons observé qu'à l'anus le développement de végétations sur les papules muqueuses. Quant aux gommes et aux ulcérations profondes qui les suivent, nous ne les avons rencontrées que sur la muqueuse de la bouche, du pharynx ou des fosses nasales, jamais dans le rectum ou au niveau des organes génitaux externes. Dans un cas, nous avons observé des ulcérations amygdaliennes profondes en même temps qu'une gomme de la langue.

Le *coryza des nouveau-nés* se développe de la façon suivante :

la muqueuse nasale, surtout celle de la cloison cartilagineuse, se tuméfie et devient d'un rouge intense. Parfois l'épithélium est trouble, érodé, et sécrète un mucus abondant, mais encore fluide au début, qui peu à peu devient plus consistant, plus jaune, enfin purulent et sanieux. La muqueuse, érodée par ce liquide irritant, devient saignante et les sécrétions sont légèrement striées de rouge. De même que la muqueuse de la cloison, le bord des narines et la peau de la lèvre supérieure se couvrent d'excoriations. Plus la sécrétion nasale devient consistante, plus le suintement sanguin augmente et détermine la formation de bouchons muco-sanguinolents, plus ces obstacles diminuent la perméabilité des voies nasales déjà très-rétrécies par le gonflement; la respiration avec la bouche fermée est presque impossible, et l'allaitement devient pour l'enfant une torture d'autant plus cruelle, que les affections des amygdales qui existent souvent alors, produisent encore de la dysphagie. Nous n'avons observé qu'une fois l'affaissement de la charpente osseuse du nez, dû à une nécrose du vomer ou de l'ethmoïde. Quant à l'ozène, nous ne l'avons jamais rencontré chez les nouveau-nés. J. Neumann a publié, il y a quelques années, l'autopsie d'un nouveau-né, mort de syphilis congénitale, chez qui il existait une destruction partielle de l'ethmoïde avec effondrement du nez.

Réunies ou isolées, ces altérations des muqueuses peuvent, dans quelques cas exceptionnels, se rencontrer sans autres accidents; mais elles sont presque toujours accompagnées des lésions de la peau que nous avons précédemment décrites.

Affections syphilitiques des os et du périoste causées par la syphilis congénitale.

Le squelette n'est pas seulement atteint, dans la syphilis héréditaire, par des lésions identiques à celles de la syphilis acquise ; il présente encore d'autres altérations tout à fait particulières. Ces dernières ont pour cause essentielle des anomalies du développement osseux. Elles déterminent tantôt une atrophie des tissus cartilagineux et osseux déjà formés, tantôt des néoformations osseuses. La plus fréquente, et probablement aussi la plus précoce des altérations du squelette causées par la syphilis héréditaire, est celle qui atteint les épiphyses des os longs, notamment les côtes, au point de jonction du cartilage et de l'os. Wegener, Waldeyer et Köbner considèrent ce processus comme un indice absolument certain de la syphilis intra-utérine. Köbner y voit un nouveau signe anatomique différentiel entre cette forme et la syphilis acquise des jeunes enfants. Les auteurs précédents, dans toutes leurs autopsies d'enfants hérédo-syphilitiques, et déjà même chez des fœtus macérés de sept mois, ont constamment trouvé des altérations de la zone d'ossification des os longs et des côtes. Alors même que ces lésions paraissaient macroscopiquement faire défaut, ce qui était rare, on pouvait les reconnaître sûrement au microscope. Presque toujours on trouvait en même temps des gommes viscérales, des syphilides muqueuses ou cutanées, quelquefois des altérations du placenta. Mais, alors même que toutes ces altérations manquaient, on trouvait des lésions très-nettes à l'union des cartilages et des os. Microscopiquement, ces auteurs ont observé tous les stades de l'altération, depuis le simple élargissement des cartilages de conjugaison et de la zone spongoïde de Guérin, depuis la pénétration irrégulière et dentelée de la couche d'ossification dans le cartilage, jusqu'au décollement total de l'épiphyse par des masses pulpeuses gris rougeâtre, grosses comme des pois, développées entre la zone élargie et jaunâtre du cartilage calcifié et le tissu spongieux de l'os.

L'examen histologique montre, à la limite de l'os et du cartilage, de nouveaux espaces médullaires bourrés de granulations; celles-ci sont formées de petits éléments arrondis, anguleux ou fusiformes, réunis entre eux par des prolongements, et formant un tissu tantôt compact et tantôt ramolli jusqu'à la consistance à demi fluide des gommes sous-périostiques : ce dernier cas correspond au décollement épiphysaire. Mais jamais ce tissu ne subit la fonte purulente complète, jamais non plus les vaisseaux n'y font entièrement défaut, comme l'indique Wegener. Un autre caractère de ces lésions est le peu d'abondance des ostéoblastes, ces gros éléments multiformes décrits par Waldeyer et Gegenbauer, et dont l'existence est directement liée au processus d'ossification. Dans les os normaux, on les rencontre en couche continue, comme une lame épithéliale; ici au contraire, ils sont tout à fait isolés et de plus très-imparfaitement développés. A leur place, se voient de petites cellules de granulations, ou de longs éléments fusiformes. A côté de ces altérations constantes, on observe, dans les cas très-avancés seulement, de la périostite ossifiante au voisinage du cartilage de conjugaison. Waldeyer et Köbner désignent les productions précédentes sous le nom de granulations syphilitiques.

L'inflammation du cartilage de conjugaison produit, d'après Parrot, ces pseudo-paralysies spéciales des membres qu'on observe parfois chez les enfants hérédo-syphilitiques. Les abcès des os qui siègent au voisinage des articulations, et séparent l'épiphyse de la diaphyse, sont aussi la cause possible des troubles moteurs observés. Les nerfs et les muscles sont généralement indemnes. Outre les décollements épiphysaires signalés par Lewin, C. Pellizzari et Tafani indiquent encore des fractures et des incurvations de la diaphyse des côtes ; Parrot a observé des usures et des perforations du crâne (*craniotabes* et *plagiocéphalie*).

Les productions de tissu osseux nouveau et d'ostéophytes se montrent surtout au niveau des épiphyses inférieures des os longs et sur la voûte du crâne, au voisinage de la fontanelle antérieure (crâne natiforme de Parrot).

On conçoit sans peine que les troubles de nutrition, produits par la syphilis héréditaire dans le squelette en voie d'accroissement, puissent être une des causes du rachitisme.

Affections des yeux produites par la syphilis héréditaire.

Les *ophthalmo-blennorrhées* sont très-fréquentes chez les nouveau-nés syphilitiques : elles peuvent résulter de la propagation d'un coryza syphilitique à la conjonctive d'un œil ou des deux yeux à travers les voies lacrymales.

On trouve parfois, chez le nouveau-né, les vestiges d'une *irido-cho-roïdite* ayant évolué pendant la vie intra-utérine ; souvent on cons-tate alors un enclavement de l'iris dans la cornée perforée et plus ou moins recouverte de produits organisés, ainsi qu'un staphylôme con-sécutif. Doit-on mettre ces lésions sur le compte de la syphilis ? C'est là une question que les ophthalmologistes n'ont pas encore résolue. On ne sait pas mieux s'il faut attribuer à la syphilis héréditaire les kératites parenchymateuses qui s'observent parfois dans l'enfance et l'adolescence. On rattache avec beaucoup plus de certitude à la syphi-lis héréditaire l'origine de certaines iritis. Le diagnostic s'appuie sur l'aspect cachectique de l'enfant, sur le caractère insidieux de ces iritis, sur leur tendance à produire des synéchies et à déformer la pupille, enfin sur la rareté, dans l'enfance, de l'iritis vulgaire.

Lésions viscérales de la syphilis héréditaire.

C'est dans le foie qu'on observe les lésions les plus fréquentes et les plus constantes de la syphilis héréditaire. Schott décrit comme il suit le foie des nouveau-nés syphiliques :

« Le foie est ordinairement augmenté de volume, compact, tacheté de brun et de jaune, ce qui donne à la coupe un aspect marbré ; le contour des acini, comme il arrive d'ailleurs presque toujours chez les enfants, est comme effacé, la substance hépatique plus homogène. Dans quelques cas, le foie a une consistance pâteuse, dure ; la surface de section est pâle, luisante et lardacée. Dans une observation, le parenchyme hépatique contenait, à côté d'un gros tronc vasculaire, un noyau dur, arrondi, jaunâtre, de la grosseur d'un pois, autour duquel rayonnaient des tractus blanchâtres ramifiés. »

Au point de vue des formes que peuvent offrir chez le nouveau-né les altérations syphilitiques, Schott ajoute encore :

« Chez l'adulte, les lésions de la syphilis hépatique sont multiples et variées : c'est tantôt la péri-hépatite avec lobulation du foie, tantôt l'hépatite interstitielle, tantôt la gomme. Chez le nouveau-né syphilitique, au contraire, nous trouvons toujours l'induration diffuse et très-rarement des noyaux indurés ; encore ces derniers, quand ils existent, ne nous permettent pas constamment d'affirmer la syphilis, car ils peuvent être produits par d'autres processus, notamment par des hémorrhagies hépatiques. »

Nous avons observé quelquefois, chez des enfants syphilitiques, des noyaux hépatiques jaunâtres, circonscrits et ne dépassant pas la grosseur d'une noisette, ainsi que des productions conjonctives et des rétractions cicatricielles.

Quelques auteurs ont indiqué, comme un signe clinique important de la syphilis héréditaire, la *tuméfaction de la rate*. Klebs a trouvé des tumeurs gommeuses multiples dans le pancréas d'un fœtus de six mois, à côté d'altérations syphilitiques des poumons, du foie et des reins. Il rapporte en outre un cas de Cruveilhier : chez un nouveau-né syphilitique présentant des gommes du thymus et une pneumonie syphilitique, le pancréas était transformé en une masse blanche résistante et lardacée. Birch-Hirschfeld, dans 23 cas d'affections des cartilages épiphysaires et de tuméfaction de la rate, a trouvé 13 fois une affection du pancréas. Les altérations consistaient en un accroissement du tissu interstitiel avec atrophie du parenchyme.

Olivier, Cruveilhier, Förster et Wagner ont trouvé, dans les poumons de nouveau-nés morts de syphilis, des indurations lobulaires offrant une section dure, grise ou jaune-rougeâtre, avec un ramollissement caséeux au centre ; ils ont regardé ces noyaux comme des gommes, des syphilômes. Nous-même avons vu des indurations de ce genre, grosses comme des noisettes, dans le tissu pulmonaire de nouveau-nés syphilitiques. L'infiltration syphilomateuse diffuse peut s'étendre aux deux poumons, se limiter à la moitié de l'un d'eux, se circonscrire plus encore dans quelques cas. Les parties atteintes sont hépatisées, gris-rougeâtre ou gris-jaune, lisses, homogènes, infiltrées d'un liquide rare et trouble ; les bronches sont de calibre normal, remplies d'air et de mucosités purulentes ; leur muqueuse est pâle et épaissie ; les ganglions bronchiques sont hypertrophiés. Au microscope, on trouve le tissu inter-alvéolaire dilaté par un dépôt de cellules et de noyaux en partie atrophiés ou graisseux, de molécules d'albumine et de graisse ; entre les noyaux, les cellules et les éléments moléculaires, on trouve une petite quantité de substance fondamentale homogène. La muqueuse des petites bronches est uniformément infiltrée de cellules et de noyaux, et parsemée de saillies à large base.

Les poumons syphilomateux des nouveau-nés ont ordinairement une enveloppe pleurale saine, le volume d'un poumon modérément insufflé, une consistance ferme, une densité exagérée et une surface régulière. Köbner et Waldeyer ont observé également, dans les poumons hérédo-syphilitiques, des noyaux gommeux multiples ou du tissu de granulation diffus, formé de petites cellules, et infiltré dans les alvéoles.

Klebs estime que la *syphilis rénale* intra-utérine est moins rare qu'on ne le suppose actuellement, et décrit un cas dans lequel les reins renfermaient des foyers gommeux dont les cellules arrondies se transformaient en éléments fusiformes.

Virchow a trouvé plusieurs fois, chez des nouveau-nés syphilitiques, un gonflement général et une dégénérescence graisseuse des capsules surrénales.

Förster a constaté, à l'autopsie d'un garçon de six jours, une transformation fibroïde des plaques de Peyer, qu'il supposa produite par la syphilis héréditaire. Les plaques formaient, à la surface de la muqueuse, une voussure saillante dont l'épaisseur augmentait des bords vers le centre; leur couleur était gris-rougeâtre, leur surface compacte et brillante. A la coupe, la plaque épaissie était indurée, luisante, grise, et adhérait fortement à la tunique musculaire intacte. Les ulcérations s'étendaient jusqu'à la partie supérieure de l'iléon. Plus haut, se trouvaient des groupes de deux ou trois ulcères longs de 4 à 6 millimètres, tandis que ceux de l'iléon avaient pour là plupart de 8 à 12 millimètres. Les ulcérations étaient ovales ou arrondies ; par endroits, elles tendaient à prendre une forme annulaire. Les plaques de Peyer normales avaient totalement disparu. Dans le colon, tuméfaction inflammatoire simple des follicules solitaires, mais pas d'ulcérations ; glandes mésentériques intactes; rate petite, ferme et normale. Examen histologique : les plaques épaissies et saillantes consistaient uniquement en un entrelacement serré de fibres conjonctives, qui s'étendaient en couches régulières de la surface libre à la couche musculeuse, et se montraient assez pauvres en cellules et en noyaux. Au centre des plaques, la surface était rugueuse et le tissu conjonctif ramolli en un détritus finement granuleux. Les villosités s'arrêtaient au bord des plaques ; les glandes cylindriques et les glandes en grappe faisaient complètement défaut. Roth décrit une autopsie analogue chez un enfant de cinq jours.

Schott rapporte qu'il a observé, chez un enfant mort de syphilis pustuleuse, un gonflement des glandes de l'intestin analogue à celui qu'on observe dans la scarlatine, le typhus, et dans quelques cas rares de leucémie.

Mraçek, sur une série de presque 200 observations, a trouvé dix fois des lésions syphilitiques de l'intestin grêle. C'étaient tantôt des inflammations diffuses, tantôt des altérations spécifiques types, sous forme d'infiltrations autour des plaques de Peyer ou de nodules irrégulièrement disséminés. Dans les deux variétés, l'intestin était infiltré de petites cellules, qui partaient de la tunique adventice des artérioles. L'occlusion vasculaire causée par cette infiltration produisait le ramollissement de l'infiltrat et des noyaux, par sphacèle anémique.

Parmi les enfants morts de syphilis congénitale dont Schott a pratiqué l'autopsie, il n'a trouvé qu'une fois des lésions du cerveau. Il s'agissait de tumeurs gélatineuses, de la grosseur d'une noisette, situées à la face inférieure des deux lobes frontaux. Leur structure histologique était semblable à celle des tumeurs décrites par J. Müller, ou à celle que Wagner reconnut dans une tumeur analogue découverte, au voisinage des tubercules quadrijumeaux, chez une femme morte de fièvre puerpérale.

Broadbent a rarement trouvé le cerveau atteint dans la syphilis congénitale ; il croit qu'un grand nombre de cas de syphilis cérébrale infantile sont confondus avec la méningite tuberculeuse.

Hutchinson a observé, chez un enfant d'un an et demi, des phénomènes nerveux produits par la syphilis héréditaire, qui se manifestaient par des convulsions et coïncidaient avec une kérato-iritis et une atrophie du nerf optique.

Hughlings-Jackson a rencontré un cas de paralysie faciale et de paraplégie chez un enfant hérédo-syphilitique.

Nous avons trouvé, chez un enfant atteint de syphilis héréditaire, de nombreuses gommes du cerveau et un épaississement considérable du nerf facial droit.

Hénoch a observé de nombreux cas d'affections du testicule consécutives à la syphilis héréditaire. D'après Henning, les enfants atteints de syphilis congénitale présenteraient souvent des lésions des glandes mammaires.

A côté des affections des viscères persistants, la syphilis produit aussi des lésions du thymus. Paul Dubois a trouvé des abcès de cet organe surtout chez les enfants morts avec des syphilides pustuleuses congénitales. En 1858, Widerhofer pratiqua l'autopsie d'une petite fille qui avait succombé à une syphilide pustuleuse, quelques heures après sa naissance. Aussitôt après l'ablation du sternum, on fut frappé par les dimensions du thymus, qui était à peu près doublé de volume. Il existait à sa surface quelques saillies dépassant un peu la grosseur d'un grain de millet, et laissant voir nettement, à travers leur enveloppe amincie et transparente, leur contenu de couleur purulente; elles avaient l'aspect de petites cavernes. Une coupe longitudinale découvrit une cavité plus volumineuse qu'une noisette, dont les parois, assez lisses et tendues, renfermaient un liquide abondant, épais, jaune et puriforme. La substance du foie contenait des noyaux syphilitiques jaunes. Les recherches microscopiques de Wedl constatèrent l'existence indubitable d'un abcès du thymus.

Diagnostic et pronostic de la syphilis congénitale.

Cette forme, pas plus que la syphilis acquise, n'admet un diagnostic basé sur un seul symptôme. On doit, pour se faire une opinion sûre, considérer tous les phénomènes et établir leur résultante.

Le pronostic est absolument défavorable. Plus des deux tiers des morts causées par la syphilis sont dues à la forme congénitale. Dans les observations de H. Zeissl, les cas survenus pendans la vie intra-utérine ou peu après la naissance eurent, presque sans exception, une terminaison fatale [1]. Les éruptions pustuleuses, les coryzas intenses, les affections viscérales sont du plus mauvais augure. Les accidents qui existent à la naissance ou se produisent peu après, sont plus rapidement mortels que les manifestations plus tardives. Les nourrissons allaités artificiellement succombent plus vite que les enfants bien soignés et allaités par une nourrice saine.

La pneumonie lobulaire, les diarrhées épuisantes, souvent sanguinolentes, quelquefois accompagnées de vomissements, viennent rapidement terminer l'existence du nouveau-né syphilitique. Les enfants qu'un traitement énergique arrache à la mort restent le plus souvent chétifs et conservent d'ineffaçables traces de leur affection ancienne, effondrement du nez, saillies frontales proéminentes, opacité de la cornée, lignes cicatricielles blanchâtres s'irradiant autour des commissures oculaires et buccales, des narines et de l'anus (Hutchinson). Plus tard, il se développe des bizarreries de caractère, une prédisposition spéciale aux névroses et aux affections mentales.

Syphilis héréditaire tardive.

Dans quelques cas exceptionnels, la syphilis transmise par hérédité ne se manifeste que plusieurs mois, souvent même plusieurs années après la naissance. Cette variété, connue sous le nom de *syphilis hé-*

[1] L'effrayante mortalité de la syphilis congénitale est démontrée par les chiffres suivants, relevés par Fournier : sur 458 grossesses dans des ménages syphilitiques, 353 enfants sont morts avant ou peu après la naissance, ce qui donne environ 1 survivant sur 4. (*Note du traducteur.*)

réditaire tardive, détermine presque exclusivement les phénomènes de la période gommeuse, sous une forme identique à ceux de la syphilis acquise.

La syphilis héréditaire tardive attaque, de préférence, la muqueuse des joues, de la bouche et du pharynx, et perfore souvent la voûte du palais. Elle montre aussi une prédilection marquée pour la muqueuse nasale, et produit souvent des désordres considérables dans la charpente cartilagineuse et même osseuse de la région. Les gommes de la peau sont relativement rares ; les périostites, surtout celles des os longs, sont plus fréquentes. Le diagnostic ne peut être établi que sur une étude approfondie des commémoratifs et après exclusion certaine de la syphilis acquise.

Le signe indiqué par Hutchinson, relativement à l'atrophie spéciale des incisives de la seconde dentition, est loin, suivant nous, de posséder une valeur décisive. Après dix-neuf ans, nous n'avons jamais vu débuter les manifestations hérédo-syphilitiques.

TRAITEMENT DE LA SYPHILIS

Les considérations thérapeutiques qui vont suivre sont basées sur l'expérience de Barensprung, Diday, H. Zeissl et sur la nôtre propre.

La syphilis, aussi bien que toute autre affection, peut guérir spontanément, sans traitement, après un temps plus ou moins long. Les guérisons spontanées ainsi obtenues sont généralement définitives. Quand on abandonne la syphilis à son évolution naturelle, en se bornant à surveiller l'hygiène du malade, on dit qu'on emploie la *méthode hygiénique* ou *expectante*. Les autres médications consistent dans l'emploi du mercure, de l'iode et des médicaments végétaux. Il n'est pas niable que le mercure ne soit le moyen qui efface les accidents avec la plus grande rapidité ; mais il est constant, d'autre part, que si l'on emploie ce médicament d'une façon hâtive, dès l'apparition de l'accident primitif par exemple, ou au moment de la première éruption, les symptômes actuels, tout en disparaissant d'une façon rapide, sont sujets à des récidives beaucoup plus fréquentes et plus tenaces que si l'on avait, dès le début, laissé à la diathèse le temps de jeter son feu. En somme, le mercure, employé pendant les premières semaines, malgré ses résultats immédiats, n'est pas plus en état que la méthode expectante ou le traitement iodé[1], de supprimer dans un temps très-court la diathèse elle-même ; bien plus, son emploi trop hâtif éloigne le moment de la guérison définitive.

A notre avis, le mercure ne peut être mis en usage que huit à dix semaines, au plus tôt, après l'apparition du premier exanthème, et alors seulement que l'éruption ne cède pas assez vite au traitement expectant ou à la médication iodée ; enfin quand des accidents menaçants éclatent du côté des organes des sens, des viscères ou du système nerveux central. Nous admettons sans réserve la proposition de H. Zeissl : « Ce n'est pas le mercure qui nuit, mais l'inopportunité de son emploi. »

Notre façon de traiter la syphilis est conforme aux traditions de l'école de H. Zeissl, et peut se résumer ainsi : Lorsqu'un malade présente une sclérose initiale et que nous ne pouvons découvrir chez lui encore aucun signe de généralisation, nous nous bornons à traiter localement l'accident primitif.

Quand les premières manifestations cutanées se montrent sous forme d'éruption maculeuse ou papuleuse, nous ne prescrivons encore aucun médicament spécifique[2], même dans le cas où des papules ulcérées existent sur la muqueuse de la bouche, des lèvres ou des amygdales. Nous nous efforçons seulement, en interdisant sévèrement l'usage du tabac, en touchant au crayon les papules des muqueuses ou en y passant un pinceau trempé dans la glycérine au tannin (tannin, 5 ; glycérine, 20), de calmer les douleurs et de hâter la disparition des papules. Si les accidents n'ont pas rétrocédé au bout de huit semaines, et si aucune amélioration ne se montre, nous prescrivons les préparations iodées.

---

[1] Il est extrêmement difficile d'établir sur des chiffres certains et des statistiques rigoureuses les résultats de chaque méthode.

Depuis que l'emploi des injections hypodermiques a remis en question certains points de la thérapeutique de la syphilis et soulevé un peu partout en Europe, des discussions d'un haut intérêt, tout le monde s'est préoccupé de trouver une catégorie de malades faciles à suivre pendant un temps assez long pour établir, sur des statistiques comparables, la valeur relative des anciennes méthodes et des procédés nouveaux. Les malades des hôpitaux échappent trop vite à l'observation, et ceux de la clientèle privée ne sont pas toujours suivis d'une façon assez régulière. C'est pour répondre à ce besoin que Diday (*Lyon méd.*, 24 avril 1887) et Fournier (*Acad. de méd.*, 14 juin 1887) proposent de soumettre à un examen prolongé et à un traitement méthodique les militaires syphilitiques, que le médecin peut suivre, même après leur sortie des hôpitaux, sans qu'il leur soit possible de se soustraire à une observation continue de plusieurs années. (*Note du traducteur.*)

[2] Cette expectation prolongée paraîtra sans doute quelque peu surprenante aux lecteurs français, accoutumés à l'intervention thérapeutique précoce et contemporaine des premiers accidents. La méthode expectante paraît cependant perdre aujourd'hui, même en Autriche, beaucoup de son ancienne faveur ; c'est ainsi que Neumann la repousse, et affirme qu'elle n'empêche nullement l'apparition ni la gravité des accidents ultérieurs. (*Note du traducteur.*)

Si, après huit semaines encore, les lésions n'ont pas disparu totalement, on peut, sans compromettre l'avenir, en arriver au traitement mercuriel. Nous employons de préférence la décoction de Zittmann ou les frictions avec l'onguent gris. En procédant de cette façon, la guérison demande un plus petit nombre de frictions, que si l'on avait employé le mercure dès le début. Nous nous servons rarement du mercure en injections sous-cutanées ou à l'intérieur.

Une autre question importante se pose : le traitement est-il achevé quand les symptômes actuels ont disparu? A cela, on peut toujours répondre que, si le traitement a effacé les symptômes de la diathèse, la diathèse elle-même survit; sans quoi toute récidive prochaine ou éloignée serait impossible. Aussi, nous rallions-nous sans réserve à l'opinion représentée surtout par les Français — nous ne parlons ici que de Fournier et de Martineau — à savoir que le traitement de la syphilis doit être prolongé le plus longtemps possible. Il n'est pas nécessaire pour cela que le malade se présente souvent au médecin; on peut lui abandonner le soin du traitement ultérieur, en l'avertissant seulement de se soumettre à l'examen dès qu'il constate quelque symptôme important.

Alors même que tout accident a disparu, nous estimons que l'on a tout avantage à continuer longtemps encore, pendant une année au moins, le traitement iodé. Certains malades accordent une confiance particulière au traitement mercuriel. En pareil cas, rien n'empêche, pendant cette année, alors même que nul accident ne se montre, de pratiquer une série de dix à douze frictions.

Les expériences pratiquées autrefois par Hebra et H. Zeissl nous apprennent que les sujets sains tolèrent sans inconvénient un nombre considérable de frictions.

Après avoir dirigé contre la syphilis le traitement symptomatique qui précède, nous envoyons les malades aux bains iodés de Hall. A leur retour, nous les remettons à l'usage de l'iodure de potassium ou de sodium, dont nous continuons l'emploi, avec des interruptions plus ou moins prolongées s'il se produit des phénomènes d'iodisme. Si les circonstances ne permettent pas au malade de se rendre à la station minérale, on lui fera boire pendant quelque temps l'eau iodée à domicile, et l'on emploiera ensuite l'une des préparations iodées indiquées plus loin.

Jusqu'à présent, nous n'avons eu qu'à nous louer des résultats de ce traitement, et l'usage prolongé des préparations iodées n'a jamais été nuisible. Du reste, quand nous entendons Fournier et d'autres auteurs nous déclarer que les affections graves du système nerveux surviennent le plus souvent chez les syphilitiques non traités ou incomplètement traités, nous nous attachons plus que jamais à cette conviction, et nous ne saurions assez répéter que la syphilis doit être soignée le plus longtemps possible. Il est bien entendu que, dans ce traitement de longue durée, le mercure ne tiendra qu'une place accessoire. Nous ne saurions recommander son usage prolongé, suivant la méthode de certains auteurs français, qui l'administrent jusqu'à cinq années consécutives.

On ne peut affirmer avec quelque certitude la solidité d'une guérison, que lorsqu'il s'est écoulé une ou deux années de santé parfaite depuis la disparition des derniers accidents.

Avant d'exposer les diverses méthodes thérapeutiques dirigées contre la syphilis, nous devons brièvement résumer la prophylaxie de cette affection.

Prophylaxie de la syphilis.

Il faut distinguer une prophylaxie générale, celle qui appartient à l'hygiène sociale ou publique[1], et une prophylaxie individuelle ou privée. La première se rattache au domaine de la police sanitaire et nous ne pouvons que renvoyer le lecteur aux traités spéciaux.

Depuis que la syphilis a été mieux connue, on s'est de tout temps

[1] Dans un important rapport présenté (7 et 14 juin 1887) à l'Académie de médecine sur la prophylaxie publique de la syphilis, Fournier vient de donner, de cette vaste et importante question, un exposé magistral qui résume admirablement l'état actuel d'un sujet aussi controversé, et dont nous indiquerons en quelques mots les principaux traits. L'auteur ramène à trois chefs principaux l'ensemble des moyens à proposer pour diminuer la fréquence des contagions syphilitiques.

1° *Mesures de prophylaxie administrative.* — La prostitution, surtout la prostitution libre, constituant pour la santé publique un danger incontesté, il est indispensable de la soumettre à une surveillance médicale rigoureuse. Mais pour y réussir et donner à cette surveillance une base légale, il est nécessaire que le délit de *provocation* soit défini par une loi, jugé par un tribunal, et non plus abandonné simplement à l'arbitraire administratif. Ainsi *soumise*, suivant les procédures légales et par les juridictions de droit commun, à la pénalité de l'inscription, la fille inscrite devra être assujettie, dans tous les cas, à une visite hebdomadaire.

2° *Hospitalisation. Traitement.* — « Hospitaliser la syphilis dans ses formes contagieuses, c'est la rendre inoffensive. Voilà le salut. » Pour cela, nécessité d'augmenter le nombre, actuellement insuffisant, des hôpitaux de vénériens et de perfectionner, pour les malades externes, le service des consultations gratuites.

3° *Réformes dans l'enseignement.* — L'auteur, convaincu que l'éducation pratique en matière de spécialité vénérienne, est généralement insuffisante, exprime le désir de voir les services de vénériens largement ouverts aux étudiants. C'est un sûr moyen d'éviter, dans la pratique médicale, des erreurs d'après lui fréquentes et déplorablement favorables à la dissémination de la syphilis.

L'auteur termine, par quelques considérations sur la prophylaxie dans l'armée et chez les nourrices, ce rapport capital auquel nous renvoyons le lecteur désireux d'avoir un aperçu complet sur l'état actuel de la question.

(*Note du traducteur.*)

ingénié à trouver un moyen qui empêchât l'absorption du virus ou le rendît inoffensif une fois la pénétration accomplie. Le charlatanisme a vanté et vendu d'innombrables et infaillibles moyens; mais nous en savons la valeur. De toutes les sécurités relatives, la moins infidèle est encore le condom.

Si l'on suppose qu'un point du tégument cutané ou muqueux a subi l'inoculation syphilitique, nous ne possédons, pour conjurer les effets à venir, d'autre ressource que les moyens banalement mis en usage lorsqu'un liquide virulent (morve, rage, chancre mou) a pénétré dans l'organisme : on détruit, par des cautérisations profondes, le virus absorbé et les tissus qu'il a imprégnés.

En ce qui concerne le chancre mou, des expériences sans nombre nous ont appris qu'on peut empêcher ses effets en détruisant profondément le point inoculé, pendant les trois jours environ qui suivent l'infection. On n'a pas établi par des expériences semblables la durée pendant laquelle les cautérisations conservent le pouvoir de rendre inoffensif le virus syphilitique absorbé. Pourtant, comme on peut admettre que, sur la quantité d'excoriations produites pendant le coït et cautérisées avec succès avant le troisième jour, il en est qui doivent avoir absorbé le virus, on est autorisé à supposer que la cautérisation hâtive est capable de le détruire ou de le neutraliser. Malheureusement, le moment même de l'infection échappe la plupart du temps à l'attention du sujet; celui-ci ne se sent atteint que lorsque l'accident primitif existe ou s'ulcère, c'est-à-dire au bout de trois semaines, et alors que déjà tout l'organisme est imprégné. Les caustiques les plus sûrs sont la potasse et la pâte de Vienne.

Le traitement mercuriel ne protège nullement contre l'inoculation, car les individus qui par profession manient constamment le mercure, les étameurs de glaces, les doreurs, etc., ne sont pas plus que d'autres à l'abri de la syphilis.

Le médecin anglais Welks souleva autrefois cette question : peut-on faire avorter la syphilis ? Les conclusions d'une commission réunie à ce sujet, fournirent ce résultat pratique, que l'ablation de la sclérose huntérienne est inutile, et que les accidents secondaires n'en surviennent pas moins. Sigmund et Ricord partagent cette opinion : le dernier dit que l'induration doit être considérée moins comme la cause, l'origine de la syphilis, que comme le premier résultat de l'infection générale. Dans ces dernières années, divers auteurs ont repris cette question et prétendent avoir obtenu des résultats favorables en excisant la lésion initiale : les manifestations consécutives auraient été ainsi supprimées. Citons, parmi ces auteurs, Auspitz et Unna, Kölliker, Hueter, Chadzynski et Ferrari. Auspitz et Unna ont le mérite d'avoir activement remis cette question à l'ordre du jour.

Nous avons pu bien souvent nous convaincre que l'extirpation de la partie sclérosée, si hâtivement qu'on l'opère, n'empêche pas la production d'accidents ultérieurs. Dans un cas que H. Zeissl eut l'occasion d'observer, l'excision sembla donner tout d'abord les meilleurs résultats. D'après les dires du malade, les syphiligraphes français les plus éminents, Bassereau, Fournier, Ricord, considéraient déjà le foyer d'infection comme dûment détruit. Mais, trois mois après l'extirpation, et sans qu'une nouvelle infection eût été possible, les accidents consécutifs parurent, sous forme d'érythème papuleux cutané. Au moment où H. Zeissl observa le malade, cet érythème était en pleine évolution.

Un fait qui nous semble absolument décisif, c'est le cas de Mauriac, qui pratiqua l'excision cinquante heures après l'apparition de l'accident primitif, et qui, malgré l'absence absolue d'adénopathie inguinale au moment de l'opération, n'en vit pas moins éclater des accidents généraux. Tous ces faits, et bien d'autres semblables, nous font décidément mettre en doute l'efficacité du traitement abortif. Si la syphilis a une période d'incubation, elle doit être d'une très-courte durée, et l'excision de l'accident primitif, qu'il soit ou non compliqué d'adénopathie, n'empêche en rien l'évolution de la diathèse [1].

Notons enfin que les cautérisations les plus précoces ne fournissent aucune garantie certaine contre l'infection. Nous avons observé nombre de malades chez qui, d'après leur affirmation ou celle du médecin, la cautérisation avait été pratiquée quelques heures seulement après le coït suspect, ce qui n'empêchait nullement l'induration de survenir, et toutes ses conséquences après elle [2].

On doit apporter les plus scrupuleuses précautions dans la pratique de la vaccination. La plus importante de toutes est le choix attentif d'un vaccinifère sain. On doit mettre également un soin parfait dans l'examen des nourrices. Quant aux candidats au mariage il serait fort à désirer qu'on pût les soumettre à un examen semblable.

[1] L'excision du chancre induré ne compte plus guère de partisans en France, malgré les statistiques favorables établies à l'étranger. A la Société médicale des hôpitaux (27 mai et 10 juin 1887), Hallopeau, Mauriac et Martineau ont affirmé son insuffisance et la méthode n'a trouvé aucune voix pour la défendre.

(Note du traducteur.)

[2] A côté des moyens conseillés pour *supprimer* le foyer initial (excision et cautérisation) nous devons citer pour mémoire l'*isolement* de ce foyer par la ligature des vaisseaux lymphatiques et l'excision des ganglions voisins. Si l'idée théorique semble déjà singulière, son exécution paraît à priori encore plus irréalisable dans la pratique.

(Note du traducteur.)

Traitement des phénomènes initiaux, de l'induration et des adénopathies.

Les premiers accidents ne comportent pas une thérapeutique générale particulière ; mais les complications locales qu'ils déterminent parfois n'offrent pas toujours une prise suffisante au traitement interne et exigent l'emploi d'une médication topique.

L'accident primitif réclame un traitement local différent, suivant qu'il est ou non doublé d'un chancre simple. Dans le premier cas, on traitera le chancre mou sans tenir compte de l'induration, par les mêmes moyens et suivant les mêmes préceptes que s'il siégeait sur un terrain normal. Dans le second, le traitement local n'aura d'autre but que de hâter la cicatrisation de l'ulcère huntérien, qui détermine de la douleur et peut se compliquer d'inflammation phlegmoneuse de la peau et des lymphatiques voisins, si les soins de propreté ne sont pas rigoureusement observés. On doit rechercher surtout la cicatrisation rapide des ulcérations huntériennes qui siègent sur le feuillet interne du prépuce ou dans le sillon, et, chez la femme, à l'entrée du vagin, parce qu'elles déterminent souvent une blennorrhée très-pénible. Il en est de même pour les ulcères situés aux lèvres buccales, à l'anus, au méat : ils rendent très-douloureuses l'articulation, la défécation et la miction.

On facilitera la cicatrisation par les soins de propreté et par l'usage de pansements à l'iodoforme ou d'emplâtres hydrargyriques. Si un ulcère préputial a produit un phimosis, on injectera, plusieurs fois par jour, entre le prépuce et le gland, une solution astringente ou un liquide légèrement caustique, par exemple une solution d'acide phénique ou de chlorate de potasse. Pour isoler le prépuce du gland et absorber les liquides très-putrescibles sécrétés par l'ulcère et par la muqueuse, on insinuera dans le sac préputial de petits tampons de coton ou mieux encore on pratiquera la circoncision. Si l'ulcère siège au méat, on touchera tous les jours sa surface avec le nitrate d'argent, et on introduira dans l'orifice un petit cylindre d'emplâtre mercuriel. On traitera de même les ulcères de l'anus et du vestibule vaginal. L'emplâtre adhésif ou hydrargyrique est le pansement qui produit la cicatrisation la plus rapide des ulcères siégeant sur le fourreau, les grandes lèvres ou les doigts.

Les adénopathies qui ne dépassent pas la grosseur d'une noisette n'ont besoin d'aucun traitement local. La médication générale suffit le plus souvent pour les faire diminuer et disparaître. Si les ganglions viennent à suppurer, on les traitera comme une adénite purulente ordinaire. Mais si l'on constate que l'adénopathie, favorisée par la nature scrofuleuse ou tuberculeuse du terrain, d'autres fois par le voisinage de papules humides ou ulcérées, continue de s'accroître malgré le traitement général, on s'efforcera, par une médication locale appropriée, de s'opposer au développement d'adénites strumeuses de gros volume, et d'éviter, autant que possible, les complications (ulcérations ganglionnaires) que nous avons notées en décrivant les adénopathies. Dans quelques cas, nous avons pu obtenir une diminution progressive de ces ganglions, en injectant à plusieurs reprises, sous la peau qui les recouvrait, quelques gouttes de teinture d'iode. On emploiera dans le même but les solutions fortes d'acétate de plomb en compresses, l'emplâtre à l'iodure de plomb, la teinture d'iode, la belladone ou la noix de galle ; enfin les solutions concentrées de nitrate d'argent :

Eau distillée. . . . . 20 gr.
Nitrate d'argent crist. . . . . 5 —

Pour appliquer, deux fois par jour, sur la tumeur ganglionnaire, avec un pinceau de charpie.

L'emplâtre de Vigo, l'emplâtre mercuriel produisent aussi une diminution du bubon strumeux.

Si la tumeur ne gêne pas la marche, il n'est point nécessaire que le malade garde le lit ; il semble, au contraire, que la résorption soit hâtée par un exercice modéré au grand air.

Si la fluctuation se montre en un ou plusieurs points, on se gardera de renoncer aussitôt aux moyens résolutifs et on ne se laissera pas aller à ouvrir précipitamment au point fluctuant, car l'expérience apprend que des bubons indolents, présentant déjà une fluctuation manifeste, ont encore pu rétrocéder, en continuant l'usage de la teinture d'iode, de l'acétate de plomb, etc.

Ce n'est que dans le cas où le point fluctuant, malgré l'emploi persévérant des moyens qui précèdent, continuera à s'élargir, où la tumeur fortement tendue deviendra plus douloureuse, qu'on favorisera son ouverture spontanée par des cataplasmes ou qu'on la ponctionnera au bistouri. Si la peau est amincie dans une grande étendue, on la réséquera avec des ciseaux. Le bubon indolent ouvert sera traité d'après les principes de l'antisepsie. Si des anfractuosités ulcéreuses se forment, on se conduira d'après les règles que nous avons établies plus haut.

Traitement des accidents consécutifs.

A. — Méthode expectante.

L'*expectation* consiste dans la surveillance exercée sur l'hygiène et dans le traitement local de l'accident primitif, sans aucune médication générale.

Quand l'induration est ulcérée, on ne permettra que des mouvements modérés, pour éviter la suppuration des ganglions. En l'absence d'ulcération ou après la cicatrisation, le malade sortira le plus possible au grand air; il évitera les refroidissements et fera usage d'une alimentation substantielle, composée surtout de viandes. On pourra lui permettre le vin et la bière. On lui défendra sévèrement de fumer et de chiquer, car l'irritation chimique du tabac favorise le développement des éruptions de la bouche, de la langue et du pharynx. On attachera une grande importance à ce que l'anus soit, après chaque selle, soigneusement lavé et maintenu sec, chez les personnes grasses, par l'introduction d'une couche de coton dans le pli inter-fessier. La macération continuelle de la région anale par la sueur favorise, en effet, le développement des papules de cette région.

Si des accidents consécutifs se produisent sous forme de syphilide maculeuse ou papuleuse, on s'en tiendra encore aux seules prescriptions d'hygiène. Les accidents disparaîtront plus ou moins rapidement suivant les sujets. Abandonnée à elle-même, la roséole évolue assez vite. Nous l'avons vue, dans un cas, disparaître en sept jours. La syphilide papuleuse persiste parfois très-longtemps. Le psoriasis palmaire et plantaire, en particulier, persiste souvent, s'il n'est pas traité, pendant dix à douze mois. Il s'écoule parfois un temps assez long avant que la sclérose initiale ne soit entièrement disparue. Mais on ne doit pas oublier que, même avec un traitement mercuriel forcé, on observe parfois cette persistance des accidents. Nous savons que les dispositions individuelles ont aussi une influence dominante sur la ténacité des accidents. En général, il semble que la guérison de la syphilis est plus lente et plus pénible chez les sujets anémiques et débilités que chez les gens forts et bien portants. Les syphilides pustuluses traitées par la méthode expectante durent souvent sept à huit mois.

L'expectation nous a appris que la syphilis dite constitutionnelle peut survenir en dehors de l'emploi du mercure, et que les anti-mercurialistes ont eu tort de considérer les accidents secondaires et tertiaires comme de simples manifestations de l'hydrargyrose. Un traitement expectant appliqué d'une façon sévère et suivie ne met pas à l'abri des récidives ou des accidents graves (lésions du système nerveux central et des viscères, etc.); mais, ce que nous pouvons affirmer, c'est qu'alors les accidents sont relativement plus rares et les récidives moins fréquentes qu'après un traitement mercuriel précoce. S'il se produit des accidents menaçants, lésions cérébrales et oculaires, on emploiera, sans attendre, le traitement spécifique. Le moindre retard compromettrait la vie du malade ou l'intégrité d'un organe important.

Le traitement expectant s'applique à tous les cas récents de syphilis acquise. Si une maladie fébrile, pneumonie, dysenterie, typhus, etc., vient compliquer la diathèse, on évitera l'emploi du mercure, des préparations iodées, des autres médicaments débilitants, et la syphilis sera abandonnée à la pure expectation. Même indication dans les syphilides pustuleuses intenses.

Lorsqu'une récidive survient chez un malade qui autrefois a fait un usage plus ou moins prolongé des médicaments spécifiques, notamment du mercure, il n'y a plus guère à espérer du traitement expectant.

L'hérédo-syphilis de l'adolescence, qui produit ordinairement des destructions étendues dans les parties molles ou les os (lupus syphilitique), n'est pas davantage justiciable de cette méthode.

Quand les accidents de la seconde période résistent pendant huit ou dix semaines au traitement expectant, on doit employer les préparations iodées. Le traitement iodé convient pour toutes les phases de la syphilis; c'est celui dont les résultats définitifs se rapprochent le plus, suivant H. Zeissl, de ceux du traitement expectant : après une médication iodée précoce, les récidives sont plus rares qu'après un traitement mercuriel hâtif.

Les médicaments iodés, régulièrement administrés et associés à un régime convenable, peuvent faire disparaître les manifestations de la syphilis ou les atténuer à tel point, qu'elles cèdent à un petit nombre de frictions mercurielles, sans exposer à des récidives tardives ou prochaines ; on peut, dans ces conditions, regarder presque la guérison de la syphilis comme définitive.

Durant la gestation, surtout lorsque l'infection est contemporaine du début de la grossesse, les accidents offrent une plus grande résistance, et ne disparaissent d'ordinaire que lorsque l'utérus a évacué son contenu. Il sera toujours nécessaire, après l'accouchement, de compléter la guérison de la syphilis en continuant le traitement iodé. Si l'iode ne suffit pas, on fera quelques frictions mercurielles.

B. — Traitement médicamenteux.

Emploi de l'iode et des iodures.

Dès 1822, l'iode fut employé avec succès contre la syphilis par Formey, Brera, Lugol, Cullerier, Ricord ; mais c'est surtout à Wallace, de Dublin, qu'il doit sa réputation comme médicament spécifique. Cet auteur publia, en 1836, 142 cas dans lesquels l'iodure de potassium avait donné les meilleurs résultats.

Les préparations iodées que nous employons de préférence sont l'iodure de potassium, de sodium, de fer, de lithine et l'iodoforme. L'iode pur ne se prescrit guère en nature à l'intérieur, à cause de ses propriétés caustiques ; nous employons cependant la teinture d'iode comme médicament interne dans quelques cas : on mélange une partie de teinture d'iode avec 100 parties d'eau, et on donne deux cuillerées à café par jour de ce liquide. Nous prescrivons l'iodure de potassium et de sodium à la dose de 1 gramme par jour [1] en solution ou en pilules. La dernière forme a l'avantage de dissimuler le mauvais goût du remède. Indiquons seulement que l'iodure de sodium est mieux toléré que l'iodure de potassium. Nous prescrivons l'iodure de fer en pilules ou en sirop. On formulera :

1º Iodure de fer. . . . . 10 gr.
Extrait et poudre de ményanthe. aa. . . Q. s.

Pour 100 pilules.
10 pilules par jour.

2º Sirop d'iodure de fer . . . . 2 gr. [2]
Sirop de mûres. . . . . 20 —

A prendre en un jour.

L'iodure de fer convient surtout aux syphilitiques profondément

[1] Neisser, de Breslau, emploie l'iodure de potassium à l'intérieur jusqu'à la dose énorme de 30 grammes par jour. Kuss avait déjà conseillé ce médicament en quantité aussi massive. Les plus hardis, en France, ne dépassent guère actuellement les doses quotidiennes de 10 à 15 grammes. (*Note du traducteur.*)

[2] Ceci n'est pas, comme on pourrait le croire, une faute d'impression non plus qu'une formule homœopathique, et l'on s'expliquera cette dose infinitésimale de 2 grammes pour du sirop d'iodure de fer, si l'on songe que ce sirop est une des préparations sur lesquelles portent, suivant les diverses pharmacopées, les différences de composition les plus invraisemblables. C'est ainsi que ce sirop contient en Autriche environ 24 fois plus d'iodure qu'en France, et cette proportion varie d'une manière aussi frappante dans tous les pays d'Europe. (Voir Ewald, *Traité de thérapeutique.*)   (*Note du traducteur.*)

anémiques. Un gramme d'iodure de fer en pilules est supporté très-facilement et sans aucune douleur d'estomac. Nous en avons souvent administré jusqu'à 2 gr. 50 par jour. Chez les malades très-affaiblis, dont les organes digestifs ont peu de résistance, on emploiera le sirop d'iodure de fer, mais en ayant soin de ne prescrire à la fois que la dose d'une journée, car ce sirop se décompose très-facilement, et l'iode mis en liberté provoque alors de vives douleurs gastriques et des vomissements. On emploiera avec grand avantage, à l'imitation de H. Zeissl, l'iodoforme à l'intérieur. On le prescrit en pilules, suivant la formule :

Iodoforme . . . . 1 gr. 50 centigr.
Extrait et poudre de ményanthe. aa. Q. s.

Pour faire 20 pilules.

Prendre 5 pilules par jour.

L'action favorable de l'iodoforme se manifestera surtout dans les névralgies d'origine syphilitique. Notons seulement que l'emploi de l'iodoforme à l'intérieur procure souvent au malade des éructations odorantes très-désagréables. On ne doit pas employer ce médicament à haute dose, car on a parfois observé, dans ces conditions, une excitation extrême et des troubles cérébraux [1].

On peut encore prescrire, aux mêmes doses que l'iodoforme, une préparation trop négligée jusqu'ici, l'iodure de lithium. Nous l'avons, pendant plusieurs mois, employé en solution aqueuse par la voie hypodermique. Dissous dans l'eau, ce corps donne une solution complètement limpide. Nous en avons injecté jusqu'à 1 gr. 50 par jour. Les malades se plaignent d'une douleur modérée au point de la piqûre ; mais cette douleur disparaît aussitôt. Le médicament, sous cette forme, est très-bien toléré et ne produit parfois qu'un peu d'acné iodique, mais aucun autre effet pénible. La régression des accidents se produit ni plus ni moins rapidement qu'avec toute autre prépararation iodée. Ce médicament peut aussi s'employer sous forme pilulaire, à la dose de 50 centigrammes à 1 gramme par jour. Disons toutefois qu'il ne fait pas plus de prodiges que tout autre remède. Dans ces derniers temps Thomann de Graz et J. Neumann ont expéri-

---

[1] On a, dans ces derniers temps, proposé de remplacer l'iodoforme par un autre composé, l'iodol, et Pick, de Prague, a vanté ses avantages soit en applications locales (poudre, gaze iodolée, solution éthérée, pommade) dans les vaginites, les métrites blennorrhagiques et les différents ulcères vénériens, soit à l'intérieur, pour remplacer l'iodoforme et même l'iodure de potassium. Il est bien toléré, ne laisse pas de mauvais goût et, s'éliminant plus lentement que les iodures, exerce ses effets d'une façon plus durable. La dose est de 50 centigrammes à 1 gramme par jour.

(Note du traducteur.)

menté avec succès les injections sous-cutanées d'iodoforme en solution ou en émulsion. Comme nous l'avons dit déjà, les préparations iodées conviennent à toutes les phases et à toutes les formes de la syphilis. Nous avons vu bien des fois des iritis graves guérir par les instillations d'atropine et l'emploi de l'iode à l'intérieur : avec ce traitement, la vision n'a été perdue dans aucun cas.

On ne doit accepter qu'avec beaucoup de réserve cet axiome d'après lequel le mercure guérit beaucoup plus vite les manifestations de la syphilis que tous les autres spécifiques. Le mercure, comme l'iode, agit très-vite dans certains cas, très-lentement dans d'autres. On ne peut assez répéter que, même dans les formes les plus graves de la syphilis, la guérison peut être presque toujours obtenue par le traitement iodé seul.

Quant à l'emploi sous-cutané des préparations iodées, il peut avoir son indication chez les dyspeptiques ; mais cette méthode ne détrônera pas plus l'usage interne de ces remèdes que les injections de solutions mercurielles n'ont remplacé la méthode des frictions. Si insignifiante que soit d'ailleurs la douleur ainsi causée, le malade aime mieux s'y soustraire quand il le peut. De plus, dans la pratique privée, il n'est pas possible de voir chaque jour tous ses syphilitiques.

Quand l'état général et la position du malade lui permettent un voyage, on pourra, si la saison est favorable, envoyer le patient à quelque station minérale iodée.

En Autriche-Hongrie nous possédons des sources iodées en renom, Hall dans la haute Autriche, Ivonicz en Galicie, Lippik en Slavonie, Luhatschowitz en Moravie et Darkau en Silésie. Dans ces stations, l'eau iodée sera employée non seulement en boisson, mais encore en bains. L'absorption de l'iode par la peau et sa pénétration dans le torrent circulatoire par le fait des bains iodés ont été démontrées par le professeur Rosenthal, de Vienne, dans un travail fait en 1862, sous le contrôle du professeur Schneider, et présenté à l'Académie des Sciences de Vienne.

C'est une erreur que d'interdire aux malades, durant le cours de la médication iodée, tous les aliments féculents. L'amidon, agissant isolément et sans l'intervention d'un acide fort, ne peut en aucun cas extraire l'iode de ses combinaisons pour s'unir à lui. Or les acides de l'estomac sont beaucoup trop faibles pour produire ce déplacement, et, en supposant même qu'il se fasse une décomposition partielle de l'iodure de potassium grâce à l'amidon en excès dans l'estomac, il se forme de l'iodure d'amidon; or, l'iodure d'amidon fut précisément recommandé autrefois dans la syphilis par Buchanan, et il ne peut exercer aucune action caustique sur la muqueuse digestive. L'ingestion d'acides concentrés pendant le cours du traitement iodé ne nous a jamais paru exercer l'action fâcheuse qui devait, croyait-on, résulter de la décomposition trop rapide de l'iodure. Dans ces derniers temps même, des médecins anglais, en associant aux préparations iodées des acides plus ou moins. forts (eau ozonisée, acide nitrique), ont cherché à activer l'effet des premières, et ont obtenu des résultats satisfaisants. Sans doute la suractivité énergique qu'impriment à la nutrition les composés iodiques imposent la nécessité, pendant la durée du traitement, d'une alimentation très-nourrissante et surtout animale ; mais ce serait imposer au malade une privation inutile que de lui interdire absolument le pain.

L'efficacité des préparations iodées se montre surtout dans les cas de périostite et d'ostéite gommeuses, dans les gommes de la peau, de la langue, des organes respiratoires, etc., dans les rétractions musculaires, le testicule syphilitique, les altérations des yeux, du cerveau et des nerfs, dans la syphilis héréditaire, quand elle emprunte les allures de la scrofule, et quand syphilis et scrofule se trouvent combinées [1].

Des cas se présentent pourtant où ces accidents résistent à la médication iodée ; alors, il faut avoir recours, si l'état du malade le permet, à la plus douce de toutes les préparations mercurielles, à la décoction de Zittmann. Ordinairement, les mercuriaux agissent mieux quand ils ont été précédés d'un traitement iodé. En résumé, la médication iodée s'applique surtout aux accidents dits tertiaires ; mais il est incontestable aussi que toutes les périodes de la diathèse sont justiciables de son emploi. Il est non moins constant, d'autre part, qu'il y a des cas d'exception impossibles à prévoir, où l'on peut substituer avec succès le mercure à l'iodure de potassium. Quand on emploie les composés iodiques à propos et à doses convenables, l'appétit augmente et le malade engraisse. Parfois, la faim devient véritablement dévorante. Les iodures déterminent souvent des bourdonnements d'oreilles, du catarrhe intestinal, accompagné tantôt de constipation, tantôt de diarrhée ; mais c'est sur la muqueuse des fosses nasales qu'ils exercent leur action la plus remarquable : chez la plupart des malades, après quatre ou cinq jours de médication, il survient un coryza violent, auquel s'ajoute une irritation de la muqueuse du pharynx et une douleur au niveau du sinus frontal. L'inflammation s'étend de là à l'appareil lacrymal et à la trompe d'Eustache. Suivant

[1] Smirnoff a pratiqué une série d'expériences destinées à élucider l'action des iodures alcalins à l'état physiologique. L'action dénutritive qu'il a, dans ces conditions, constatée sur les animaux en expérience, l'engage à conclure qu'à l'état pathologique, semblable effet s'exerce d'une façon encore plus marquée sur les tissus morbides, moins résistants que les tissus sains ; c'est ainsi qu'il explique les résultats thérapeutiques des iodures et leur action résolutive sur les néoplasies, syphilitiques ou autres.   (*Note du traducteur.*)

la susceptibilité du malade, il se produit un mouvement fébrile plus ou moins intense. Nous avons fréquemment observé, à la suite de l'administration prolongée des iodiques, une rougeur vive et un ramollissement des gencives au niveau des incisives supérieures. Cette gingivite était accompagnée de salivation abondante et se prolongeait pendant des semaines. L'action des médicaments iodés se manifeste aussi fréquemment sur le tégument que sur la muqueuse des fosses nasales et du pharynx. Chez les sujets à peau délicate, il se produit au visage, à la nuque, sur les épaules et sur les bras, des éruptions acnéiques abondantes. Le coryza et l'acné iodiques se trouvent quelquefois réunis, mais ils s'excluent presque toujours. L'usage des iodures produit fréquemment de l'insomnie. Nous avons exceptionnellement observé des ecchymoses épisclérales et des télangiectasies cutanées en forme de nœvi, de la grosseur d'une tête d'épingle. L'usage prolongé des iodures produit chez certains malades une suractivité cardiaque telle, que le pouls dépasse cent quarante : cet état s'accompagne d'agitation et de fatigue extrême. Nous n'avons observé que dans des cas fort rares la pleurodynie indiquée par Wallace. Cette douleur, ordinairement limitée au côté gauche du thorax, est d'une telle intensité, qu'à chaque mouvement respiratoire, le malade ressent un point aussi violent que celui de la pleurésie au début, et que la respiration devient très-douloureuse.

Le coryza et l'acné iodiques disparaissent dès qu'on suspend le médicament. Contre la gingivite, on doit faire usage des mêmes collutoires astringents que dans la stomatite mercurielle. La boulimie, la perte de sommeil, la pleurodynie et les palpitations sont très-améliorées par une purgation énergique (eau de Saidschütz ou de Pullna) et disparaissent avec quelques doses de quinine (30 à 40 centigrammes par jour).

Traitement de la syphilis par les médicaments végétaux.

Parmi ces médicaments, nous ne citerons que le tayuya, la pilocarpine et la décoction de Zittmann. La teinture de tayuya a été recommandée par les frères Ubicini. On la retire de la racine ou du bulbe d'une cucurbitacée. On l'a expérimentée dans le service de H. Zeissl, soit à l'intérieur, soit en injections hypodermiques. Les résultats furent si lents, qu'on peut dire que ce fut le temps, et non le tayuya, qui amena la guérison. Le tayuya n'a pas d'effet nuisible sur l'organisme.

Lewin a fait de nombreux essais avec la pilocarpine, l'alcaloïde du jaborandi. Il se servait du chlorhydrate et pratiqua des injections sur trente-deux femmes : vingt-cinq furent guéries. Chez trois des sept malades non guéries, le médicament amena des accidents de collapsus si graves, qu'on dut interrompre le traitement. Une malade fut atteinte d'hémoptysie, une seconde d'endocardite. Chez deux autres, les accidents syphilitiques ne disparurent pas, malgré de hautes doses de pilocarpine. La durée la plus longue du traitement fut de quarante-trois jours, la plus courte de quatorze. Lewin croit que le résultat serait encore plus rapide, si l'affaiblissement des malades, même en l'absence de tout autre accident plus grave, n'obligeait souvent à interrompre le traitement. La quantité totale de pilocarpine nécessaire pour la guérison fut en moyenne de 0^{gr},372.

Les récidives, sur ces vingt-cinq malades, ne s'élèvent qu'à 6 p. 100, tandis qu'elles atteignent 80 p. 100 après le traitement mercuriel précoce. Lewin préfère néanmoins à la pilocarpine les injections hypodermiques de sublimé, car, d'après lui, la première méthode donne une proportion sensiblement moindre de guérisons, et produit des complications fâcheuses. Dans quelques cas où nous fîmes usage des injections de pilocarpine, les accidents du traitement furent si marqués, que nous dûmes renoncer à le continuer, et nous y renonçâmes d'autant plus volontiers, que les résultats du début n'étaient rien moins que satisfaisants. La décoction de Zittmann, au contraire, nous a donné les succès les plus brillants.

Il est difficile de dire si ce médicament se range parmi les préparations végétales ou mercurielles. On sait que, pour préparer cette décoction, on fait bouillir dans une infusion de salsepareille un petit sachet contenant 1 gramme de sucre blanc, 1 gramme d'alun pulvérisé, 80 centigrammes de calomel en poudre et 20 centigrammes de cinabre. Mitscherlich n'a pu constater, dans la décoction, la présence du mercure, tandis que Zanten, Wiggers et Winkler en purent découvrir des traces dans de grandes quantités de ce liquide. Skoda a trouvé la décoction de Zittmann moins active quand on négligeait l'addition de calomel et de cinabre. Nous pouvons, d'après ces indications, considérer la décoction de Zittmann comme un remède hybride, se rattachant à la fois à la médication végétale et au traitement mercuriel pur. Nous administrons le matin 300 grammes de la décoction forte de Zittmann, et le soir 300 grammes de la décoction faible. On doit naturellement surveiller en même temps le régime : le malade ne doit boire ni bière ni lait. Les fruits, la salade, les choux, les légumes secs, en un mot tous les aliments capables de produire des gaz ou de la diarrhée, doivent être sévèrement défendus. Le patient prend, à six heures et demie du matin, son déjeuner, ordinairement composé de thé; une demi-heure plus tard, il absorbe la première bouteille, contenant 300 grammes de la décoction forte, et la vide en une demi-heure à deux heures. Il a ordinairement une ou deux selles dans la matinée. A une heure, il prend un repas composé de potage, de viande rôtie et de riz, avec un peu de vin. Si le temps est chaud, il peut sortir un moment au grand air. A quatre heures, il prend la seconde bouteille, c'est-à-dire 300 grammes de la décoction faible, toujours en une demi-heure à deux heures.

Si le malade a cinq à six garde-robes par jour, on continuera à lui faire prendre la décoction; mais si les évacuations sont trop nombreuses et épuisent visiblement le patient, si des vomissements surviennent, on doit aussitôt supprimer le médicament. Dans le plus grand nombre des cas, il n'y a que trois ou quatre selles par jour, et la décoction est très-bien tolérée. L'action du médicament se manifeste ordinairement après dix à douze jours. Il a, sur toutes les formes de la syphilis une action extrêmement favorable, mais se recommande principalement chez les malades épuisés par un traitement mercuriel forcé, alors que les accidents résistent opiniâtrément à la médication iodée. Les malades longtemps soumis à l'usage du mercure voient souvent survenir des récidives rebelles, des psoriasis palmaires ou plantaires, qui ne cèdent nullement ou ne cèdent qu'avec beaucoup de lenteur à l'iode et ne s'améliorent que si on revient au traitement hydrargyrique. Comme il devient fort grave, à notre avis, de saturer encore de mercure des malades déjà épuisés par une hydrargyration forcée, nous employons la décoction de Zittmann, qui répond, dans ce cas, à une indication absolue. S'il était permis d'employer en thérapeutique une pareille expression, nous dirions qu'elle fait alors de véritables miracles. Les effets ne sont pas moins excellents dans les syphilides pustuleuses étendues et dans les gommes ramollies de la peau ou des muqueuses. Si la décoction de Zittmann détermine de violentes tranchées ou une diarrhée abondante, et si pourtant il est indiqué de continuer son emploi, on fera bien de retrancher les follicules de séné qui font partie de sa formule.

Emploi du mercure.

Ce médicament peut être introduit dans l'organisme par deux voies différentes, par les muqueuses digestives ou respiratoires et par la peau.

Si la syphilis elle-même ou quelques complications étrangères rendent le malade réfractaire à l'un de ces modes d'administration,

on doit choisir une forme médicamenteuse permettant d'introduire le
mercure par la voie restée accessible. Si l'on veut faire pénétrer le
remède à dose fractionnée et progressive, c'est à l'appareil digestif,
s'il est en bon état, qu'on devra s'adresser. Veut-on au contraire faire
arriver rapidement[1] dans l'économie de grandes quantités de mercure,
l'absorption cutanée convient mieux que la muqueuse digestive à l'introduction de ces doses massives. Enfin, désire-t-on agir d'une façon
directe sur les voies respiratoires, on fera inhaler le remède sous
forme de vapeurs[2].

[1] Les recherches très-précises de Welander de Stockholm, sur l'absorption et
l'élimination du mercure, ont montré qu'après les injections sous-cutanées, le
mercure est absorbé au bout d'une ou deux heures, tandis qu'après les frictions
ou l'introduction par le rectum, il ne paraît dans les urines qu'après 24 heures ;
enfin on ne le retrouve dans l'urine qu'au bout de 2 jours, si le mercure a été
absorbé par la bouche.   (*Note du traducteur.*)

[2] Dans la discussion provoquée par Besnier à la Société médicale des hôpitaux (du 11 mars au 24 juin 1887) sur la thérapeutique générale de la syphilis,
à propos de la communication de Balzer (injections sous-cutanées de mercure
insoluble) les avis ont été à peu près unanimes sur trois points : 1° efficacité
absolue du mercure et de l'iodure de potassium employés isolément, associés ou
alternés, suivant les périodes de la maladie ; 2° urgence de commencer le traitement dès que le chancre est apparu et le diagnostic assuré; 3° nécessité de
prolonger ce traitement pendant une période de plusieurs années. Le seul point
sur lequel la divergence ait été complète, est le mode d'administration du mercure, et il est intéressant de noter qu'à l'exception des fumigations et des bains,
il n'est pas une des grandes méthodes, depuis les antiques frictions jusqu'aux
modernes injections insolubles, qui n'ait trouvé son avocat convaincu. Tandis
qu'Hallopeau reste fermement attaché à la méthode des frictions, que Mauriac
considère le tube digestif comme la porte d'entrée toujours et partout utilisable,
Martineau défend résolument ses injections de peptone hydrargyrique ammo-
nique, qu'il pratique depuis dix-huit ans, et dont il établit les avantages sur un
total de 180,000 injections, contre les prétentions de la jeune méthode de Scarenzio,
acclimatée en France par Balzer. D'autres enfin, moins systématiques (Besnier,
Vidal), savent, suivant les cas, individualiser leur thérapeutique, n'adoptant sans
réserve aucune méthode absolue, de même qu'ils n'en condamnent aucune sans
retour.
   Il est singulier de remarquer qu'une discussion sur le même sujet, soulevée
presque jour pour jour à la même époque (21 février 1887), à la Société de médecine de Londres, révèle parmi les spécialistes anglais un dissentiment d'opinion
bien plus marqué, puisqu'il porte non seulement sur le mode d'administration,
mais sur la nature même du traitement. Plusieurs d'entre eux repoussent soit le
mercure, soit l'iodure de potassium, et presque tous rejettent l'emploi du
traitement hydrargyrique par la méthode sous-cutanée.
   Quelques mois auparavant, la même question avait été agitée en Allemagne,
au congrès de médecine interne de Wiesbaden (avril 1886). L'ensemble de la
discussion nous permet de conclure que les idées allemandes sont, sur ce point,
beaucoup plus conformes aux nôtres que les opinions anglaises. Tous les orateurs
ont admis les deux phases thérapeutiques du mercure et de l'iodure ; aucune
protestation anti-mercurialiste n'a été entendue, et presque tous ont admis non
seulement l'usage très-précoce du mercure, dès que le chancre est diagnostiqué,
mais son emploi pendant plusieurs années, d'après la méthode de Fournier,
que certains seulement ont atténuée ou modifiée. Quant au mode même d'administration du mercure, il est à noter que si les frictions et les injections ont été
à peu près également défendues, personne ne s'est trouvé pour conseiller l'em-

Préparations mercurielles introduites par les voies digestives.

Nous acceptons entièrement la théorie de Mialhe et nous admettons sans réserve que toutes les préparations mercurielles ne peuvent développer leurs effets thérapeutiques qu'après s'être transformées en bichlorure. Il semblerait devoir découler de là forcément qu'on doit toujours employer le mercure directement sous forme de.sublimé. Et cependant nous croyons qu'il ne faut pas, malgré la théorie, laisser de côté les autres préparations. L'expérience nous montre tous les jours que le sublimé produit des crampes stomacales chez certains sujets qui supporteront admirablement le protoiodure ou le calomel. Il semble que, chez ces malades, le sublimé, lentement produit dans l'économie par la transformation du protoiodure ou du calomel, est toléré plus aisément que le sublimé ingéré d'emblée en nature.

Actuellement, la plupart des auteurs allemands préfèrent le sublimé aux autres préparations mercurielles, parce qu'il provoque très-rarement la salivation ; or, cette complication fâcheuse est, pour beaucoup de praticiens, l'inconvénient capital du protoiodure, du calomel et du mercure soluble d'Hahnemann. Mais, à notre avis, les accidents de salivation, parfois très-rapides, que provoquent les mercuriaux, sont dus beaucoup moins à la formule chimique du médicament, qu'à une sorte de prédisposition individuelle. De là les divergences des auteurs sur ce point.

Les mercuriaux que nous employons de préférence sont le protoiodure, le sublimé et le calomel.

Le protoiodure de mercure est un sel insoluble, d'une couleur vert serin : il a été surtout préconisé par Ricord, et convient particulièrement aux indurations récentes, aux syphilides érythémateuses et papuleuses de fraîche date, ainsi qu'au psoriasis palmaire et plantaire disséminé. En général, sous l'influence du protoiodure, les éruptions

ploi des mercuriaux à l'intérieur. L'excision ou la cautérisation préventive du chancre n'ont été soutenues que par Neisser ; il croit qu'on a quelque chance d'*affaiblir* ainsi l'infection.

Dans cette même réunion, L. Weber, de New-York, a résumé les opinions actuellement en cours sur ce sujet en Amérique. Là encore la méthode de Fournier est la plus répandue et le *mixed trealment* (iodure et sublimé) est très en vogue contre les récidives des accidents secondaires.

Il nous a paru intéressant de comparer ici les trois importants débats qu'a soulevés presque au même moment l'apparition des nouvelles méthodes ; le lecteur y trouvera rapprochées les opinions actuellement admises à l'étranger et chez nous ; on voit que, si l'accord n'est point encore fait sur la question, les idées tendent cependant à s'uniformiser de plus en plus.

(Note du traducteur,)

de la peau et des muqueuses commencent à décroître au bout de 15 à
20 jours. Celles qui résistent le plus sont les papules palmaires et
plantaires et les papules humides ; dans ce cas, il est nécessaire de
diriger contre elles un traitement local. La dose normale est de 2 à
5 centigrammes. Si le malade absorbe, dans les 24 heures, 10 centigrammes de protoiodure, il en résulte presque toujours deux à trois
selles liquides, et parfois de légères coliques. Pour éviter cette complication, on associera le protoiodure à l'extrait de lactucarium, et on
prescrira comme il suit :

> Protoiodure hydrarg.   } aa . . . 1 gr.
> Extrait de lactucarium. }
> Opium pur. . . . . 0 — 50 centigr.
> Extrait et poudre de réglisse. . . . Q. s.
>
> *Pour faire 50 pilules.*

1 pilule le matin et 2 le soir.

Tant que le protoiodure exerce une action manifeste sur la régression de la sclérose et des éruptions, sans affecter la muqueuse buccale,
on continuera son emploi aux mêmes doses. Mais si la guérison subit
un temps d'arrêt, on fera prendre 2 pilules matin et soir. Quand les
gencives deviennent rouges et molles, quand l'haleine du malade
acquiert une odeur fétide, il faut suspendre sans retard le médicament, jusqu'à parfaite réparation de la muqueuse buccale. De même,
si le protoiodure, malgré l'adjonction des narcotiques, détermine de
fortes coliques, s'il survient des selles abondantes, liquides, ou même
sanguinolentes, on cessera tout traitement hydrargyrique interne, et
on soumettra le malade à l'usage des frictions ou du traitement iodé.

Le bichlorure de mercure a sur le protoiodure un premier avantage, sa solubilité, mais son emploi suppose un tube digestif parfait
et des organes respiratoires irréprochables. Il est, en effet, des malades
chez qui le sublimé produit des crampes d'estomac si violentes, qu'il
faut en supprimer l'emploi. Chez les sujets qui ont eu des hémoptysies,
il ne faut user du mercure qu'avec la plus prudente réserve ; mais
plus que tout autre, le sublimé sera mal supporté chez eux. S'il existe
de l'albuminurie, le sublimé à haute dose aura les plus fâcheux effets.
Pendant la grossesse, on ne prescrira jamais le sublimé ni aucune
autre préparation mercurielle drastique.

Le traitement de la syphilis par le sublimé doit avoir été importé
de Russie dans l'Europe occidentale par van Swieten. Les Russes
prennent le sublimé dans de l'alcool (liqueur de van Swieten).

Les adultes supportent très-facilement une dose quotidienne de
5 milligrammes à 2 centigrammes de sublimé. En règle, on s'en
tiendra, jusqu'à la fin du traitement, à la dose de 1 centigramme par

jour. Mais, si la régression des accidents s'arrête pendant plusieurs jours et si la constitution du malade ne présente aucune contre-indication à l'emploi de doses plus élevées, on arrivera, après 3 ou 4 semaines de traitement et en augmentant progressivement la dose, de 1 centigramme jusqu'à 12, puis 15 milligrammes par jour.

On emploie le sublimé soit en pilules, soit en solution aqueuse ou alcoolique, et l'on prescrit :

Bichlorure hydrarg. . . . .   0 gr. 10 centigr.

Dissoudre dans une petite quantité d'éther
sulfurique et ajouter :

Poudre d'amidon . . . .   Q. s.

Pour faire 20 pilules.

Prendre une pilule matin et soir.

ou bien :

Bichlorure hydrarg. . . . .   0 gr. 10 centigr.
Eau distillée . . . .   300 —

Prendre tous les jours la 8° partie.

Pour éviter la gastralgie et les coliques, on n'administrera jamais le médicament à jeun, surtout le matin ; mais le malade prendra, une demi-heure avant, une tasse de potage ou de lait. S'il a l'habitude de prendre du thé matin et soir, on prescrira :

Rhum vieux . . . .   20 gr.
Sublimé . . . .   0 — 10 centigr.

Prendre le soir la 10° partie dans du thé.

Nous n'employons le calomel que très-rarement et dans le cas où nous voulons introduire par l'appareil digestif de fortes doses de mercure en peu de temps. C'est ainsi que, dans un cas d'iritis grave accompagnée de lésions du pharynx, nous pûmes, au moyen du calomel, intervenir d'une façon très-efficace et très-rapide. Chez les adultes, on prescrira le calomel de la façon suivante :

Calomel pulvérisé. . . . .   0 gr. 50 centigr.
Opium pur. . . . .   0 — 10 —
Sucre blanc . . . .   5 —

Diviser en 12 doses.

Une dose le matin, une à midi et une le soir.

Depuis plusieurs années, nous ne faisons d'ailleurs presque jamais usage du protochlorure ni du bichlorure : car nous sommes convaincu que ces préparations, plus qu'aucune autre, déterminent une altération particulière et tenace de l'épithélium buccal et lingual, surtout chez les fumeurs. C'est ordinairement sur la muqueuse des lèvres, les bords et le dos de la langue, sur la muqueuse des joues, surtout aux points où elle subit le contact des surfaces dentaires, qu'on aperçoit sur l'épithélium des points opalescents, troubles et d'aspect nacré, larges comme des têtes d'épingle, parfois comme des pois, tantôt isolés, tantôt confluents, comme si la muqueuse avait été touchée au nitrate d'argent. Ces lésions se distinguent facilement des papules syphilitiques : elles n'ont pas d'enduit diphthéroïde, elles ne s'ulcèrent pas, elles ne produisent pas à leur niveau une hypertrophie, mais plutôt une dépression de la muqueuse, dont les papilles sont atrophiées par la pression de l'épithélium épaissi; l'épaississement épithélial est d'une telle persistance, qu'il peut durer pendant plusieurs années. A la suite d'un travail publié par le médecin russe Wiensky, qui injecta du cinabre dans le sang de certains animaux et retrouva cette substance à l'intérieur des cellules épithéliales, H. Zeissl se crut autorisé à supposer que les troubles de l'épithélium précédemment décrits sont dus simplement à la présence du mercure dans les cellules de cette membrane. A l'appui de cette opinion, notons que nous n'avons jamais observé ces opacités persistantes chez des sujets traités sans sublimé. Il est deux sortes d'altérations de la muqueuse buccale qui, jusqu'à un certain point, rappellent les lésions mercurielles : c'est d'abord la coloration bleuâtre que prennent les gencives chez les individus qui manient le plomb, enfin la teinte bronzée que l'usage du nitrate d'argent à l'intérieur donne à la peau et à la muqueuse buccale.

Pendant le cours du traitement mercuriel, comme à ce moment la syphilis est généralement récente, l'induration encore ulcérée et l'adénopathie en voie d'accroissement, le malade devra éviter tout mouvement violent ; mais on ne l'obligera pas à tenir le lit. D'autre part, comme on observe souvent, au début de la syphilis, des douleurs rhumatoïdes, le patient devra éviter de s'exposer aux variations de température et surtout à l'air froid du soir. Il est très-avantageux d'obtenir pendant la nuit une légère diaphorèse. Quelques sueurs modérées n'ont pas seulement un effet favorable sur le cours de la maladie, mais permettent aussi de tolérer plus facilement le mercure. C'est pourquoi la plupart des praticiens conseillent de prendre la plus grosse dose de mercure le soir, avant de se mettre au lit.

Quant au régime, on permettra une alimentation modérément abondante ; mais il faut éviter tous les légumes produisant de la flatulence, les fruits crus ou cuits et tous les aliments contenant des acides végétaux, tels que glaces aux fruits, limonades, etc. La moindre infraction sera suivie parfois de vomissements, de coliques et de diarrhée. Quand le malade prend du calomel, on devra éviter les aliments très-salés (harengs), les boissons contenant de la soude, l'usage du sel ammoniac. Toutes ces substances peuvent réduire le calomel et, suivant certains auteurs, déterminer des cas de mort rapide. L'usage du tabac et du cigare sera complètement évité pendant tout le traitement mercuriel, mais surtout pendant un traitement au sublimé. La durée de la cure et la quantité du composé mercuriel qu'il faut administrer, avant d'atteindre la guérison complète de la syphilis, dépendent des cas individuels. Quand le mercure est bien supporté, on le continue jusqu'à ce que tous les symptômes aient disparu, ce qui arrive rarement avant deux ou trois mois. Le malade absorbe donc ordinairement 4 grammes de protoiodure ou 50 centigrammes à 1 gramme de sublimé. Dès que la muqueuse buccale paraît atteinte, il faut interrompre momentanément le traitement et engager le malade à se laver la bouche toutes les demi-heures avec un collutoire astringent.

Emploi externe du mercure et de ses composés.

Si l'on veut utiliser le pouvoir absorbant de la peau pour faire pénétrer le mercure dans l'organisme, on emploiera :

a) Les *frictions* répétées avec des pommades mercurielles sur de larges surfaces cutanées (*méthode épidermique*) ; ·

b) Les injections dans le tissu conjonctif sous-cutané (*méthode hypodermique*) ;

c) L'action des *vapeurs mercurielles* sur la peau ;

d) Les *bains mercuriels* ;

e) Les *suppositoires mercuriels* dans le rectum.

Frictions mercurielles.

Le traitement de la syphilis par les frictions fut employé dès l'apparition de l'épidémie syphilitique en Europe ; mais cette méthode entraîna, même dans l'application méthodique qu'en firent, au commencement de ce siècle, Louvrier et Rust, de telles exagérations, qu'elle fut justement combattue par tous les esprits sensés.

Voici de quelle manière nous employons les frictions : Nous commençons sans aucune précaution préalable, sauf un bain de propreté tiède. Nous prescrivons, pour chaque friction, une dose d'onguent gris [1]

[1] On a beaucoup vanté ces derniers temps, en Allemagne, un corps gras retiré de la laine des moutons, la *lanoline*. Employée comme véhicule dans la confection des pommades, cette substance faciliterait, disait-on, l'absorption des mé-

de 2 à 5 grammes. Les frictions, que le malade pratique lui-même ou qu'un aide-exécute avec un gant de peau souple, sont, suivant l'intensité des accidents et la constitution du malade, répétées quotidiennement ou seulement tous les deux ou trois jours, à peu près dans l'ordre suivant et dans les régions que voici :

Le 1er jour du traitement à la face interne des deux bras;
Le 2e   —   —   à la face interne des cuisses;
Le 3e   —   —   à la face interne des deux avant-bras;
Le 4e   —   —   à la face interne des deux jambes;
Le 5e   —   —   dans les régions lombaires;
Le 6e   —   —   sur le dos;
Le 7e   —   —   recommence la série.

Le malade étend légèrement l'onguent dans les paumes des mains, comme on le fait pour se pommader les cheveux, et commence, sur les régions cutanées qu'il peut atteindre, une friction régulière jusqu'à ce que l'onguent soit en partie absorbé.

On évitera, autant que possible, de faire des frictions dans les régions très-garnies de poils, car il se forme alors, sur toute la surface frictionnée, un grand nombre de petites pustules douloureuses, de la grosseur d'un grain de chènevis, correspondant aux orifices des follicules pileux. Si le malade a la paume des mains calleuse et rude, il devra faire ses frictions avec des gants de peau souple.

Pendant la durée du traitement, le malade doit garder la chambre. Ce n'est que par les belles journées et pendant la saison chaude, qu'il pourra rester au grand air quelques heures et même une grande partie de la journée. En hiver, la chambre doit avoir une température constante de 15 à 16 degrés et, autant que possible, être aérée prudemment deux fois par jour.

Dès le début du traitement, on recommandera les soins de la bouche les plus réguliers. Le malade doit, plusieurs fois par jour, se laver la bouche et le gosier avec de l'eau ordinaire ou avec un collutoire astringent composé de chlorate de potasse, d'alun, de borax, de tannin, de teinture d'opium, etc. (5 gr. de chaque sur 500 gr. d'eau). Il doit empêcher l'accumulation du tartre sur les racines, en nettoyant plusieurs fois par jour toutes les dents, et surtout les incisives, avec une brosse douce ou avec un linge.

Suivant les principes développés plus haut, nous n'avons recours aux frictions mercurielles que dans les phases avancées de la syphilis, et surtout dans les cas qui ont résisté opiniâtrément aux moyens moins

dicaments incorporés. Les faits n'ont pas semblé confirmer les propriétés un peu merveilleuses de cet excipient, qui ne paraît pas mériter une prédilection particulière sur la simple vaseline.   (*Note du traducteur.*)

actifs, tels que les préparations iodées ; mais les frictions conviennent surtout aux récidives, notamment à celles des éruptions papuleuses, au psoriasis palmaire diffus, à l'impétigo, à l'ecthyma et, dans une certaine mesure, aux manifestations osseuses. Certaines conditions normales ou morbides observées chez le malade engageront parfois le médecin à préférer les frictions à toute autre méthode : ainsi, pendant la grossesse et la période puerpérale, les frictions sont infiniment préférables à l'ingestion des mercuriaux. Les sujets dont l'appareil digestif est délicat, ceux qui présentent un catarrhe douteux du larynx ou des bronches, les malades atteints de catarrhe gastro-intestinal, ceux qui viennent de faire une fièvre typhoïde ou une dysenterie, réclament plutôt les frictions que le mercure à l'intérieur. Les frictions conviennent encore aux malades chez qui la syphilis est combinée à des affections qui exigent aussi pour leur part un traitement interne : telles sont par exemple la scrofule, la tuberculose, la fièvre intermittente. Dans ces cas, on peut, à côté des frictions mercurielles, employer à l'intérieur l'huile de foie de morue, le fer ou la quinine. Mais les cas qui appellent, on peut le dire, les frictions mercurielles, ce sont ces accidents menaçants auxquels il faut parer sans perdre une minute. Telles sont les ulcérations des fosses nasales, l'iritis syphilitique, les altérations du larynx, les affections du cerveau ou des nerfs, surtout celles qui sont la conséquence de lésions extra-cérébrales.

Le nombre de frictions nécessaires varie naturellement suivant les cas, suivant l'intensité des accidents et la constitution du malade, enfin suivant que le sujet a été ou non déjà soumis, peu de temps auparavant, à une médication mercurielle.

Le traitement des ulcères, des tubercules, des tumeurs osseuses de gros volume nécessitera un plus grand nombre de frictions que celui d'une simple syphilide papuleuse. Quant aux différences individuelles, l'expérience apprend qu'il est des sujets chez qui les frictions, ou toute autre médication mercurielle, manifestent au bout de peu de jours leurs effets favorables, tandis que, chez d'autres, la syphilis semble se jouer du traitement hydrargyrique. Associées au traitement de Zittmann, les frictions agissent plus vite que si cet adjuvant leur manque. Nous faisons faire, au minimum, douze à quinze frictions, et nous permettons rarement aux malades de dépasser trente. Si, après ce nombre, les phénomènes essentiels n'ont pas cédé, à plus forte raison s'il se produit une aggravation, il est préférable d'interrompre le traitement, de fortifier le malade par un régime et une hygiène très-surveillés, parfois même de commencer entre temps une cure hydrothérapique modérée, et de revenir plus tard, si le cas l'exige, aux frictions mercurielles.

Il peut survenir encore certaines circonstances physiologiques ou morbides qui obligent à interrompre les frictions : telles sont, dans le domaine physiologique, les périodes menstruelles et puerpérales. Quant aux incidents pathologiques, ce sont les inflammations aiguës des viscères, les fièvres éruptives, rougeole, scarlatine, variole ; les affections intestinales intenses, catarrhales ou inflammatoires, accompagnées de diarrhée colliquative. L'indication la plus urgente pour la suspension immédiate des frictions est l'apparition d'une hémoptysie chez un syphilitique tuberculeux. L'usage des frictions peut aussi amener des accidents qui obligent à interrompre la cure. Le plus fréquent est la stomatite mercurielle. Une complication moins ordinaire, c'est l'éruption eczémateuse, limitée à la région frictionnée chez les sujets à peau très-velue, mais s'étendant parfois à de grandes distances chez les malades blonds à peau délicate.

Pendant le traitement, on conseillera des aliments de facile digestion, en quantité proportionnée à l'âge du malade, à son genre de vie, à sa corpulence. Nous faisons prendre, le matin, un potage ou du bouillon de viande, du café, du thé ou du lait avec un ou deux morceaux de pain blanc ; à midi, un nouveau bouillon très-concentré, 50 à 70 gr. de viande de veau ou de volaille, 20 gr. de riz cuit à l'eau ou au lait, quelque autre féculent léger, ou des épinards dans la même proportion. Le soir, on prendra un potage très-cuit avec du pain blanc ou du café, du chocolat, du lait. Certains états particuliers comme la grossesse, la puerpéralité, les convalescences de scorbut et de typhus, les fièvres intermittentes, réclament un traitement spécial. La meilleure boisson est l'eau froide. En été, surtout durant les convalescences de scorbut, le malade boira de la limonade ou toute autre tisane aux fruits. Les sujets affaiblis par une fièvre typhoïde antérieure par le paludisme, les privations, les hémorrhagies ou les fatigues, pourront boire un peu de vin de bonne qualité. Pendant toute la durée du traitement, on veillera à ce que le malade ait une selle tous les jours, car l'expérience apprend que la constipation favorise les accidents de salivation. S'il y a de la paresse intestinale, on prescrira une purgation, une eau magnésienne ou sulfatée sodique (Saidschütz ; Pullna ; Ofner, source Elisabeth). Nous conseillons très-souvent, pendant la durée des frictions, une petite quantité de décoction de Zittmann.

Si aucune contre-indication ne s'oppose à la continuation du traitement, on poursuivra les frictions jusqu'à ce que l'on soit plus ou moins autorisé à admettre la guérison complète de la syphilis. Le malade, en ce cas, perd son aspect cachectique, le poids du corps augmente rapidement, et l'on voit disparaître tous les signes de syphilis capables de régression.

Cependant, tant que les taches pigmentaires circonscrites ne sont pas entièrement effacées, tant que les cicatrices ne sont pas décolorées, tant que les cheveux tombent et que les ongles restent fragiles, on ne peut considérer la guérison comme acquise.

Quand la cure est achevée, le malade doit prendre un ou plusieurs bains chauds au savon. On surveillera pendant quelques jours les conditions de température, pour assurer à la peau ses fonctions régulières, et le malade ne reviendra que peu à peu à son genre de vie habituelle. Pour faire disparaître l'impressionnabilité au froid acquise pendant la durée du traitement, il sera utile de faire prendre quelques bains de vapeur suivis de douches froides, ou d'instituer un traitement hydrothérapique modéré.

Méthode hypodermique.

On avait déjà employé les préparations mercurielles en injections hypodermiques dans le traitement de la syphilis, quand Lewin proposa une méthode systématique et régulière pour les injections de sublimé. Avant d'indiquer les résultats des injections que nous avons pratiquées, nous devons dire quelques mots de la technique et des précautions que ce procédé exige.

Le pli de la peau qu'on soulève doit être largement saisi et fortement serré : la canule pénètre ainsi plus aisément, la douleur est moindre, le liquide trouve un plus grand espace et une surface d'absorption plus étendue; toutes ces conditions s'opposent à la production d'un abcès. Il est inutile d'huiler la canule avant l'injection, mais il est nécessaire de la laver à l'eau chaque fois qu'on s'en sert et de bien la sécher ensuite, pour éviter que la surface ne soit rugueuse ou son calibre bouché, et pour qu'il ne pénètre dans l'épaisseur de la peau aucune particule solide de sublimé. Le piston doit être très-doux, sans quoi, en employant trop de force, on risque de piquer la peau en face du point d'entrée et d'injecter alors le liquide non plus sous le derme, mais dans son épaisseur même. Avec le sublimé, ce petit accident est toujours fâcheux, car il produit une eschare limitée qui devient très-douloureuse. La ponction de la peau et toute l'opération d'ailleurs, doivent être faites aussi rapidement que possible. Chez les sujets gras, l'injection est plus difficile, mais réussit tout aussi bien, si l'on a soin de soulever un pli cutané suffisamment large. Nous n'avons jamais observé d'hémorrhagie causée par la piqûre des vaisseaux.

Au point de vue de la fréquence de la salivation, nous pouvons déclarer que chez nos malades traités par les injections hypodermiques la gingivite et la stomatite ne se sont pas montrées plus souvent que chez les sujets soumis aux frictions. Les récidives et les poussées nouvelles sont à peu près aussi fréquentes après les injections qu'après les frictions.

Tandis qu'après les frictions, la gingivite atteint d'abord les gencives au niveau des incisives inférieures, il semble que les injections de sublimé produisent d'abord de la gingivite au niveau des incisives supérieures. En pratiquant les injections au voisinage de la sclérose ou des bubons indolents de l'aine, ces lésions disparaissent beaucoup plus rapidement[1]. Ce sont les papules ulcérées qui présentent la plus grande résistance. Ce n'est que dans les cas très-rebelles que nous avons dépassé, soit pour le sublimé, soit pour le calomel, la dose maxima totale de 20 centigrammes. Quant au choix du médicament, nous donnons décidément la préférence au sublimé sur le calomel, quoique les injections de ce dernier nous aient constamment paru beaucoup plus rapidement actives[2]. Mais cet avantage est largement compensé

[1] On a conseillé (F. Cardone, *Le injezioni di sublimato corrosivo negli infiltrati gommosi*) de pratiquer les injections de sublimé dans l'épaisseur même des infiltrats gommeux. Ce moyen déterminerait rapidement la disparition du tissu nouveau ainsi attaqué localement, et trouverait son indication surtout dans les cas où, par son siège même (larynx, etc.), la gomme déterminerait un danger urgent.   (*Note du traducteur.*)

[2] Dès 1864, Scarenzio, de Pavie, proposa les injections sous-cutanées de calomel : l'idée consistait à mettre sous la peau du malade une réserve d'un sel insoluble, dont la transformation lente en bichlorure, par les chlorures alcalins du sang (Mialhe), livrait peu à peu à l'absorption le sublimé nécessaire à la cure. Tentée à ce moment en Italie par Ricordi, Porta, Soresina, Profeta, Ambrosoli, Monteforte, puis abandonnée à cause des abcès fréquents, la méthode fut reprise en Allemagne par Schopf, Kolliker, Sigmund, Neisser. Le travail de Georg Smirnoff, de Helsingfors (Finlande), paru en 1883, la mention très-favorable accordée à ce procédé par Jullien, dans la 2e édition de son livre sur les maladies vénériennes, enfin les récentes communications de Balzer à la Société de biologie et à la Société médicale des hôpitaux, ont mis en France la question à l'ordre du jour. Aux véhicules primitivement employés, glycérine (Scarenzio), eau salée (Neisser, Kopp et Chotzen), vaseline et eau gommeuse (Besnier), Balzer a substitué l'huile de vaseline. Il emploie indifféremment le calomel ou l'oxyde jaune de mercure et fait, à 15 ou 20 jours d'intervalle, 4 injections au plus avec 1 gramme du mélange suivant :

```
Calomel. . . . . . . . . . . . . .   1 gr.50
Huile de vaseline. . . . . . . . .  15 —
```

Soit 10 centigrammes par injection.

Les injections sont faites dans la fossette rétro-trochantérienne; la canule, lavée et séchée avec soin, est poussée droit, sans pli à la peau, jusque dans la couche profonde de l'hypoderme. L'opération est constamment suivie de douleur et fréquemment d'abcès contenant un pus couleur chocolat. La fréquence de cette complication, l'inefficacité de la méthode pour certains accidents (plaques muqueuses), la résistance de beaucoup de patients en face d'un procédé toujours douloureux, l'insuffisance ordinaire des 40 centigrammes de calomel correspondant au maximum du traitement, ont été mis en lumière par Besnier et par

par ce fait que, malgré toutes les précautions, il se produit presque toujours, au niveau de l'injection, des tumeurs qui ne suppurent pas toujours, il est vrai, mais restent longtemps douloureuses. Si l'on en croit les malades, la douleur est plus persistante après l'injection d'une solution aqueuse de sublimé, que si l'on y ajoute de la glycérine. Le sublimé produit en général la gingivite moins rapidement que le calomel. Nous prescrivons :

Sublimé.	1 gr.
Glycérine pure	70 —
Eau distillée	30 —

Chaque seringue de cette solution renferme 1 centigramme de sublimé.

Les injections sont faites dans le dos et sur les parties latérales du thorax.

Quelques médecins, redoutant l'action caustique du sublimé, ont injecté (Legeois) des doses minimes de cette substance (5 milligrammes) et l'ont associée au chlorhydrate de morphine.

Staub, de Strasbourg, a fait usage, dans le même but, d'une solution neutre d'albuminate de mercure. Il fait dissoudre du sublimé et du chlorure d'ammonium dans de l'eau distillée, et filtre. Il dissout d'autre part un blanc d'œuf dans de l'eau distillée et filtre également. Enfin il mêle les deux solutions et filtre une troisième fois. Cullingworth a trouvé la solution de Staub très-altérable, sans parler des difficultés de sa préparation, et les injections qu'il a pratiquées avec ce liquide ont toujours été suivies d'indurations très-longues à disparaître. Le mode de préparation indiqué en 1876 par v. Bamberger, fournit une solution qui ne produit pas ces indurations. Un grand nombre de nos malades, traités alternativement avec l'albuminate de Bamberger et avec une solution de sublimé, déclarèrent que les injections à l'albuminate de mercure étaient infiniment moins douloureuses. Mais, comme le mode de préparation et la stabilité du composé obtenu laissaient beaucoup à désirer, v. Bamberger substitua avec avantage la peptone à l'albumine. Il fait dissoudre 1 gramme de peptone dans 60 c. c. d'eau distillée et filtre. Il ajoute au liquide filtré 20 c.c. d'une solution de sublimé à 5 p. 100 et redissout le précipité qui se forme avec la quantité nécessaire (15 à 16 c.c.) d'une solution à 20 p. 100 de sel marin. Il verse le liquide

Diday (*Lyon médical*, 24 avril 1887) qui ont ramené à leur juste valeur les promesses exagérées, mais concédant toutefois à la méthode une importance réelle et des avantages incontestables dans certains cas à indications spéciales.

(Note du traducteur.)

dans un cylindre gradué et ajoute de l'eau distillée jusqu'à ce que la totalité représente 100 c. c. Chaque centimètre cube contient alors exactement 1 centigramme de mercure, sous forme de peptonate. Il recouvre alors le liquide et le laisse reposer pendant plusieurs jours; il se forme un précipité floconneux blanchâtre, de médiocre abondance, que l'on sépare par filtration. La solution se conserve beaucoup mieux que l'albuminate, et les injections pratiquées avec ce liquide ne produisent d'autre douleur que celle qui est due à la distension subite du tissu conjonctif. D'autres auteurs, surtout les Français (Boulthon), ont pratiqué des injections mixtes de biiodure de mercure et d'iodure de potassium. On a essayé en injections d'autres composés, surtout l'acétate de mercure, le protoiodure et le biiodure hydrargyriques. Enfin, on a employé encore dans ce but le protoiodure de mercure dissous dans de l'eau contenant de l'iodure de potassium. Mais comme l'iode se sépare de ce liquide et devient caustique, on a généralement renoncé à son emploi. On a également pratiqué récemment des injections avec le chromate mercureux et l'hydrate d'oxyde de méthyle. Nous ne possédons sur ce point aucune expérience personnelle. Cullingworth, v. Sigmund et Güntz recommandent le cyanure mercurique.

Dans ces derniers temps Liebreich a conseillé, en injections souscutanées, une solution à 1 p. 100 d'amide formique de mercure. Nous avons fait, avec cette préparation, de nombreuses expériences, et nous pouvons affirmer que son action ne diffère en rien de celle des autres mercuriaux. Elle fait disparaître avec une égale rapidité les accidents actuels, mais la salivation survient aussi facilement et les récidives sont aussi fréquentes.

Ce qui constitue la véritable supériorité du traitement mercuriel hypodermique, c'est que les doses introduites dans l'organisme sont moins considérables et plus précises que lorsque le mercure est employé à l'intérieur ou en frictions. C'est de plus une méthode beaucoup plus propre et moins coûteuse que les frictions, circonstance qui a son importance dans la pratique hospitalière. Cependant, nous avons encore rarement recours à ce mode de traitement, qui est assez douloureux, met aussi peu que les autres méthodes à l'abri des récidives, et provoque aussi souvent que celles-ci la stomatite mercurielle.

Fumigations mercurielles.

Cette méthode fut expérimentée, il y a quelques années, par H. Zeissl et dans d'autres services de l'hôpital général de Vienne, d'après les données du Dr Henry Lee, de Londres. Le malade, complètement nu, est assis sur une chaise et enveloppé d'un tissu de coton très-serré, en forme de crinoline, pourvu d'un capuchon, qui ne laisse à découvert que le visage. On place sous la chaise un manchon cylindrique ouvert par en bas, et dont les parois sont percées tout autour de trous pour laisser passer l'air. Une échancrure plus grande permet l'introduction d'une lampe à alcool. Le cylindre est fermé à sa partie supérieure par une plaque présentant à son pourtour une rigole assez profonde, et, au milieu, une petite cupule. La rigole circulaire est remplie d'eau qui doit se vaporiser, et on verse dans la cupule 1 gr. 50 de calomel. Si on allume la lampe, il se développe aussitôt des vapeurs chargées de calomel à l'état de sublimation, qui vont se condenser sur la peau du malade. La plupart des patients ne sont nullement incommodés, ni pendant ni après la fumigation, et la respiration n'est aucunement gênée. Dès que l'opération, qui dure de quinze à vingt minutes, est terminée, le malade est mis au lit pour entretenir la sudation déjà commencée.

Les fumigations sont pratiquées tous les jours, tous les deux jours, ou plus rarement. Le nombre le plus considérable qui ait été nécessaire pour la guérison n'a pas dépassé cinquante-cinq. La salivation s'est montrée dans dix cas; des récidives se sont produites même après des fumigations nombreuses. Les syphilitiques qui ont des tendances aux hémoptysies ne doivent pas être soumis aux fumigations. Pour notre part, nous ne faisons jamais usage de ce moyen [1].

Bains mercuriels.

La substance exclusivement employée pour les bains est le sublimé, rendu soluble par l'addition de sel ammoniac. On prescrit :

Sublimé	15 grammes.
Chlorhydrate d'ammoniaque .	5 —
Eau distillée.	100 —

Dans un flacon bien bouché.

Cette solution est versée dans un bain à la température de 27 à 28 degrés Réaumur. Le malade reste dans le bain environ une heure et demie; la baignoire est couverte d'une toile qui ne laisse dehors que la tête. Les bains de sublimé conviennent aux sujets dont la peau se refuse aux frictions mercurielles, les organes respiratoires aux fumigations et le tube digestif à l'administration interne du mercure. On emploiera surtout les bains de sublimé chez les malades atteints de

---

[1] Dans la discussion récemment soulevée à la Société médicale des hôpitaux (séances du 11 mars au 24 juin 1887) sur le traitement de la syphilis, cette méthode a été définitivement condamnée (Martineau, Mauriac) comme nuisible et dangereuse. *(Note du traducteur.)*

lésions pustuleuses ou ulcéreuses, et dont l'appareil intestinal ne se prête pas à l'ingestion des mercuriaux. Quand les pustules sont desséchées et que les croûtes tombent, en laissant après elles des infiltrats péri-folliculaires durs, phénomène que nous avons eu fréquemment l'occasion d'observer dans la syphilide varioliforme, on devra s'abstenir toujours des bains de sublimé.

Pendant l'emploi de ces bains, on appliquera les mêmes prescriptions diététiques que dans les autres modes de traitement mercuriel ; cette méthode peut, elle aussi, amener la salivation. Il est impossible de préciser à l'avance le nombre de bains qui sera nécessaire.

Comme le pouvoir absorbant de la peau paraît très-variable suivant les sujets, on ne peut savoir quelle est la quantité de sublimé absorbée ; l'activité excessive de ce médicament engagera donc toujours à n'en faire qu'un usage exceptionnel.

Suppositoires mercuriels.

H. Zeissl a expérimenté dans un grand nombre de cas l'onguent cinereum sous forme de suppositoires.

<pre>
Onguent cinereum . . . . 1 gr. 50 à 3 gr.
Onguent de blanc de baleine . . . . 5 —
</pre>

Pour quatre suppositoires.

Ces suppositoires seront introduits une ou deux fois par jour dans le rectum, suivant la proportion d'onguent mercuriel incorporé. Ce mode d'emploi du mercure nous a permis de faire disparaître des éruptions papuleuses récentes ou récidivées. Dans quelques cas, on observe des signes de stomatite. Jamais la muqueuse du rectum n'est localement altérée par les suppositoires.

Effets pathogénétiques du mercure et de ses composés.

Le mercure métallique et ses composés, quand ils pénètrent dans l'organisme, provoquent, avec une rapidité étonnante chez certains individus, d'une manière plus lente chez d'autres, des accidents particuliers. L'ensemble des altérations produites par l'action toxique du mercure a été très-anciennement désigné sous le nom de *mercurialisme, hydrargyrose, maladie mercurielle*. On distingue une hydrargyrose *aiguë* et une hydrargyrose *chronique*, et, suivant qu'elle provient de la manipulation professionnelle du mercure ou de l'usage thérapeutique de cette substance, on admet une hydrargyrose *profes-*

sionnelle et une forme *médicamenteuse*. La dernière se manifeste par des lésions particulières de la muqueuse buccale, *stomatite mercurielle*. Quant aux ulcères cutanés, aux lésions des os, aux paralysies, nous ne les avons jamais observés à la suite de l'emploi thérapeutique du mercure, même dans les cas où on en avait fait le plus inconcevable abus.

La stomatite mercurielle s'annonce par une saveur métallique désagréable. Il semble au malade que ses dents sont émoussées et allongées. La mastication des aliments solides produit de la douleur, et fait saigner légèrement les gencives. L'haleine exhale une odeur particulière, fétide. Peu à peu, il se produit un besoin incessant de cracher. La pression de la glande sous-maxillaire révèle à ce niveau une tuméfaction douloureuse. Les gencives, surtout celles des incisives inférieures, à un moindre degré celles des incisives supérieures, la muqueuse des lèvres et des joues, notamment au pourtour de l'orifice des follicules muqueux, sont d'un rouge vif, tuméfiées, ecchymosées par places. Au niveau du bord libre des gencives, la rougeur devient livide et bleuâtre. Les gencives forment autour des dents un bourrelet qui se décolle, et les dents semblent aux malades déracinées et ébranlées. Dans les interstices dentaires, la sécrétion s'accumule, et le tartre forme une masse jaune verdâtre d'une odeur infecte. La production de la salive augmente de plus en plus et prend les proportions d'un véritable flux.

Enfin la langue elle-même se tuméfie et se couvre d'un enduit muqueux d'aspect sale ; elle se meut difficilement et acquiert parfois un volume tel, qu'elle ne trouve plus assez d'espace dans la cavité buccale. Sa pointe est alors projetée entre les incisives, et la pression des dents produit sur ses bords des empreintes crénelées. La soif devient intense et la salive avalée produit parfois des nausées et des vomissements. Si à ce moment l'action du mercure n'est pas interrompue, si de plus le malade est soumis aux conditions qui par elles-mêmes favorisent la production des stomatites ulcéreuses et du scorbut, toute la muqueuse buccale se couvre d'une couche grisâtre diphthéroïde, qui ne se laisse détacher qu'en laissant des pertes de substance. Enfin la muqueuse s'infiltre et se gangrène, surtout au niveau des points soumis aux pressions des dents. Les parties mortifiées s'éliminent avec un écoulement de sang abondant, et il en résulte des ulcères irréguliers, sinueux, douloureux et couverts d'un enduit grisâtre. La quantité de salive fétide sécrétée dans ces conditions atteint parfois plusieurs kilogrammes. Il est remarquable que, dans la salive[1] de ces

---

[1] On sait aujourd'hui que le mercure n'est éliminé par la salive qu'en très-petite quantité et les expériences de Welander, qui lui ont permis de reconnaître

malades, d'après les recherches des chimistes les plus autorisés (Schneider), on ne constate pas, ou très rarement, la présence du mercure. Mais on y trouve, d'après Kletzinsky, du sulfhydrate d'ammoniaque et des traces d'urée. C'est le premier de ces corps qui semble donner à la salive son odeur infecte. Les dents peuvent être si profondément déracinées, qu'elles tombent. Parfois les parties molles de la mâchoire inférieure sont énormément tuméfiées, et il se produit une périostite du maxillaire inférieur, amenant la formation de grosses saillies ostéophytiques poreuses, qui ressemblent à de la pierre ponce.

Les dents cariées ou les autres altérations de la cavité buccale, le manque de soin de propreté, l'air humide et vicié, favorisent l'apparition de la stomatite. Parfois, une petite quantité de mercure suffit pour amener la salivation; d'autres fois, elle ne survient qu'après l'emploi de doses considérables. Chez les enfants et les vieillards qui n'ont plus de dents, elle ne se produit presque jamais.

Une stomatite mercurielle modérée, à condition qu'on suspende immédiatement l'usage du mercure, n'a pas de conséquences graves; elle est au contraire regardée, même par les adversaires de la salivation, comme un incident avantageux et un signe pronostic favorable. Une stomatite plus intense, provoquée par un traitement forcé, peut avoir des suites très-sérieuses. La gangrène des lèvres, des joues, de la langue, produit parfois des pertes de substance irréparables. La muqueuse des joues peut se souder aux maxillaires, la langue au plancher buccal, adhérences qui peuvent rendre impossibles l'ouverture de la bouche et les mouvements de la langue (Bamberger).

Pour prévenir autant que possible la production de la stomatite, le malade qui subit un traitement mercuriel devra, dès le début de la cure, être mis au courant des prodromes de cette affection, pour que, dès leur apparition, le médicament puisse être immédiatement suspendu. Durant tout le traitement, on devra nettoyer les dents et la bouche plusieurs fois par jour[1] et éviter les températures extrêmes. Enfin, l'air de l'appartement sera prudemment renouvelé au moins une fois par jour. Quand la stomatite est développée, le malade devra, s'il est possible, quitter sa chambre dont l'air est imprégné de particules mercurielles; son linge et tous les objets souillés

---

la présence du sublimé dans une solution au dix-millionième, sont encore venu confirmer récemment ce fait, que la grande voie d'élimination du mercure est l'appareil urinaire.   (*Note du traducteur.*)

[1] La propreté excessive et les soins minutieux de la bouche pendant la durée du traitement constituent le seul préventif efficace de la stomatite mercurielle. J'ai entendu mon maître, M. Horand, répéter souvent qu'il avait vu cette complication disparaître radicalement de son service, depuis qu'il y avait imposé l'usage obligatoire de la brosse à dents.   (*Note du traducteur.*)

de pommade hydrargyrique seront mis de côté et le malade sera placé dans un lit chaud.

Le traitement local de la stomatite varie suivant le degré d'intensité des accidents. Si la muqueuse buccale est seulement rouge ou ramollie, on prescrira au malade de se laver la bouche toutes les demi-heures avec un des collutoires suivants :

> Teinture d'opium . . . . 5 gr.
> Eau. . . . . 500 —

ou :

> Glycérine pure. . . . . 20 gr.
> Tannin . . . . 5 —
> Eau. . . . . 500 —

On emploiera avec un égal avantage les collutoires à l'alun, au borax, à la teinture de ratanhia, à la sauge, à la tormentille. Si la salivation est très-forte, on prescrira :

> Teinture d'iode . . . . 5 gr.
> Eau. . . . . 500 —
> Eau de cannelle.   } aa . . . . 50 —
> Sirop de cannelle. }

Le moyen le plus rapide pour faire disparaître la fétidité de l'haleine est l'emploi des médicaments chlorurés ; on prescrira :

> Chlore liquide. . . . . 10 gr.
> Décoction de mauves . . . . 500 —
> Miel rosat. . . . . 50 —

ou bien :

> Chlorate de potasse. . . . . 5 gr.
> Eau . . . . 500 —
> Sirop de mûres . . . . 20 -

S'il y a déjà des ulcérations diphthéroïdes ou gangréneuses, on formule :

> Extrait de bois de campêche. . . . . 20 gr.
> Eau.   } aa. . . . . 200 —
> Infusion de sauge. }

Pour laver la bouche.

ou :

> Lait d'amandes . . . . 300 gr.
> Camphre râpé. . . . . 3 —

Pour lavages de la bouche et badigeonnages des points ulcérés et gangrenés.

Si ces moyens échouent, on emploiera l'acide pyroligneux ou le chlorure de chaux. Ces substances, mêlées d'une quantité d'eau convenable, sont appliquées en badigeonnages ou en collutoires.

Les cautérisations des points diphthéritiques avec le nitrate d'argent ou les badigeonnages à la teinture d'iode rendent aussi les plus grands services. Pour calmer les douleurs, on peut employer les narcotiques, *intùs et extrà*, de préférence l'opium. S'il existe de la constipation, on prescrira un léger purgatif, et on fera boire des tisanes acidulées. Chez les malades débilités et cachectiques, on doit recourir avant tout aux toniques.

Action de l'hydrothérapie, des bains de mer et des eaux sulfureuses sur la syphilis et l'hydrargyrose.

L'hydrothérapie est considérée par la plupart des auteurs comme un adjuvant utile des autres méthodes de traitement de la syphilis. Mais, employée isolément, elle n'agit pas plus rapidement que la méthode expectante. L'hydrothérapie et les bains de mer sont utiles surtout chez les individus très-affaiblis par la syphilis ou par un traitement mercuriel inconsidéré. Les bains sulfureux ont une action très-heureuse sur la syphilis : ils diminuent les douleurs ostéocopes, et, si on les associe à un traitement spécifique convenable, on voit certaines syphilides rebelles (psoriasis palmaire, etc.), disparaître assez rapidement. Quant à l'utilité des bains sulfureux comme pierre de touche des syphilis latentes, c'est un fait intéressant repris récemment par Martineau. Cependant, quand une récidive survient pendant l'emploi des bains sulfureux, il n'est pas démontré que ces derniers en soient la cause directe. On a vanté depuis longtemps l'usage du soufre à l'intérieur ou en bains contre l'hydrargyrose, et notamment contre le tremblement mercuriel. Nous avons obtenu, dans quelques cas, de bons résultats par les bains sulfureux, chez des sujets qui présentaient du tremblement pour la première fois et depuis peu de temps, à condition qu'ils évitassent pendant le traitement toute manipulation de substances mercurielles. Il est fort possible que les bains simples eussent donné les mêmes résultats, mais il est permis de supposer plutôt que les bains sulfureux, qui activent notablement les transformations organiques, doivent accélérer aussi l'élimination du mercure.

Syphilophobie et mercuriophobie ou hypocondrie mercurielle.

Certains sujets, autrefois atteints de syphilis ou d'autres affections vénériennes, présentent une altération du caractère à laquelle le nom de *syphilophobie* convient mieux que tout autre. Sans qu'il soit possible de constater chez eux le moindre accident qui puisse passer pour une lésion syphilitique, ils s'obstinent à se croire toujours sous le coup de la diathèse. Contre cette idée fixe, tous les raisonnements viennent se briser. Nuit et jour, ils ont en tête leur syphilis imaginaire, et sont comme à l'affût du moindre symptôme qui puisse être présenté comme une preuve de leur prétendue maladie. Ces malades, comme le dit très-bien Ricord, sentent la vie leur devenir à charge, et ruinent leur santé par des tentatives de traitement qu'ils entreprennent eux-mêmes ou que leur conseillent des médecins ignorants ou peu consciencieux.

Il est aussi des sujets, naturellement hypocondriaques, qui, ayant entendu ou lu quelque description des accidents que peut entraîner l'usage intempestif du mercure, et sachant, d'autre part, qu'ils ont, à un moment donné, absorbé ce médicament, même à doses minimes, sont pris d'une telle inquiétude, qu'ils perdent toute espèce de goût à la vie. Ils n'ont plus d'autre pensée que leur prétendu mercurialisme. La moindre sensation anormale, la plus petite rougeur, la tuméfaction la plus insignifiante, parfois même la présence de saillies tout à fait naturelles au niveau des articulations ou des os, la crête du tibia, par exemple, dont ils viennent un beau jour à remarquer l'existence, sont pour eux de nouveaux accidents dont ils attribuent la présence à la petite quantité de mercure qu'ils ont prise il y a des années. Toutes les représentations qu'on fait à ces malades imaginaires sont peine perdue. Leur hydrargyrophobie et la haine qu'ils conçoivent contre le médecin qui leur a donné du mercure s'accroissent encore s'ils viennent à lire quelques écrits anti-mercurialistes ou à consulter un médecin mercurophobe, qui confirme leurs idées. Nous n'avons jamais rencontré cette psychopathie dans les classes inférieures de la société : ces malades sont toujours des gens d'une certaine instruction.

Méthode de la syphilisation.

La méthode improprement désignée sous le nom de *syphilisation* a été définitivement abandonnée depuis la mort de Boek. Ce traitement dut son origine à Auzias-Turenne, en 1844. Cet auteur observa que, quand on pratiquait de très-nombreuses inoculations de chancres mous, il finissait par s'établir une certaine immunité, et les dernières inoculations étaient négatives. On disait alors que le sujet était *syphilisé*. Mais nous savons maintenant que le chancre mou et l'accident initial de la syphilis, ou le chancre infectant, comme on l'appelle en France, sont deux lésions aussi différentes de nature que la pneumonie

et la pleurésie. Aussi devons-nous, avec Haye, ne voir dans cette méthode autre chose qu'une inoculation chancreuse curative. L'immunité vraie n'est conférée que par l'inoculation d'une syphilis vraie :
alors seulement le sujet devient relativement réfractaire, car le virus
syphilitique ne produit, on le sait, que dans des cas très-rares, une
seconde infection.

On distinguait une syphilisation *prophylactique* et une syphilisation *thérapeutique*. La première devait agir à la façon d'une vaccination. Quant aux effets des inoculations chancreuses chez les sujets
déjà syphilitiques, Haye pense que les chancres inoculés constituent
de véritables foyers de dérivation, des exutoires qu'on pourrait tout
aussi bien provoquer au moyen de l'huile de croton, du tartre sti-
bié, etc. Des tentatives thérapeutiques de ce genre ont été faites par
Langenbeck, Hjort et d'autres auteurs. Mais, nous le répétons, cette
méthode prophylactique et thérapeutique, appliquée à la syphilis,
n'est plus pratiquée à l'heure actuelle, et ne conserve qu'un intérêt
historique.

Traitement de quelques accidents locaux de la syphilis.

Parmi les accidents de la syphilis, il en est qui, soit à cause des
troubles de la sensibilité qu'ils provoquent, soit à cause des mutilations qu'ils peuvent entraîner, nécessitent, à côté de la médication générale, un traitement topique approprié. Ce sont les affections des yeux
et des oreilles, les papules humides, les papules muqueuses de l'anus,
des organes génitaux, des muqueuses buccales et pharyngienne, les
lésions du larynx, de la trachée, le psoriasis palmaire et plantaire,
les ulcérations profondes de la peau et des muqueuses, les tumeurs
solides ou ramollies du périoste et des os, les abcès des parties molles
et du squelette, les caries et les nécroses, enfin l'ozène, le périonyxis,
le sarcocèle syphilitique, les rétrécissements du rectum, etc.

Pour le traitement des affections oculaires, nous renvoyons au
chapitre de ce livre rédigé par le professeur Mauthner.

Les lésions de l'oreille réclament un traitement local basé sur les
préceptes généraux de l'otiatrique. Ce traitement doit, d'après les
spécialistes les plus autorisés, être longtemps prolongé, et la médication générale isolée est toujours insuffisante.

Pour les affections du larynx et de la trachée, voir les indications
thérapeutiques données ci-dessus par le professeur Schrötter.

Le traitement local des papules muqueuses varie suivant leur siège
et leur phase de développement. Celles de la bouche, si le ramollis-

sement n'a produit que de simples érosions, ne demandent souvent que des lavages avec une solution astringente. Ont-elles produit des ulcérations profondes, on les touchera une ou deux fois par jour au nitrate d'argent, ou on les badigeonnera avec de la glycérine iodée faible :

    Glycérine . . . .   10 gr.
    Iodure de potassium. . . . .   0 — 50 centigr.
    Iode pur . . . .   0 — 05   —

Les papules muqueuses bourgeonnent parfois : si ces végétations ne s'atrophient pas, il est bon de les exciser avec des ciseaux et de cautériser la surface de section.

Les papules des muqueuses génitale et anale seront traitées comme celles de la bouche, mais on pourra les cautériser beaucoup plus énergiquement.

Les papules humides cutanées de la région ano-génitale exigent, avant tout, la propreté la plus parfaite, les lavages et les bains répétés. En interposant des lames de coton et en isolant les régions malades, on évitera l'inoculation sur les surfaces opposées. Les végétations qui se développent fréquemment dans ces régions et l'odeur nauséabonde des papules humides doivent faire rechercher leur disparition rapide. Dans ce but, on emploie encore aujourd'hui très-fréquemment la pâte caustique de Plenk, modifiée d'après la formule suivante :

    Sublimé.
    Camphre.
    Alun.
    Céruse.   aa . . . .   5 gr.
    Alcool.
    Vinaigre.

Ces substances, en partie ou complètement insolubles dans l'alcool et le vinaigre, se déposent au fond du vase et forment un précipité pâteux. Le liquide est rejeté, et la pâte, de consistance butyreuse, est portée avec un pinceau de charpie sur les surfaces malades. La pâte de Plenk produit peu de douleur au moment de son application ; mais, au bout de quelques instants, la souffrance devient très-vive. Pour la calmer et pour éviter l'œdème, on recouvrira la région de compresses d'eau froide. On doit éviter d'appliquer sur une trop grande étendue ce caustique, au niveau des régions pourvues d'un tissu sous-cutané très-lâche, comme les grandes et les petites lèvres, le gland, le col utérin. Sous l'influence de cautérisations trop fortes, il peut en effet survenir dans ces régions de l'œdème et de la gangrène.

Une substance très-commode pour la cautérisation des papules humides est la pâte de Labaraque, modifiée par H. Zeissl. Labaraque humecte les papules avec une solution de sel marin, et saupoudre ensuite avec du calomel. H. Zeissl remplace la solution de sel marin par du chlore liquide étendu, qui transforme probablement le calomel en sublimé; ce sublimé, à l'état naissant, atrophie presque sans douleur les saillies végétantes, alors qu'en pareille circonstance, une solution concentrée de sublimé produit les plus vives douleurs.

Un autre caustique employé pour détruire les infiltrations papillaires et les végétations, est le collodion au sublimé sous la forme suivante :

> Sublimé. . . . . 1 gr. 50 centigr.
> Collodion. . . . . 20 —

Au moyen d'un pinceau fin, on badigeonne prudemment, tous les jours ou tous les deux jours, les parties malades qui sont, immédiatement après, recouvertes de charpie ou de coton. S'il y a beaucoup de réaction, on applique des compresses froides. A cause des douleurs intenses qu'il provoque, nous n'employons ce caustique que dans les régions où la peau est pourvue d'une couche épidermique très-compacte.

Dans le psoriasis palmaire et plantaire, nous n'avons recours au traitement local que dans les formes où il existe des callosités épidermiques épaisses, des crevasses profondes ou des onyxis intenses. Nous prescrirons soit un simple liniment d'axonge et de blanc de baleine, soit l'emplâtre diachylum. Ou bien nous badigeonnons avec une solution de goudron. D'autres fois encore, nous recouvrons les parties malades avec l'emplâtre hydrargyrique, ou enfin nous prescrivons une pommade au précipité blanc (4 gr. sur 45), dont le malade étend gros comme une noisette sur les régions palmaires et plantaires. L'application du collodion au sublimé ou de la teinture d'iode favorise aussi la desquamation et la résorption des papules.

Les ulcérations du péri-onyxis seront recouvertes avec l'emplâtre agglutinatif, l'emplâtre mercuriel ou la traumaticine.

Les ulcères profonds de la peau seront lavés aussi souvent que possible et recouverts d'emplâtre de Vigo ou d'emplâtre de savon. Si, malgré ces pansements, la cicatrisation ne se produit pas, on couvrira les ulcérations avec des tampons de coton enduits de la pommade suivante :

> Nitrate d'argent cristallisé. . . . 0 gr. 10 centigr.
> Onguent simple. . . . . 10 —
> Baume du Pérou. . . . . 1 —

Pour les ulcérations torpides et végétantes, on se trouvera bien de les saupoudrer d'iodoforme.

Si des gommes ramollies du voile du palais ont perforé cette membrane, on cautérisera tous les jours avec le crayon les bords de la perforation. En employant en même temps le traitement général, on arrive souvent à rétrécir des perforations primitivement larges comme un haricot, jusqu'à ce que l'orifice laisse à peine passer une sonde de baleine, ce qui a une grande importance pour la phonation. On amènera de même, à l'aide de cautérisations au nitrate d'argent répétées, la diminution des perforations des muqueuses au niveau de la voûte palatine osseuse.

Le traitement local de l'ozène syphilitique a pour but de favoriser l'élimination des fragments nécrosés. Le meilleur moyen est l'injection, dans les fosses nasales, de solutions étendues d'acide chlorhydrique ou de chlorure de chaux :

> Acide chlorhydrique dilué . . . . 5 gr.
> Eau distillée. . . . . 300 —
> Infusion de sauge . . . . 100 —

ou :

> Chlorure de chaux. . . . . 5 gr.
> Eau distillée. . . . . 300 —
> Eau de roses. . . . . 15 —

Conserver à l'abri de la lumière.

Les injections nasales seront faites 4 ou 5 fois par jour avec une seringue munie d'une longue canule ou avec un tube introduit dans une narine : la tête du malade est renversée en arrière, de façon qu'une certaine quantité de liquide séjourne quelque temps dans la cavité.

L'ozène syphilitique n'est très-souvent que le reliquat d'une syphilis guérie : les ulcérations interminables des os et de la muqueuse, ainsi que l'écoulement ichoreux, ne sont que le résultat de l'irritation de voisinage produite par un ou plusieurs séquestres. Aussi le traitement général n'est indiqué, chez les malades atteints d'ozène, que si quelque nouvelle poussée survient ailleurs ou si les lésions existantes tardent à disparaître. Il faut alors établir avec soin si l'on doit employer l'iode ou le mercure. Dans la plupart des cas d'ozène, la scrofulose est aussi en jeu, et l'huile de foie de morue doit être associée à l'iodure de potassium.

Dans le sarcocèle syphilitique, on adjoindra au traitement général la compression de Fricke et l'on couvrira le testicule malade d'un emplâtre mercuriel. L'hydrocèle concomitante peut disparaître d'elle-même, quand la tumeur testiculaire est résorbée. Mais si l'épanche-chement persiste, on fera la ponction au trocart, suivie d'une injection de teinture d'iode étendue, ou on pratiquera l'opération radicale par l'incision.

Quand les douleurs osseuses ou articulaires résistent au traitement mercuriel ou iodé, ainsi qu'à tous les narcotiques, nous avons pu, dans bien des cas, vérifier les avantages du procédé de Ricord. On applique sur la région douloureuse un vésicatoire volant, et l'on recouvre ensuite la partie dénudée d'une simple compresse de cérat, ou bien on la saupoudre de morphine. On favorisera la résorption des tumeurs périostiques par les frictions avec la teinture d'iode ou avec une solution de glycérine iodée modérément concentrée. Si, malgré ces moyens, la fluctuation survient, on ne se hâtera pas d'ouvrir, car la résorption peut encore survenir. Mais si la douleur augmente, si la tumeur s'accroît, on l'incisera, en ayant soin de détruire le parallélisme de la peau et des couches profondes au niveau de l'incision, pour éviter l'entrée de l'air. Dans les tumeurs périostiques très-douloureuses, Ricord et d'autres auteurs conseillent de faire une profonde incision cruciale et de scarifier l'os.

Les ulcérations du rectum seront lavées très-souvent, surtout après chaque selle; on les badigeonnera 4 à 5 fois par jour avec une solution de glycérine iodée faible, ou on les cautérisera au nitrate. Si le rectum se rétrécit par la rétraction des cicatrices, on introduira de bonne heure des éponges préparées ou des tiges de laminaria taillées en cônes. Si le rétrécissement est déjà formé, on cherchera à le dilater par l'introduction de bougies. Le résultat ainsi obtenu est malheureusement parfois de peu de durée. Il ne reste en pareil cas d'autre ressource que d'obtenir des selles toujours liquides au moyen des lavements huileux et des purgatifs.

Soins à donner aux nouveau-nés syphilitiques et traitement de la syphilis congénitale.

Tant qu'un enfant né de parents syphilitiques ne présente aucun signe apparent de la diathèse, on doit se borner à le soumettre à la surveillance la plus rigoureuse, sans lui donner aucun traitement spécifique. Ici se pose la grave question de l'allaitement pour l'enfant manifestement syphilitique ou soupçonné de syphilis héréditaire. Le fera-t-on nourrir par sa mère ou par une nourrice mercenaire? Il n'est pas douteux que le lait d'une nourrice saine serait pour lui la meilleure alimentation. Si, pendant sa grossesse, la mère a présenté des accidents, et que néanmoins, comme il arrive souvent, l'enfant qu'elle a mis au monde ne porte aucun signe apparent de la diathèse, on doit donner à cet enfant le lait et les soins d'une nourrice saine.

Si l'on ne peut considérer le lait de la mère comme le véhicule possible de la contagion, et s'il n'existe dans ce liquide aucune altération chimique ou microscopique, on ne saurait douter néanmoins que ce lait, fourni par un organisme malade et débilité, ne peut pas être regardé comme un aliment sain. Si la mère et l'enfant sont tous deux manifestement syphilitiques, on cherchera à se procurer une nourrice saine, car l'allaitement serait une nouvelle cause de débilitation pour l'organisme déjà épuisé de la mère, et l'enfant d'autre part ne trouverait chez elle qu'un lait pour le moins insuffisant. Mais on n'acceptera une nourrice étrangère qu'après lui avoir expliqué bien clairement le danger d'infection auquel elle s'expose[1]. Ce serait une faute impardonnable que de vouloir dissimuler la maladie de l'enfant ou d'influencer la nourrice pour lui faire accepter sa dangereuse mission; ce serait jouer légèrement la santé d'une femme saine contre le salut douteux et, suivant nous, plus qu'incertain de l'enfant. Si alors, et dûment avertie, la nourrice accepte la tâche, on la renseignera soigneusement sur l'incessante surveillance qu'elle doit exercer sur l'enfant et sur elle-même. Aussitôt qu'elle apercevra la moindre gerçure du mamelon, elle évitera de faire prendre à l'enfant le sein malade. Elle ne devra pas, comme les nourrices en ont la fâcheuse habitude, laisser l'enfant au sein pendant des heures, et prolonger ainsi le contact du mamelon avec les lèvres, où les ulcérations sont si fréquentes. Après chaque tetée, le mamelon sera lavé avec soin. La plus sûre sauvegarde serait encore de porter constamment un bout de sein.

Si la mère n'a aucun accident apparent, il est préférable qu'elle nourisse elle-même. Il n'existe jusqu'ici que trois cas connus, dans lesquels un enfant syphilitique ait infecté sa mère (loi de Colles). Mais, si rare que soient ces cas d'infection, il suffit qu'ils soient possibles, pour qu'à la mère comme à la nourrice étrangère, on ait le devoir d'imposer une extrême prudence. Ainsi que le conseille Behrend, si la mère ne présente aucun accident, on la laissera allaiter tant qu'il n'existera pas de lésions dans la bouche ou le gosier de l'enfant. Mais si l'on constate chez ce dernier le moindre accident de ce

[1] Il n'est pas d'auteur en France qui n'accorde au médecin un rôle plus protecteur vis-à-vis de la nourrice. La nécessité de sauvegarder cette dernière par tous les moyens en notre pouvoir s'impose de plus en plus, et dans un travail récent (*Rapport sur la prophylaxie de la syphilis*, Académie de médecine, 7 et 14 juin 1887), Fournier exprime ce vœu que, dans les bureaux de placement, on impose, pour le nourrisson comme pour la nourrice l'obligation du certificat médical. N'est-il pas en effet de toute équité que la nourrice ait droit à réclamer cette réciprocité de garantie, d'autant plus désirable que la nourrice, en matière de contagion, est bien plus souvent victime que coupable.

(Note du traducteur.)

genre, la mère devra immédiatement cesser de nourrir, et avoir recours plutôt à l'allaitement artificiel.

Si aucune nourrice ne veut accepter l'enfant, et si la mère n'est pas trop affaiblie par la syphilis, elle peut essayer l'allaitement. Mais il faut de suite les soumettre tous deux au traitement antisyphilitique. La mère présente-t-elle des signes de dyscrasie syphilitique, on n'aura plus qu'une ressource, l'allaitement artificiel, soit avec du lait de vache toujours très-frais et pur, soit avec le lait d'une nourrice recueilli au moyen de l'aspirateur.

Le traitement des nouveau-nés et des nourrissons syphilitiques nécessite les soins les plus attentifs et la propreté la plus parfaite. Les biberons doivent toujours être extrêmement propres. Après chaque selle, l'anus et son voisinage, ordinairement excoriés ou ulcérés, seront lavés et séchés avec soin. Le traitement médicamenteux est local ou général.

Le *traitement local* consiste en cautérisations légères, au crayon par exemple, sur les régions exulcérées des lèvres et de l'anus, afin de hâter la cicatrisation, de diminuer les douleurs produites par la succion et par les selles, enfin pour que la petite eschare protège les points ulcérés contre les impuretés et les irritations du dehors.

Pour favoriser la résorption des papules muqueuses siégeant aux lèvres, aux commissures, à l'anus et aux régions génitales, ou des papules humides de la peau du voisinage, nous nous servons de pâte de Labaraque ou de glycérine iodée faible.

Au point de vue du traitement général, on a cherché bien souvent le moyen de faire absorber d'une façon indirecte le mercure aux nourrissons dont l'organisme offre si peu de tolérance. C'est ainsi qu'on fait absorber le médicament à la nourrice, ou qu'on fait boire au malade le lait de chèvres ou d'ânesses à qui on administre des préparations mercurielles. Or des recherches chimiques répétées ont montré que, dans le lait des nourrices ou des animaux mercurialisés de la sorte, on ne trouvait le mercure que lorsque ce corps avait été ingéré pendant plusieurs jours, et on ne le trouvait qu'en minime quantité[1].

Comme d'ailleurs ce mode d'administration indirecte ne permet pas de contrôler la dose absorbée, et que nous avons vu certains enfants supporter le mercure mieux que les adultes, nous préférons le traitement direct.

Quand il n'y a ni diarrhée ni autre complication, on prescrit le

---

[1] Contrairement à cette opinion, Welander, de Stockholm, vient d'affirmer que le lait était un des liquides organiques où se rencontrait le plus abondamment le mercure éliminé.

(Note du traducteur.)

calomel, qui est la préparation la mieux supportée par les nouveau-nés, ou le protoiodure d'après la formule suivante :

> Calomel pulv. ou protoiodure hydr.　0 gr. 15 centigr.
> Sucre blanc. . . . .　5 —
>
> *Divisez en 12 doses égales.*
>
> *Une dose matin et soir.*

Si cette médication produit des selles fréquentes, avec ou sans coliques, on fera prendre une goutte de teinture d'opium. Si la diarrhée ne diminue pas, on renoncera aux préparations précédentes ; dès qu'elle semblera céder, on administrera le sublimé de la façon suivante :

> Sublimé . . . .　0 gr. 005 milligr.
> Eau. . . . .　50 —
>
> *A prendre en un jour.*

Le sublimé, qui produit chez les adultes de la gastralgie, détermine souvent chez les nouveau-nés des vomissements répétés. S'il en est ainsi, et si les frictions ne sont pas rendues impossibles par l'existence en grand nombre sur la peau, de pustules et de points excoriés, ou par l'état cachectique du malade, on fera alternativement et sur différentes régions, des frictions d'onguent gris à la dose de 30 à 50 centigrammes par jour. Tous les trois jours, on interrompra les frictions et on donnera un bain d'eau tiède. Si l'abondance des pustules (pemphigus) ou des excoriations cutanées rend les frictions impossibles, on mettra l'enfant une ou deux fois par jour dans un bain, auquel on ajoutera la solution de sublimé suivante :

> Sublimé. . . . .　2 à 5 gr.
> Chlorhydrate d'ammoniaque . . . . . .　2 —
> Eau . . . .　100 —

On laissera l'enfant environ une demi-heure dans ce bain, puis on le séchera soigneusement avec des linges chauds. Le mercure, pris à l'intérieur ou employé en frictions, agit beaucoup plus vite qu'en bains.

Les préparations iodées se montrent moins avantageuses chez l'enfant et paraissent hâter le marasme.

Quand les signes extérieurs de la syphilis ont disparu, nous ne pouvons pas considérer encore l'enfant comme guéri ; pourtant nous suspendons l'emploi du mercure et nous donnons 15 centigrammes par jour de lactate de fer, pour revenir, au bout de quelque temps,

aux préparations mercurielles à doses encore plus modérées que précédemment. Mais les meilleures combinaisons thérapeutiques n'empêchent que rarement la terminaison funeste, et bien souvent les
petits malades succombent avec une étonnante rapidité, au moment
où la guérison paraissait acquise.

TABLE DES MATIÈRES

DEUXIÈME PARTIE

DU CHANCRE SIMPLE   91

TROISIÈME PARTIE

SYPHILIS   121

TABLE DES MATIÈRES

ÉVREUX IMPRIMERIE DE CHARLES HÉRISSEY

ADRIEN DELAHAYE ET ÉMILE LECROSNIER, ÉDITEURS

FOURNIER (Alfred), professeur à la Faculté de médecine de Paris, médecin de l'hôpital Saint-Louis, etc. **Leçons cliniques sur la syphilis,** étudiées plus particulièrement chez la femme. 2ᵉ édit. 1 fort vol. in-8, avec 8 planches en chromolithographie. 1881.   21 fr.

FOURNIER. **Des glossites tertiaires** (glossites scléreuses, glossites gommeuses), rédigé et publié par Hubert Buzot, interne des hôpitaux. 1 vol. in-8, avec 3 planches en chromolithographie, 1877.   4 fr.

FOURNIER. **Fracastor : la syphilis, 1530 ; le mal français, 1546 ;** traduction et commentaire. 1 vol. in-12 de 210 pages, 1870.   2 fr. 50

FOURNIER (Alfred). **Nourrices et nourrissons syphilitiques.** In-8, 1878.   2 fr. 50

FOURNIER. **Lésions tertiaires** de l'anus et du rectum, syphilome ano-rectal, rétrécissement syphilitique du rectum. Leçons recueillies et rédigées par Ch. Porak. In-8 de 75 pages, 1875.   2 fr.

BAZIN. **Leçons théoriques et cliniques sur la syphilis et les syphilides,** professées à l'hôpital Saint-Louis par le docteur Bazin, publiées par le docteur Dubuc, revues et approuvées par le professeur. 2ᵉ édition considérablement augmentée, 1866. 1 vol. in-8, accompagné de 4 planches sur acier.   8 fr.

LELOIR, professeur de clinique des maladies cutanées et syphilitiques à la Faculté de médecine de Lille, etc. **Traité pratique et théorique de la lèpre.** 1 vol. in-4°, avec 43 figures intercalées dans le texte et 7 tableaux, etc., accompagné d'un atlas de 22 planches en chromolithographie et en héliogravure, 1886. 30 fr.

LELOIR. **Leçons sur la syphilis, professées à l'hôpital Saint-Sauveur.** 1 vol. in-8, avec figures dans le texte, 1886.   5 fr.

LANGLEBERT. **La syphilis dans ses rapports avec le mariage.** 1 vol. in-12 de 332 pages, 1873.   3 fr. 50

DENIS-DUMONT, professeur de clinique chirurgicale, etc. **De la syphilis.— Unité d'origine. — Incurabilité. — Traitement. — Leçons faites à l'Hôtel-Dieu de Caen,** recueillies par M. Lesigne. 1 vol. in-18, 1880.   3 fr. 50

VIRCHOW, professeur d'anatomie pathologique à la Faculté de médecine de Berlin. **La syphilis constitutionnelle,** traduit de l'allemand par le docteur Paul Picard ; édition revue, corrigée et considérablement augmentée par le professeur. 1 vol. in-8, avec fig. dans le texte, 1860.   4 fr.

HUTCHINSON, professeur de chirurgie et de pathologie, etc. **Étude clinique sur certaines maladies de l'œil et de l'oreille consécutives à la syphilis héréditaire,** ouvrage traduit et annoté par le docteur P. Hermet, avec une préface de M. le professeur Alfred Fournier. 1 vol. in-8 avec figures dans le texte et 2 planches, 1884.   6 fr.

MARTINEAU, médecin de l'hôpital de Lourcine, etc. **Leçons cliniques sur la blennorrhagie chez la femme.** 1 vol. in-8, avec 4 figures dans le texte, 1885.   4 fr.

MARTINEAU. **Leçons sur la vaginite non blennorrhagique,** recueillies par M. Lormand. In-8, 1884.   1 fr. 50

MARTINEAU. **Leçons sur la thérapeutique de la syphilis.** In-8, 1883.   2 fr.

LANGLEBERT. **Aphorismes sur les maladies vénériennes,** suivis d'un Formulaire magistral pour le traitement de ces maladies. 1 joli vol. in-32 avec vignettes. 2ᵉ édition revue et augmentée, 1875.   3 fr. 50

POUILLET. **Des écoulements blennorrhagiques** contagieux, aigus et chroniques, de l'homme et de la femme, par l'urèthre, la vulve, le vagin et le rectum ; de leurs accidents et de leurs complications ; suivi d'une Étude sur les écoulements blancs non contagieux par les organes génitaux chez les deux sexes. 1 vol. in-18, 1879.   5 fr.

CULLERIER, chirurgien de l'hôpital du Midi, etc. **Des affections blennorrhagiques : Leçons cliniques,** professées à l'hôpital du Midi, recueillies et publiées par le docteur Royet, suivies d'un mémoire thérapeutique, revues et approuvées par le professeur, 1861. 1 vol. in-8 de 248 pages.   4 fr.

GROS (Léon) et LANCEREAUX. **Des affections nerveuses syphilitiques,** 1861. 1 vol. in-8.   7 fr.